青海省科学技术学术著作出版资金资助出版

胡芦巴的研究与应用

主　编　王洪伦

U0262728

科学出版社

北　京

内 容 简 介

本书以胡芦巴为研究对象，在总结前人工作及梳理编者团队近年的研究成果、调研胡芦巴的种植推广和开发利用的基础上整理编写而成。力求通过翔实的文字描述、图表说明、数据统计等展示近年来胡芦巴研究与开发利用的现状与技术进展。全书共五章，分别为胡芦巴概述、胡芦巴的育种与栽培技术、胡芦巴的化学成分、胡芦巴成分的体内代谢及生理作用、胡芦巴的药理活性研究。

本书适合从事医药、保健食品等工作的科技人员参考，也对中医药、农林等院校的师生有参考价值。

图书在版编目（CIP）数据

胡芦巴的研究与应用 / 王洪伦主编 . —北京：科学出版社，2023.3
ISBN 978-7-03-074139-4

Ⅰ . ①胡… Ⅱ . ①王… Ⅲ . ①胡芦巴—研究 Ⅳ . ① R282.71

中国版本图书馆 CIP 数据核字 (2022) 第 234942 号

责任编辑：丁慧颖 / 责任校对：张小霞
责任印制：李　彤 / 封面设计：吴朝洪

科 学 出 版 社 出版
北京东黄城根北街 16 号
邮政编码：100717
http://www.sciencep.com
北京中科印刷有限公司 印刷
科学出版社发行　各地新华书店经销
*
2023年3月第 一 版　开本：787×1092　1/16
2023年3月第一次印刷　印张：15
字数：346 000
定价：118.00元
（如有印装质量问题，我社负责调换）

《胡芦巴的研究与应用》编写人员

主　编　王洪伦

副主编　何彦峰　栾广祥　欧阳健

编　者　（按姓氏汉语拼音排序）

董　琦　付洋洋　何彦峰　胡　娜　李　刚　栾广祥

欧阳健　铁芳芳　王洪伦　王瑞楠　王振华　杨仁明

前　　言

　　胡芦巴（*Trigonella foenum-graecum* L.）为豆科蝶形花亚科胡芦巴属的一年生草本植物，也是一种药食同源性植物，药用历史悠久，载于《嘉祐本草》《本草纲目》《晶珠本草》等经典医药著作，且被 2020 年版《中华人民共和国药典》收录。

　　笔者研究团队多年来一直从事胡芦巴化学成分及药理活性等方面的研究，在胡芦巴的化学成分和药理活性、组培快繁和种植示范、遗传转化与生物合成等方面积累了大量研究成果和丰富经验，并结合国内外科研工作者的研究现状，编写了《胡芦巴的研究与应用》。

　　本书分为五章，第一章综述胡芦巴由来和生物学特征；第二章介绍胡芦巴的育种与栽培技术；第三章介绍胡芦巴的化学成分；第四章介绍胡芦巴成分的体内代谢及生理作用；第五章介绍胡芦巴的药理活性研究。力求通过翔实的文字描述、图表说明、数据统计等展示近年来胡芦巴研究与开发利用的现状和技术进展。

　　本书相关的研究工作得到了国家自然科学基金委员会、青海省科学技术厅、中国科学院等机构的资助，且李刚、王振华、杨仁明、胡娜、铁芳芳、王瑞楠等承担了大量的实验任务，同时本书的出版得到了青海省科学技术学术著作出版资金的支持，在此一并致谢。

　　本书涉及内容较多，综合性较强，在撰写过程中，编者既注重基本理论和原理的介绍，又努力反映新的科研成果，尽力做到理论联系实际。限于时间仓促和编者水平所限，书中难免有不妥之处，敬请读者批评、指正。

编　者

2022 年 5 月于西宁

目　　录

第一章 胡芦巴概述

第一节 胡芦巴由来

胡芦巴（*Trigonella foenum-graecum* L.）为豆科蝶形花亚科胡芦巴属草本植物，又名苦豆（《饮膳正要》）、芦巴（《本草原始》）、胡巴（《本草求真》）、季豆（《东北药植志》）、香豆子（《新疆中草药手册》）、芸香草（《盛京通志》）、香草、苦草、苦朵菜、小木夏、香苜蓿等。

在中国，胡芦巴始载于《嘉祐本草》，其记载："葫芦巴 主元脏虚冷气。得附子、硫黄，治肾虚冷，腹胁胀满，面色青黑。得怀香子、桃仁，治膀胱气甚效"。《本草纲目》记载："胡芦巴并破冷气；治肾冷，腹胁胀满，面色青黑；寒湿脚气，酒浸，同破故纸末，入木瓜蒸熟，丸服。"《青海经济植物志》记载："胡芦巴全草入药，温肾助阳，祛寒湿；治阳痿遗精、寒疝腹痛、腹胁胀满、寒湿、脚气、肾虚腰酸和小肠气痛等症。"《中华人民共和国药典》（2020 年版）记载："本品为豆科植物胡芦巴的干燥成熟种子。夏季果实成熟时采割植株，晒干，打下种子，除去杂质。……苦，温。归肾经。……温肾助阳，祛寒止痛。用于肾阳不足，下元虚冷，小腹冷痛，寒疝腹痛，寒湿脚气。"

胡芦巴是藏医、维医和蒙医常用的一种药食同源性植物。《藏药志》记载：苦、温；治肺脓肿，并能止泻。《中华藏本草》记载：利气、祛寒、止泻、补肾壮阳、干脓。治"培根病"、寒性疾病、肺病、肺脓肿、风寒湿痹、肾虚遗精、阳痿。《味气铁鬘》记载：胡芦巴子性重、润，利气。《如意宝树》记载：胡芦巴子治培根病、极寒症，但生赤巴。《晶珠本草》记载：胡芦巴子治肺脓，止泻。……胡芦巴花白色，状如豆花，果荚状如雄鸡距，或如密花角蒿果荚，种子状如白刺果，略扁，微有气味。藏民当蔬菜种植，到处皆产，容易辨认。《中华本草·藏药卷》记载：药性为味甘、辛，性温，效重、润；温中燥湿。主治"龙"病，肺脓肿，腹泻。《中华本草·维吾尔药卷》记载：药性为二级干热；生干生热，软坚散结，利喉清音，镇咳化痰，利尿调经，增强性欲。主治湿寒性或黏液质性疾病，如湿性炎肿，毒疮疹，淋巴结核，声音嘶哑，寒性咳嗽，哮喘，尿少闭经，性欲低下等。《中华本草·蒙药卷》记载：药性为味苦，性平。效重、糙、腻、燥。燥肺脓，止腹泻，镇赫依。主治肺脓疡，腹泻。

在古印度，胡芦巴在公元前 2000~前 1700 年被哈拉帕文明的人们使用，且被成书于公元前 1000 多年的《阿育吠陀》记载；在古希腊，其被作为饲料作物种植；在古罗马，胡芦巴被用作分娩时引产的辅助工具；在古埃及，胡芦巴种子在法老图坦卡蒙的坟墓中被发现，其叶子被用于熏香和防腐；在非洲，胡芦巴被用作咖啡的替代品，还用于防治粮食仓库里的虫害。

第二节　胡芦巴生物学特征

一、胡芦巴植物学特征

（一）胡芦巴植物分类学特征

胡芦巴（*Trigonella foenum-graecum*）分类学上归入为被子植物门、双子叶植物纲、蔷薇目、豆科、胡芦巴属。

胡芦巴的属名"*Trigonella*"来源于拉丁语，由于胡芦巴叶呈三角形，在拉丁语中"*Trigonella*"表示小三角形；胡芦巴的种名"*foenum-graecum*"又称为希腊干草，意为希腊用作动物饲料的普通农作物。

胡芦巴属有 70 余种，分布于地中海沿岸、中欧、南北非洲、西南亚、中亚和大洋洲，依据花、果实、花梗等差异，分为角型果组（Sect. Bucerates）、头序组（Sect. Capitatae Boiss.）、扁型果组（Sect. Ellipticae）和胡芦巴组（Sect. Trigonella），我国有 9 种，包括弯果胡芦巴（*T. arcuata*）、克什米尔胡芦巴（*T. cachemiriana*）、网脉胡芦巴（*T. cancellata*）、蓝胡芦巴（*T. coerulea*）、喜马拉雅胡芦巴（*T. emodi*）、重齿胡芦巴（*T. fimbriata*）、胡芦巴（*T. foenum-graecum*）、单花胡芦巴（*T. monantha*）、直果胡芦巴（*T. orthoceras*）。胡芦巴属分类检索见表 1-1。

表 1-1　胡芦巴属分类检索表

序号	分类性状
1 多年生；荚果两侧稍扁平，线状长圆形。花冠普通型；花柱细长，比子房长或等长（组 1. 扁型果组 Sect. Ellipicae Boiss.）。	
2 翼瓣比龙骨瓣长。	
3 荚果表面脉纹斜向；旗瓣近圆形，与翼瓣近等长；小叶具较疏单锯齿 ……………喜马拉雅胡芦巴 *T. emodi* Benth.	
3 荚果表面脉纹横向；旗瓣长倒卵形，反折，比翼瓣稍长；小叶具较密重锯齿 …………………………………………………………………重齿胡芦巴 *T. fimbriata* Royle ex Benth.	
2 翼瓣比龙骨瓣短……………………………………………………克什米尔胡芦巴 *T. cachemiriana* Camb.	
1 一年生；荚果圆柱形或卵形，非扁平。	
4 荚果圆柱状线形，径不到 2mm；花冠苜蓿型。花柱短而扁；植株矮小，通常长不到 30cm（组 2. 角型果组 Sect. Bucerates Boiss.）	
5 总花梗发达，长常在 15mm 以上 ………………………………………………网脉胡芦巴 *T. cancellate* Desf.	
5 总花梗不发达，长常不到 10mm。	

续表

序号	分类性状
6 花 1~2（~3）朵，长 6~8mm，叶腋生；荚果长 4cm 以上⋯⋯⋯⋯⋯⋯⋯单花胡芦巴 *T. monantha* C. A. Myer
6 花（2）4~5 朵，长 4~5mm，着生于短的总梗上；荚果长 3cm 以下。
7 荚果挺直，长 2~3cm⋯⋯⋯⋯⋯⋯⋯⋯⋯⋯⋯⋯⋯⋯⋯直果胡芦巴 *T. Orthoceras* Kar. et Kir
7 荚果弯曲成弧形，长 1.5~2cm⋯⋯⋯⋯⋯⋯⋯⋯⋯⋯⋯弯果胡芦巴 *T. coerulea* C. A. Myer
4 荚果圆锥形或卵形，径 2.5mm 以上，先端成长喙；花冠普通型。通常栽培。
8 荚果小，卵圆形，长 2.5~5mm，密集成头状，生于甚长的总梗上（组 3. 头序组 Sect. Capitatae Boiss.）⋯⋯⋯⋯⋯⋯⋯⋯⋯⋯⋯⋯⋯⋯⋯⋯⋯⋯⋯⋯⋯⋯蓝胡芦巴 *T. coerulea*（Linn.）Ser
8 荚果大，圆锥形，长 7~12cm，1~2 个生于叶腋。近无梗（组 4. 胡芦巴组 Sect. Trigonella）⋯⋯⋯⋯⋯⋯⋯⋯⋯⋯⋯⋯⋯⋯⋯⋯⋯⋯⋯⋯胡芦巴 *T. foenum-graecum* Linn.

（二）胡芦巴植物形态学特征

胡芦巴，株高 30~80cm。主根深达土中 80cm，根系发达。茎直立，圆柱形，多分枝，微被柔毛。羽状三出复叶；托叶全缘，膜质，基部与叶柄相连，先端渐尖，被毛；叶柄平展，长 6~12mm；小叶长倒卵形、卵形至长圆状披针形，近等大，长 15~40mm，宽 4~15mm，先端钝，基部楔形，边缘上半部具三角形尖齿，上面无毛，下面疏被柔毛，或秃净，侧脉 5~6 对，不明显；顶生小叶具较长的小叶柄。花无梗，1~2 朵着生叶腋，长 13~18mm；萼筒状，长 7~8mm，被长柔毛，萼齿披针形，锥尖，与萼等长；花冠黄白色或淡黄色，基部稍呈堇青色，旗瓣长倒卵形，先端深凹，明显比翼瓣和龙骨瓣长；子房线形，微被柔毛，花柱短，柱头头状，胚珠多数。荚果圆筒状，长 7~12cm，径 4~5mm，直或稍弯曲，无毛或微被柔毛，先端具细长喙，喙长约 2cm（包括子房上部不育部分），背缝增厚，表面有明显的纵长网纹，有种子 10~20 粒。种子长圆状卵形，长 3~5mm，宽 2~3 mm，棕褐色，表面凹凸不平。花期 4~7 月，果期 7~9 月，胡芦巴植株见图 1-1。

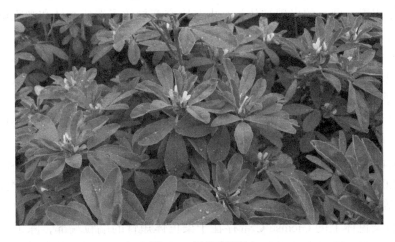

图 1-1 胡芦巴植株

（三）胡芦巴植物资源学特征

胡芦巴原产西非，当地名为"Fenugreek"，而后广泛引种到埃及、摩洛哥、印度、巴基斯坦等地（表1-2），并传入我国，在我国栽培较早，新疆、西藏、青海、甘肃、陕西、河南、内蒙古、宁夏、安徽、河北、四川等省区均有栽培，且主产于西藏、青海、甘肃、四川。

表1-2　种植胡芦巴的国家

洲名	国家
非洲	埃及、埃塞俄比亚、肯尼亚、摩洛哥、苏丹、坦桑尼亚和突尼斯
亚洲	中国、印度、伊朗、以色列、日本、黎巴嫩和巴基斯坦
大洋洲	澳大利亚
欧洲	奥地利、法国、德国、希腊、葡萄牙、俄罗斯、西班牙、瑞士、土耳其和英国
北美洲	加拿大和美国
南美洲	阿根廷

二、胡芦巴遗传发育学特征

（一）胡芦巴遗传学特征

1. 胡芦巴染色体核型分析　胡芦巴染色体核型分析研究表明，采自河北的胡芦巴种子有16条染色体，染色体相对长度范围在4.63%~8.17%，臂比范围在1.17~2.43，随体在第8对染色体短臂上，核型类别为2A型。

Lakshmi等研究了胡芦巴的副核仁，结果表明：10个胡芦巴品种的双线/终变期细胞中，除一个细胞外，其余细胞通常有一个核仁；在瑞典的16种胡芦巴细胞中，在5种胡芦巴细胞中发现了数目为2~10的多余核仁；异常细胞总数接近100%；核仁大小不同，可见其与不同的二价体相连；副苞的出现被认为是由基因突变导致了遗传紊乱和细胞调节系统的改变；核仁形成力强弱的差异解释了核仁大小的差异。

胡芦巴染色体4C DNA含量及核型的变化研究表明，在品种水平上，总染色体长度、总染色体体积和总形成率均存在显著差异，染色体长度与染色体体积相互依赖，基因组结构和核DNA含量存在差异，品种间存在遗传漂变。

杨福红以采自静宁的胡芦巴为材料，研究了1mol/L的盐酸在60℃下的不同解离时间对根尖染色体制片的影响，并确定了染色体数目和进行了核型分析。结果表明，静宁胡芦巴根尖最佳解离时间为2.0~2.5min。染色体数为16，核型公式为$2n=2x=16=8m+8sm$（2SAT），臂比范围在1.07~2.88，平均臂比为1.926，随体在第6对染色体短臂上，核型类别为2A型。

Lavania等研究了胡芦巴间期染色体的Giemsa C带、体细胞关联和定位，结果表明：胡芦巴体细胞染色体上的Giemsa C带存在于染色体短臂的端粒端部，除了2号染色体的Giemsa C带是着丝点和核仁染色体在远臂的末端和二次收缩区域；体细胞染色体在有丝分裂细胞中的排列是非随机的，与核仁染色体的排列密切相关，在间期，染色体保持极化，异色区形成一个向一端的异色环，在后期，异色区环状结构一直维持到下一个间期，甚至从前期到末期，在整个分裂周期中，染色体的非随机排列具有规律性。

Ahmad 等研究了胡芦巴染色体 rRNA 基因的荧光原位杂交与银染的定位和活性。对美国农业部种质中心储存的胡芦巴进行细胞学调查，显示其体细胞核型染色体数为 $2n=16$；两对染色体（编号 1 和 2）的结构细节显示了次缢痕，推测是 rRNA 基因的位置；利用荧光原位杂交技术首次在胡芦巴染色体上定位发现，在 1 号染色体的着丝粒附近和 2 号染色体的端粒附近有明显相似的拷贝数序列的强杂交信号，核仁组织区的银染证明这两个位点都具有转录活性，能够独立地形成核仁，且 2 号染色体上的位点比 1 号染色体上的位点的活性相对较高。

Kole 等研究了胡芦巴在富裕和贫困环境中的遗传差异，研究表明：在贫困环境中最大聚类的 19 个基因型在富裕环境中分布在 6 个聚类，表明相对于贫困环境，富裕环境对基因型有更好的鉴别；在富裕环境中第 3 类群的大多数基因型与在贫困环境中第 2 类群（包含古吉拉特邦基因型）的大多数基因型相同；基因型在不同聚类中的分布格局表明，遗传分化与地理分化基本无关；具有前缀 IC 的基因型与其他基因型之间的遗传距离大于其他非 IC 基因型之间的遗传距离，且在富裕环境中遗传距离增大，这可能与 IC 基因型在某些形态性状上的差异有关，如分枝数多、开花晚、荚果多，且 IC 基因型在富裕环境中表达增强；考虑遗传差异、基因型本身的表现以及基因型对不同环境的聚类方式和响应，杂交 Rmt 1 × JF-21、Rmt 1 × GJ-1、Kalmi × GJ-1、JF-18 × GJ-1、GJ-1 × UM-301、UM-32 × IC-143867、Kalmi × UM-144、JF-18 × UM-32 最可能在 F_1 代产生相当数量的杂种优势，并在世代分离中提供广泛的重组体。

Raghuvanshi 等比较了胡芦巴二倍体和同源四倍体对伽马射线的核动力反应，结果表明：倍性水平与刺激剂量呈负相关；在细胞生长、细胞分裂和畸变频率上均有峰值；细胞的异质性与辐射敏感性不相同，携带畸变细胞的分类差异是畸变峰出现的原因之一，某些生化或生理因素决定了核型 $2n$ 和 $4n$ 的不同敏感性；DNA 复制被认为是核型 $4n$ 细胞生长缓慢的原因；尽管染色体体积敏感性（ICV）较高，但核型 $4n$ 细胞在生长、分裂和次生根启动等方面上具有抗辐射性，且核型 $4n$ 细胞的畸变频率较高；更高的 ICV 可以解释四倍体中更大的染色体损伤。

Raghuvanshi 等研究了胡芦巴同源四倍体基因型依赖的辐照敏感性，结果表明：辐照对种子萌发有刺激作用；与多倍体比相应的二倍体具有更强的抗辐射能力相反，四倍体被完全杀死，而二倍体的存活相对较好；基因重复并不是一种全面的保护机制，但基因型对放射敏感性具有重要影响；间期染色体体积和倍性程度在预测辐射敏感性方面存在局限性。

2. 胡芦巴遗传多样性 不同胡芦巴种质资源染色体核型的研究表明其在核型上存在不同程度的多样性，表现为 3 种核型公式：$2n=16=14sm+2sm$（SAT），$2n=16=4m+10sm+2sm$（SAT）和 $2n=16=6m+8sm+2sm$（SAT），且以第 1 种最为常见；核型不对称系数为 64.12~68.13。

胡芦巴等位酶变异和遗传多样性研究表明：胡芦巴的遗传多样性水平较高，物种水平上的遗传多样性参数：多态位点百分数（P）为 75.0，平均每位点的等位基因数（A）为 1.75，平均期望杂合度（He）为 0.352；种源水平上的遗传多样性参数：P 为 70.6，A 为 1.87，He 为 0.422。种质资源间基因分化系数（Gsr）为 0.026；基因流（Nm）的平均值为 26.14，表明胡芦巴不同种质资源间基因分化水平低，基因交流频繁。

刘萍等研究了胡芦巴种质资源生物学特性的遗传多样性，通过调查其株高、结荚高度、主茎节数、分枝数、单株有效荚数等主要生物学性状，采用离差平方和法对欧氏距离（D）进行聚类，分析遗传多样性。结果表明：在所研究的 11 个性状中，除荚长性状外，其余 10 个表型性状的方差分析均表现为显著或极显著差异，变异系数最大的是分枝数和单株有效荚数；成对种源的欧氏距离在 1.11~9.49，平均值为 4.01，单个种源的欧氏距离的平均值在 2.94~6.54；在 D=6.86 处可以将 32 份种源划分成各具明显特点的三大类，与收集种源的地域分类基本一致；胡芦巴的不同种源间具有一定差异，多数国外种源与我国宁夏种源的遗传距离较远，国内其他省份种源与宁夏种源的遗传距离较近。

Raghuvanshi 等研究了具有 1B、2Bs 和 3Bs 的胡芦巴自交后代 B 染色体的遗传，研究表明：在 1B 亲本的后代中有 0、1B 和 2Bs 的植株，而具有 1B、2Bs 和 3Bs 的植株后代分别有 0、1B 和 2Bs，0、1B、2Bs 和 3Bs，和 0、1B 和 3Bs 植株。

王掌军和刘萍以胡芦巴叶片为材料，利用改良 CTAB 法提取基因组 DNA 并进行质量检测和含量测定，结果表明，采用改良 CTAB 法能从胡芦巴叶片中提取到高质量的 DNA，可以用于随机扩增多态性 DNA（RAPD）分析，从 100 条随机引物中筛出了 16 条显示胡芦巴遗传差异的多态性引物，可为胡芦巴遗传多样性研究提供分子学依据。

Saxena 等研究了缺水条件下不同胡芦巴基因型种子品质及脂肪酸组成的遗传变异，主要包括水分对 13 个胡芦巴基因型籽粒产量、总油脂、脂肪酸组成、酚类含量和抗氧化活性的影响，旨在确定适宜的限水和合理灌溉用水的基因型，结果表明：花期后水分胁迫对各基因型的种子产量均有不利影响；与水分非胁迫（对照）组（籽粒产量为 7.5g/ 株）相比，基因型 AFg-6 籽粒产量为 7.7g/ 株，而基因型 AM-327-3 在花期水分胁迫下产量更高；非胁迫条件下，AFg-6 基因型籽粒的含油量最低，为 2.62%，AM-327-3 基因型籽粒的含油量最高，为 5.31%，花期后期如发生水分胁迫，上述籽粒含油量分别上升至 3.15% 和 5.42%；气相色谱 – 质谱联用分析显示，籽粒脂肪酸组成存在显著的基因型差异；在水分胁迫下，籽粒甲醇粗提物总酚、类黄酮、皂苷元、薯蓣皂苷元含量增加，抗氧化能力增强。

Provorov 等考察了不同基因型的胡芦巴植株鲜重、种子产量、共生活性、愈伤组织形成和类固醇积累，胡芦巴亚种 subsp. *indica* surpass 在植株鲜重、种子产量、结瘤能力、根腐病抗性、生长期等方面显著高于亚种 subsp. *foenum-graecum*，但不同亚种间种子的生化成分（薯蓣皂苷和甾体苷、氮、脂肪、胰蛋白酶抑制剂）无显著差异；最有前途的基因型（与标准 cv. Nakhichevanskaya Shambala 相比）植株鲜重 1650~1938g/m²，种子鲜重 98.2~116.1g/m²，种子中薯蓣皂苷元积累量为 1.45%~1.64%，在植株鲜重、种子产量、单株叶数与株高之间有高度正相关；接种根瘤菌 851 和 852 的 cv. Nakhichevanskaya Shambala 胡芦巴植株鲜重分别提高了 94.5% 和 93.6%，种子产量分别提高了 83.1% 和 60.5%，根瘤数与植株鲜重、种子产量呈极显著正相关，选择增加共生活性可能有助于提高胡芦巴的种子产量；亚种间杂交种（4 个基因型）在 2, 4- 二氯苯氧乙酸（2, 4-D）和激动素作用下愈伤组织的大小超过亚种 subsp. *indica*（6 个基因型）；在 6- 苄氨基嘌呤（BAP）和激动素（或 2, 4-D）的作用下，

10 个基因型愈伤组织的大小与根瘤数（或鲜重）呈负相关。

Haliem 等对 7 份野生胡芦巴样本的蛋白质和 DNA 多态性进行了研究，估计它们的遗传多样性及相互关系。结果表明：通过 SDS 聚丙烯酰胺凝胶电泳（SDS-PAGE）分析胡芦巴种子贮藏蛋白发现其在种质间存在定量和定性的遗传变异，在凝胶电泳中共产生 168 条分子质量在 4.5~300kDa 的多肽带，其中 26 条为多态性条带，多态性值较高（80.00%）；基于 4 种酶（$EagI$、$EcoRI$、$FspI$ 和 $HindIII$）的限制性片段长度多态性（RFLP）分析发现了 166 个片段序列已知，长度为 80 ~ 4000bp，多态性高（88.71%）；两种标记技术得到的系统发育信息几乎相同，但不完全相同。

刘磊等为了揭示胡芦巴和扁蓿豆、黄花苜蓿的亲缘关系，利用 ISSR 分子标记技术对其种质资源之间的亲缘关系进行遗传基因检测分析。结果表明：胡芦巴、扁蓿豆和黄花苜蓿有较广的遗传基础，而且扁蓿豆相对于胡芦巴与黄花苜蓿的亲缘关系更近。

Kakani 等利用表型和遗传标记研究了 17 个印度胡芦巴品种的变异程度。结果表明：用 10 个 RAPD 引物进行多位点基因分型，平均检测到种内多态性达 64.7%；分子方差分析表明，群体内遗传变异所占比例大于群体间遗传变异（91%）；Nei's 基因多样性（h）、Shannon 信息指数（i）和遗传距离分析值较高并验证了印度胡芦巴品种具有较高的遗传多样性；rDNA 区 14 个位点的 SNP 显示了不同品种的进一步的谱系和主要的 RAPD 簇；胡芦巴品种间相对遗传距离与其发育地的地理距离并不完全相关；在胡芦巴品种间的遗传分化中，表型标记的同源性不足。

Kole 开展了不同环境下胡芦巴不同性状的变异性和遗传力研究，结果表明：各环境下的基因型变异系数（GCV）和表型变异系数（PCV）在株高和测重上均为中等变异，而在分枝数、荚果数、壳重、茎重和种子产量上均为高变异；开花天数、荚果长度、每荚果种子数和收获指数均随环境的变化而变化；遗传力高的胡芦巴开花天数和测重受环境的影响较小；遗传力中等的胡芦巴荚果长度和种子产量受环境影响中等；遗传力低的胡芦巴收获指数受环境影响较大；其他环境中遗传力的变化可能是由于环境对性状表达的影响。

（二）胡芦巴发育学特征

1. 胡芦巴的根 Xu 等研究了胡芦巴根原生质体的发生，结果表明，根原生质体形成愈伤组织的效率较低（6.5%~10%），而且这种组织只能再生根。

李晓华等研究了发根农杆菌菌液浓度与超声波辅助处理对胡芦巴发根转化率的影响，结果表明：随着菌液浓度升高，发根数量和发根转化率均逐渐升高，中浓度与低浓度菌液相比，发根数量和发根转化率分别升高了 2.58 和 3.90 倍；利用高浓度菌液浸染获得的发根数量和发根转化率最高，分别是低浓度菌液的 7.33 倍和 4.32 倍；在超声波处理实验中，超声（工作频率 40kHz，超声功率 180W）处理 30s 与经未超声处理的对照组相比，发根数量及发根转化率略有下降；当超声处理 60s 时，发根转化率明显上升，为对照组的 2.48 倍。

Fernández-Aparicio 等研究胡芦巴根系分泌物对水培胡芦巴种子萌发的诱导作用，采集胡芦巴幼苗根系分泌物，胡芦巴根分泌物对列当属（$Orobanche$）种子萌发具有促进作用，根系分泌物对落叶松和月牙花种子萌发的刺激程度与合成萌发剂 GR24（10 mg/L）相同；还可刺激荠菜种子的萌发，但荠菜种子对 GR24 没有反应；根系分泌物活性组分对芒其种子萌发的刺激程度存在差异。

Zayneb 等采用与含有 GFP 基因的发根农杆菌共培养诱导胡芦巴转基因毛状根，结果表明：无论哪种生态型，茎外植体诱导毛状根的能力（8.09）和转化频率（81.3%）均高于叶外植体（5.97 和 71.88%）；Karaj 生态型中转基因 GFP 阳性毛状根数量为 4.2~13.5，Bushehr 生态型为 3.8~9.9；发根农杆菌 K599 感染获得的转基因毛状根数量最高（8.76），转化频率最高（79.76%），转基因根生长率最高的发根农杆菌浓度为 $OD_{600}=1.2$，最低的为 $OD_{600}=1.6$；虽然 Bushehr 生态型的总根数量（7.53）和毛状根数量（6.08）较低，但转化频率（79.56%）高于 Karaj 生态型（73.63%）。

2. 胡芦巴的枝叶　胡芦巴自播种后，在温度、土壤湿度适宜的情况下，经过 3~4 天，幼苗陆续破土而出，一周内就能全苗，并陆续出现真叶。冬种时，一般在 10 月中旬下种，出苗后天气渐冷，生长较慢，一般以 6~8 片真叶越冬，到翌年 3 月分枝、抽梢。春播时，黄河以北地区 3 月底、4 月初开始播种，到 4 月中下旬开始分枝、抽梢，每株分枝 3~4 个，少有二级分枝。

3. 胡芦巴的花与花粉　胡芦巴花腋生，1~2 朵着生，多数每叶腋一个花发育成一对果荚，有时为单果；花按枝条从下往上排列秩序先后开花，每个枝条上着生荚果 5~10 对，每个荚果含种子 10~20 粒不等。冬播地区，抽梢现蕾一般是在 3 月中下旬，花期可延至 5 月下旬，6 月上旬、中旬收获；春播地区，一般在播种后 30 天左右开始抽梢现蕾，花期 2~3 个月不等，到 8 月上旬、下旬收获。

Shivanna 等研究了环己胺（CHI）对栽培胡芦巴花粉粒的影响，结果表明：环己胺在 1~200μg/ml 浓度下对胡芦巴花粉萌发、花粉管生长和配子形成均有抑制作用；将花粉培养转移到无 CHI 培养基时，恢复程度取决于 CHI 的浓度和处理时间；即使花粉粒在无 CHI 培养基上培养 2h，再转移到 CHI 培养基上，配子的形成也受到抑制；因此，CHI 通过阻断构成着丝粒纤维的蛋白质的合成来抑制配子的形成，从而阻止姐妹染色单体的分离。

4. 胡芦巴的种子　Rijven 试图定位螺旋叶序开始时的"随机因素"，并发现其他因素可能影响该叶型叶片的起始，研究表明：胡芦巴第三叶可以占据第一叶的左（L）或右（R）位置，从而导致 L-R 不对称，与第二叶片的平均发散角约为 125°。

Kumar 等研究了贮藏对胡芦巴种子催芽的影响因素，研究结果表明，以胡芦巴 HM-57 和 HM-103 两种基因型种子为研究对象，每隔 3 个月在环境条件下进行保鲜和贮藏，并对两个基因型的种子批次（L_1 批次标准萌发率 >70%，L_2 批次标准萌发率 <70%）进行了活力相关的各种生理和生化试验。在整个贮藏期，水化（6h）和室温脱水后再用福美双（0.25%）干施处理的种子萌发率都达到了最高水平，在实验室和田间条件下水化－脱水处理次之；在标准萌发率、根长、茎长、活力指数、电导率等方面，L_2 批次种子比 L_1 批次有更好的改善；而 L_1 批次的试验重、种子密度、幼苗干重均有较好的改善；HM-57 基因型在试验重、种子密度、标准萌发率、根长、活力指数 - i 上有较好的提高，而 HM-103 基因型在茎长、幼苗干重、活力指数 - ii 上有较好的提高。

Kumar 等研究了人工老化对胡芦巴催芽种子贮藏性的影响，胡芦巴 HM-57 和 HM-103 两个基因型的催芽种子各有两个批次（L_1 批次标准萌发率 >70%，L_2 批次标准萌发率 <70%）在环境条件下储存，并记录了 2013~2014 年催芽种子各批次在人工老化前（40℃ ±1℃

保存72h）和人工老化后的贮藏性，随着人工老化，种子渗滤液的标准萌发率（%）、根长、茎长、幼苗干重和活力指数显著降低，而种子渗滤液的电导率显著升高；人工老化后，HM-57基因型种子L_1批次水化（6h）、室温脱水、0.25%福美双干施处理，保持了种子最大萌发率。

Abdelgani等研究了接种根瘤菌和施肥对胡芦巴种子品质的影响，结果表明：钼（Mo）可以显著增加种子千粒重和蛋白质含量，氮（N）对种子质量无明显作用，接种根瘤菌能够明显增加种子中脂肪、粗纤维和蛋白含量；接种亲和拮抗根瘤菌能改善胡芦巴种子的成分和品质。

Singh等研究了胡芦巴种子和荚壁发育过程中影响其营养价值的抗营养因子，结果表明：蔗糖、棉子糖和水苏糖含量均随种子成熟而降低。所有品种成熟时，总非还原糖含量升高，还原糖含量降低；还原糖含量随着荚果壁的成熟而降低。PEB（Pusa early bunch）品种荚壁中产气糖最多。所有品种的种子中皂苷的含量在成熟过程中积累，但是种子和荚壁成熟时降低。开花后95天，所有品种荚壁中植酸含量均随种子成熟而积累，但成熟时荚壁中植酸含量呈下降趋势。总酚、儿茶酚和黄酮醇随着荚壁发育而降低；在种子成熟过程中，除HM46品种外，总酚均呈下降趋势。

Abd EI-Aal等研究了胡芦巴种子萌发过程中化学成分的变化，结果表明：胡芦巴种子萌发3天和5天后水分、粗蛋白质、粗纤维、非蛋白氮和灰分含量增加，总脂和碳水化合物含量降低；Na、P、Mg、Zn含量均显著增加；甘油三酯持续下降，游离脂肪酸、单甘油三酯、甾醇酯和极性脂类增加；白蛋白是主要的蛋白质组分，其次是球蛋白；萌发增加了谷蛋白和非蛋白氮，其他组分减少；发芽后蛋白质的体外消化率提高。

雷俊研究了萌发对胡芦巴活性物质的影响，结果表明：萌发过程中胡芦巴活性成分中总黄酮含量下降，槲皮素含量升高，不含芦丁；薯蓣皂苷元随萌发时间的增加而减少；胡芦巴碱在萌发过程中，随萌发时间的增加而增加。

Leung等研究了胡芦巴胚中主要贮藏物的活化和相关酶活性，结果表明：在胡芦巴种子萌发和后续生长过程中，胚乳、子叶和胚轴中总氮、可溶性氨基氮、脂类和植酸含量，以及蛋白酶（pH 7.0）、异柠檬酸裂解酶和植酸酶活性均发生变化；胚乳主要由细胞壁半乳甘露聚糖组成，大部分氮、脂类和植酸（分别占种子干重的5%、8%和0.44%）作为贮藏物分布在子叶内；种子自吸胀作用开始10~14h后，完成发芽，且在前24h并不消耗贮藏的养分；随后，子叶总氮量开始下降，胚轴氮含量开始上升；可溶性氨基氮在子叶和胚轴中都有相应的积累；子叶中蛋白酶活性的增加与子叶中总氮量的消耗密切相关；不同种子组织中脂质和植酸储备的消耗发生在吸胀开始后50h，并与胚乳组织的最终解体一致；植酸和储存脂质的消耗伴随着植酸酶和异柠檬酸裂解酶活性的增加；在胚乳半乳甘露聚糖完全活化后，脂质水解产物通过糖异生转化为生长的主要糖源。

Zambou研究了胡芦巴离体子叶对D-半乳糖的吸收，结果表明：在低浓度时D-半乳糖被载体吸收，在较高浓度时存在一种类似扩散的成分；D-半乳糖不通过H^+转运体被摄取；D-半乳糖的摄入受代谢控制；适度的水分胁迫增加载体的K_m或降低了载体的V_{max}；长时间的水分胁迫将载体介导的吸收转化为扩散吸收传输；胡芦巴子叶萌发前对D-半乳糖的吸收非常低，在吸胀35h后达到最大吸收值，随后开始下降。

Reid 等研究发现胚乳及半乳甘露聚糖在胡芦巴的发芽生理过程中具有双重作用，半乳甘露聚糖显然是一种有双重用途的多糖，在萌发过程中调节水分平衡，并作为种子萌发后发育的基质储备。

Rijven 等研究了激动素对胡芦巴子叶的作用，结果表明：在 24h 内，应用激动素后核糖核酸增加；8- 氮杂鸟嘌呤可抑制动力素诱导的膨胀和 RNA 合成；5- 氟脱氧尿苷仅抑制 RNA 合成；激动素不能改善特异性的 tRNA 缺陷，但消除了阻止 RNA 合成和基因组表达的限制。

Reid 等研究胡芦巴种子萌发过程中糊粉层半乳甘露聚糖的活化作用相关的生化和超微结构，结果表明：伴随储备细胞中半乳甘露聚糖分解，糊粉层发生壁腐蚀，糊粉颗粒含量逐渐减少，粗糙囊泡和池增生；随后形成一个大的中央液泡，其中包含从细胞质中出现的较小液泡，同时粗糙的内质网囊和贮液池高度膨胀；因此，糊粉层细胞负责合成半乳甘露聚糖降解所需的酶并将其分泌到贮藏细胞中。

Rijven 研究了胡芦巴子叶中聚苯丙氨酸合成的起始和细胞分裂素的作用，结果表明：植物生长激素可能在肽链形成的起始时起作用，控制蛋白质合成；细胞分裂素在其可观察到的最早阶段的生长反应依赖于蛋白质合成；在对体外蛋白质合成系统的早期分析中，细胞分裂素处理子叶增加了核糖体部分的活性；细胞分裂素对聚苯丙氨酸合成启动的影响需要消耗能量；细胞分裂素启动聚苯丙氨酸合成的作用可能是由于核糖体 – 聚尿苷酸含量增加或蛋白质起始因子被激活。

Reid 等研究了胡芦巴种子萌发的酶活性和半乳甘露聚糖活化，结果表明：胡芦巴半乳甘露聚糖是由胚乳糊粉层分泌的一系列水解酶降解的，包括 α-半乳糖苷酶、β-甘露糖苷酶，可能也包括 β-甘露聚糖内切酶。

El-Sebaiy 等研究了胡芦巴种子萌发过程中油脂的变化，结果表明：胡芦巴种子在黑暗中萌发 96h，发现总脂提取物对萌发有抑制作用；种子萌发后，游离脂肪酸、总叶绿素和类胡萝卜素明显增加，甘油三酯、磷脂和不皂化物含量降低；未萌发种子中磷脂酰胆碱（PC）和磷脂酰乙醇胺（PE）约占总磷脂的 67%，发芽后 PC 和 PE 降低，磷脂酶降解产物磷脂酸（PA）和磷酸甘油酸（PG）增加；脂肪酸组成表明，发芽后总不饱和脂肪酸减少，总饱和脂肪酸增加；未萌发种子的脂质中 18：2 和 18：3 脂肪酸含量最高，萌发后二者含量分别从 41.2% 降至 31.8% 和从 23.2% 降至 14.4%，而次要成分 20：0、22：0 和 20：1 脂肪酸分别增加 3.3 倍、3.0 倍和 7.8 倍。

Reid 等研究了胡芦巴种子在不同萌发阶段的胚乳中内源性 β-甘露聚糖内切酶活性，结果表明，随着贮藏时间半乳甘露聚糖的分解逐渐变化，内源性 β-甘露聚糖内切酶活性与半乳甘露聚糖分解相关，作用于糊粉层的代谢抑制剂减少了半胚乳中内质 β-甘露聚糖内切酶的产生而抑制半乳甘露聚糖的分解。

Malek 等研究了培养体积和脱落酸对胡芦巴 β-甘露聚糖内切酶活性和胚乳活化的影响，结果表明：在没有胚轴的情况下，大体积培养也会导致胚乳活化和 β-甘露聚糖内切酶活性增加；当胚乳在小体积中培养时，或当脱落酸在大体积培养中存在时，胚乳活化和酶活性被抑制；酶活性的增加可能与细胞激活或释放到含半乳甘露聚糖的细胞壁有关。

Dirk 等研究了胡芦巴种子萌发后半乳甘露聚糖、可溶性糖和淀粉活化，研究结果表明：

胡芦巴胚乳中贮藏的半乳甘露聚糖部分被活化，水解产物甘露糖和半乳糖增强了β-甘露聚糖内切酶活性，但在较高浓度时，酶活性和分泌受到抑制；胚胎中葡萄糖、果糖和蔗糖的增加反映了其中半乳糖–蔗糖的活化，以及从胚乳中摄取半乳甘露聚糖分解的产物；在胚轴和子叶淀粉积累的同时，随着时间的推移和离体幼苗在糖溶液中的培养，淀粉合成的关键调节酶——腺苷二磷酸葡萄糖焦磷酸化酶的大小亚基转录组的数量都在增加；在淀粉含量开始减少后，相应的糖和腺苷二磷酸葡萄糖只在子叶内积累；虽然α-淀粉酶含量较低，但是随着淀粉含量的下降，子叶中淀粉降解酶的活性增加。

Fadhlalmawla等研究了等离子体对胡芦巴种子萌发和幼苗生长的影响，结果表明：观察16h后，在不使用AG电极（accelerating grounded electrode）和使用AG电极的情况下，1min的等离子体照射，其发芽率分别提高了4倍和7倍，鲜重增加，根和地上部干重较高；与对照组相比，等离子体处理的幼苗根冠比较低。研究发现，由于AG电极的存在，O-自由基发射线（777.4nm）增强5倍，增加了轴向电场，导致更多射线的形成；三种效应（O-自由基、电场增强和射线）可能是等离子体刺激种子萌发和幼苗生长的原因。

Kontos等研究了胡芦巴和角豆种子胚乳β-甘露聚糖内切酶活性的影响因素，结果表明：胡芦巴和角豆的胚乳经浸出后，其β-甘露聚糖内切酶活性增加，部分释放到周围的培养基中，这种活性被添加脱落酸或胚乳/种皮渗滤液所抑制；角豆渗滤液抑制胡芦巴中酶活性的增加，胡芦巴渗滤液抑制酶活性但较弱，这两种渗滤液均未抑制胚乳中α-淀粉酶的产生；聚乙二醇对未浸出胚乳的胁迫抑制了β-甘露聚糖内切酶的产生，但对浸出胚乳的胁迫不产生抑制作用；应激减少了释放到周围培养液中的酶量。

El-Bahy等通过傅里叶变换红外光谱和傅里叶拉曼光谱研究了胡芦巴种子在粉、灰、油三种形态下的组成，结果表明：胡芦巴种子（粉）富含蛋白质，种子中有少量的脂肪（脂类）和淀粉；种子粉的傅里叶变换红外光谱（FTIR）吸收波段分别出现在3365cm^{-1}（N—H拉伸振动，蛋白质的酰胺A）、1657cm^{-1}（C＝O，酰胺Ⅰ）、1540cm^{-1}（N—H弯曲振动，酰胺Ⅱ）和1240cm^{-1}（N—H弯曲，酰胺Ⅲ）；在傅里叶拉曼光谱中，1661cm^{-1}处是蛋白质的酰胺Ⅳ（C＝O）的吸收，而1080cm^{-1}处是淀粉的吸收；胡芦巴油傅里叶变换红外吸收比A（3009cm^{-1}）/A（2924cm^{-1}）、A（3009cm^{-1}）/A（2854cm^{-1}）、A（3009cm^{-1}）/A（1740cm^{-1}）测量碘值，这些比值（0.3609、0.4916和0.4129）表明胡芦巴油的碘值高于其他油；胡芦巴灰中含有丰富的磷酸盐化合物，光谱在1082cm^{-1}、1000cm^{-1}、618cm^{-1}和566cm^{-1}处有吸收带，傅里叶拉曼光谱在793cm^{-1}处有很强的吸收，这是磷酸盐化合物引起的。

Martínez-Villaluenga等研究了扁豆和胡芦巴种子在萌发过程中的微生物种群数量、生物活性胺谱和含量，结果表明：在种子萌发的第1阶段（前2天），微生物数量显著增加，到第5天，细菌数量变化不大，达到7.8logCFU/g～8.9logCFU/g；在豆科植物中，肠杆菌科微生物占主导地位；未发芽的豆科植物种子含有丁二胺、1,5-戊二胺、组胺、酪胺、亚精胺和精胺；胡芦巴种子中的生物活性胺含量比扁豆种子高3~4倍；胡芦巴种子中总胺含量最高（162mg/kg干重）；种子萌发期各种胺含量均呈逐渐上升趋势，达到未萌发种子的3倍；发芽5天后，胡芦巴种子发芽中生物活性胺含量最高，主要活性胺为1,5-戊二胺。

Reihane等研究了颗粒和纳米SiO$_2$对盐胁迫下胡芦巴种子萌发和幼苗生长指标的影响，结果表明：单独或不同水平的盐胁迫处理均能显著提高幼苗的生长特性，随着盐的施用，生长指标显著下降；50ppm 纳米 SiO_2 处理可缓解盐胁迫对茎、根和幼苗长度的不利影响；在盐胁迫条件下，添加 50ppm 和 100ppm 纳米 SiO_2 可提高胡芦巴种子的发芽率，根系和幼苗的干重与对照处理相比，50ppm 比 100ppm 纳米 SiO_2 应用更有效；纳米 SiO_2 改善了胡芦巴的生长特性，减轻了盐胁迫的不利影响。

Mohammed 等研究了菠菜甲醇提取物（SE）对 UV-C 辐射胡芦巴幼苗的保护作用，结果表明：胡芦巴幼苗暴露在短期 UV-C 照射（30min）提高了幼苗的生长指标；叶绿素、总色素、总蛋白质、游离氨基酸、非酶活性（类胡萝卜素、总酚、黄酮类化合物、α-生育酚和抗坏血酸含量）和酶抗氧化剂含量均增加；随着 UV-C 辐照时间的增加，幼苗的生长指标和化学成分含量降低；较低浓度的 SE（25ppm）可以提高幼苗在 30min UV-C 照射下的生长，并通过增加除过氧化氢酶（CAT）外的所有测量参数来保护幼苗免受长时间 UV-C 照射，此过程可能是一种适应机制，以尽量减少长期暴露于 UV-C 辐射的不利影响；用菠菜提取物处理受辐射的幼苗会导致基因表达的明显改变，包括一些蛋白带的出现和一些蛋白组的消失。

三、胡芦巴生理生态学特征

（一）胡芦巴生理学特征

1. 温度对胡芦巴生理特性的影响　胡芦巴具有强适应性，但它在生长发育过程的各阶段对外部环境都有着特殊的要求。胡芦巴种子发芽以气温 10℃左右为宜，幼苗期日平均温度不超过 15℃为较好。抽梢、现蕾日平均温度 15~20℃；盛花、坐果期日平均温度 20~25℃。10 月中旬播种，气温 1~20℃种子出苗较快，一周内可以齐苗；11 月中旬，真叶长到 6~7 片，但看不到伸长的茎和分枝的痕迹；12 月和 1 月，幼苗地上部分停止生长，在霜雪的侵袭下，最低温度在 –15℃左右幼苗并没有受冻的情况，且其根系仍在伸长；2 月下旬，地上部分长到 10 片叶子；3 月中旬，分枝、抽梢；3 月底或 4 月初，茎高可达 20~25cm，边长高边开花、结果；6 月上旬，果实成熟，植株变黄，可收获。综上，胡芦巴的盛花和坐果温度 15~30℃，月平均气温 18~26℃，超过 30℃的高温天气对其生长、开花不利。

低温胁迫对胡芦巴幼苗抗氧化酶活性和膜脂过氧化的研究表明，随着低温处理时间的延长，胡芦巴幼苗超氧化物歧化酶（SOD）、过氧化物酶（POD）活性呈现上升—下降—上升趋势，活性在 6h 时达到小高峰后下降，12h 之后又开始上升，并于 48h 时达最大值；CAT 活性呈现先升后降趋势，在 12h 时达到峰值。叶的抗氧化酶活性变化幅度及峰值均大于根。丙二醛（MDA）含量呈现先升后降趋势，在处理 24h 时达到峰值，且叶的 MDA 含量小于根。总之，三种抗氧化酶协同作用抵抗低温胁迫的伤害；叶对低温胁迫的响应反应比根强。

Kevseroglu 等研究了温度对作物发芽率和周期影响的模型，使用早期模型（$D=a–bT+cT^2$）来预测作物的出苗时间与温度的关系，模型最终变化为（$D=a+bT+cT^2$）来预测试验作物的发芽率，根据所研究的参数将数据与上述模型进行调整后得到新的数学模型，利用所建立的种子萌发天数回归模型的系数能够计算试验作物种子萌发的最适温度（$T_0=bc/2$），计算得出的胡芦巴种子萌发最适温度为 22.1℃，与实际报道的温度 22.1℃无明显差异。

2. 水分对胡芦巴生理特性的影响 胡芦巴耐旱怕涝，适于在半干旱气候地区生长。春播和秋播地区自然降水量有较大差异，如南疆、武威（河西走廊）、临河（河套地区）的年降水量均在 300mm 以下，南疆多数地区的年降水量在 50mm 以下，而张家口、北安的年降水量为 500~600mm，适当灌溉均基本上满足胡芦巴生长的需求；秋播地区，如黄淮平原，年降水量为 800~1000mm，10 月份降水量为 40~50mm、11 月份降水量为 30~55mm，基本满足幼苗成长的水分需求，第二年 3 月开始，降水量逐渐增多，4~6 月降水量为 200~300mm，能完全满足胡芦巴生长发育对水分的需求。总的来说，雨量集中的季节和雨量太多的地区均对胡芦巴生长发育不利。

Ahmad 等研究了水分胁迫和赤霉酸对胡芦巴生长的影响，结果表明：胡芦巴在生长阶段极易受到水分胁迫的影响，当土壤基质势低于 0.3MPa 时，其生长参数如高度、重量和总叶面积都会显著降低；在水分亏缺条件下，播种前施用赤霉酸（GA3）对种子生长参数和某些生理生化指标有轻微的影响；水分胁迫通过减少细胞数量和体积而使叶片面积减小；GA3 处理对叶片生长有一定的促进作用，对叶片生长有一定的促进作用；叶绿素 a、b 和类胡萝卜素减少，Na^+、Ca^{2+} 和 Mg^{2+} 的浓度受到土壤基质势降低的干扰；水分胁迫下单糖积累明显，GA3 可能进一步促进了单糖的积累；可溶性总氮的大量减少伴随着蛋白质含量的显著增加。

Baričevič 等通过盆栽试验，研究了干旱胁迫和（或）施氮对斯洛文尼亚基因库中药用芳香植物（MAP）产量和次生代谢产物含量的影响，结果表明：在最佳灌溉条件下（土壤有效水分耗损 35%）胡芦巴薯蓣皂苷元的产量最大，干旱胁迫下的胡芦巴薯蓣皂苷元含量低于水浇地（$p = 0.0021$）。

Raheem 等利用小麦秸秆作为覆盖作物研究在土壤表面减少水分胁迫和杂草竞争对胡芦巴作物的影响，结果表明：土壤覆盖和水分亏缺对胡芦巴种子和油料产量有一定影响，且杂草密度、生物量、叶绿素含量和生物产量下降；尽管高水平的水平胁迫（70%）导致胡芦巴产量下降和生长缓慢，但是小麦秸秆作为覆盖物有效缓解了严重缺水对植物的影响，并且杂草明显减少。因此，土壤覆盖可以通过保持土壤水分和减少杂草来缓解水分胁迫对植物的不利影响，这被认为是水分胁迫条件下避免植物产量损失的一种适应机制。此外，观察了消耗 40% 土壤水分后灌溉条件下，小麦秸秆对胡芦巴的感化作用在播种 90 天内消失。

Spyropoulos 等研究了萌发的胡芦巴种子水分胁迫与半乳甘露聚糖分解。半乳甘露糖活化开始后，对萌发的胡芦巴种子和分离的胡芦巴胚乳施加水分胁迫，其多糖的分解率相对于未胁迫的对照组降低；在体外测定发现 α-D- 半乳糖苷酶、β- 甘露聚糖内切酶和 β-D- 甘露聚糖外切酶参与分解过程的活性均降低；水分胁迫下半乳甘露聚糖水解产物在胚乳中有一定的积累，但糖水平与抑制半乳甘露聚糖的分解没有明显的相关性；对萌发后半乳甘露聚糖水解开始前的胡芦巴种子进行水分胁迫，半乳甘露聚糖的分解和水解酶活性均受到抑制；在胁迫前将新萌发的种子在水中洗涤 2h，半乳甘露聚糖活化的抑制被部分解除，β- 甘露聚糖内切酶活性部分恢复，α-D- 半乳糖苷酶活性完全恢复；发芽后半乳甘露聚糖水解开始前的水分胁迫抑制了胚乳中水解酶的产生，这可能是由于降低了扩散抑制物质的含水量而降低了其去除率；半乳甘露聚糖水解开始后的水分胁迫降低了半乳甘露聚糖在体内的分解速率，主要是由于糊粉层中水分含量降低，酶通过胚乳贮藏组织的扩散减少。

3. 光照对胡芦巴生理特性的影响 胡芦巴是喜光的阳性植物，其生长发育过程中，需日照充足，透光性好，但对日照时间的长短没有明显要求，如在北纬50°的黑河附近、北纬25°的广西河池地区均能正常开花、结实。从各地栽培的资料看，纬度越高的地区，胡芦巴生长期越短。如春播地区，西宁约在北纬37°，生长期130天，武威约在北纬38°，生长期130天，南疆、临河和张家口等约在北纬41°，生长期120~130天，北安约在北纬48°，生长期110天；秋播地区，黄淮平原在北纬33~35°，扣除停止生长期3~3.5个月，生长期130~140天。总而言之，长日照能使胡芦巴的生长发育过程缩短。

4. 土壤对胡芦巴生理特性的影响 胡芦巴对土壤要求不严格，在不同土壤上均能正常生长，在pH为6.0~7.5范围土壤都可以生长和获得较高的产量，并具有一定的抗盐碱能力。胡芦巴根系发达，分布深度在20~40cm，不耐积水，故排水良好、土层深厚是高产的必要条件。此外，重黏土不适宜种植胡芦巴。胡芦巴具有固氮能力，能产生根瘤。

Srivastava等研究了胡芦巴B染色体载体和非载体植物对不同土壤条件的响应，结果表明：B染色体在不同生境中出现的频率不同，表明B染色体出现的频率与环境条件有关；载体植物在不同土壤类型中表现出性状的一致性，而非载体植物表现出相当大的变异性；B染色体作为一种缓冲剂，中和了不同土壤类型的变异性效应。

Abd-Alla等研究了黄酮类化合物激活 *Rhizobium tibeticum* (*R. tibeticum*) 可促进胡芦巴在钴污染土壤中的结瘤、固氮和生长，结果表明：高浓度钴诱导对根瘤菌生长、结瘤基因 *nod* 表达、结瘤固氮、苯丙氨酸解氨酶（PAL）和谷氨酰胺合成酶（GS）活性、总黄酮含量均有不利作用；在添加了不同浓度钴的培养基中添加橙皮素和芹菜素的混合物可显著促进根瘤菌生长；在100mg/kg钴水培条件下，接种活化的 *R. tibeticum* 根的PAL活性显著高于未接种的；不同钴浓度处理下，接种活化的 *R. tibeticum* 根分泌的总黄酮也显著增加；50mg/kg钴处理可以显著增加胡芦巴结瘤率、GS、固氮酶活性和生物量；在100mg/kg和200mg/kg钴处理的土壤中，诱导细胞接种植株的根瘤总数、鲜质量、固氮酶活性和植株生物量均显著高于未诱导细胞接种植株；黄酮类化合物明显减轻了钴对 *nod* 基因表达的不良影响而提高固氮能力；用相容性的黄酮类化合物联合 *R. tibeticum* 诱导对胡芦巴在钴污染农业生态系统中的生长和固氮具有重要意义。

Sinha等研究了氧化剂参与下鞣革污泥改良土壤上胡芦巴对金属的吸收和转运，以胡芦巴为材料，研究了不同比例（10%、25%、35%、50%和100%）鞣革污泥（TS）对其抗氧化能力的影响，结果表明：除Fe和Cr外，各金属元素在地上部的积累量均大于根；除锰在根、茎和种子中的含量降低外，其余重金属含量随TS添加比例的增加而增加；在10%和25%TS时，种子中Cr含量低于检测限；重金属积累总量与可提取金属的相关系数（r）表明，Zn（$P < 0.01$）、Cr（$P < 0.01$）、Cu（$P < 0.05$）与重金属积累总量呈极显著正相关，pH与重金属（除Mn外）积累总量均呈极显著正相关；金属（Fe、Zn、Cu）积累量与电导率、阳离子交换容量、有机质呈显著正相关，而Zn、Cr、Cu与硝态氮、氨态氮、速效磷呈显著正相关；较低TS浓度处理（30天35% TS，60天25% TS）的胡芦巴叶绿素含量较对照显著增加；根系中丙二醛、半胱氨酸、非蛋白硫醇、脯氨酸、蛋白质、抗坏血酸含量

在 30 天时增加 35%；抗氧化剂水平的提高使植物能够应对较低浓度 TS 的胁迫，然而，在较高浓度 TS 时可观察到对植物的毒性。

Pandya 等研究了 γ 辐射污泥对胡芦巴盆栽生长和产量的影响，结果表明：在植物生长 45 天和 90 天后，γ 辐射污泥对茎长有抑制作用；与对照相比，未经处理的污泥对植株的茎长没有明显的影响。在添加了 γ 辐射或未 γ 辐照污泥的土壤中生长的根长在 45 天后被抑制；与未 γ 辐照污泥相比，γ 辐照污泥对根长有较强的抑制作用。γ 辐射污泥似乎对物理生长参数有负面影响，γ 辐射污泥对胡芦巴属植物的生化生长参数和产量有显著的正效应。在生长 45 天后，添加了 γ 辐射污泥的土壤中胡芦巴的总蛋白质、总可溶性糖和淀粉含量均有 3.5、1.7 和 2 倍增加。在生长 90 天后，γ 辐射污泥对这 3 个指标无有害影响；但是，常规处理的污泥对植物生长后期的总蛋白质和淀粉积累有抑制作用。

5. 生长素对胡芦巴生理特性的影响　植物生长调节剂对胡芦巴种子发芽及幼苗生长的研究表明，适宜浓度的 GA3、6-BA 及 Kinetin 均可显著提高胡芦巴种子的发芽率、发芽指数及活力指数。但是，只有 GA3 对幼苗早期的生长发育有显著的促进作用。6-BA 和 Kinetin 对胚轴有明显的增粗作用，但对根和胚轴的伸长有显著抑制作用。浓度为 100 mg/L 的 GA3 不仅能显著提高胡芦巴种子的发芽率，也能显著促进幼苗早期的生长，这对生产优质苗壮的胡芦巴幼苗有很好的效果。

Chaudhary 等以胡芦巴 6 个品种为材料，研究了植物防御机制激发茉莉酸甲酯（MeJA）对甾体皂苷薯蓣皂苷元合成的影响，结果表明：0.01% MeJA 处理使薯蓣皂苷元含量从 0.5%~0.9% 提高到 1.1%~1.8%；MeJA 上调了产生薯蓣皂苷元的代谢途径——甲戊酸途径中两个关键基因（*HMG* 和 *STRL*）的表达，使 Gujarat Methi-2 品种的 *HMG* 和 *STRL* 基因的表达量分别提高了 3.2 倍和 22.2 倍，Kasuri-2 品种的这 2 个基因的表达量分别提高了 25.4 倍和 28.4 倍；MeJA 可能是胡芦巴产生薯蓣皂苷元的一种有前景的诱导因子。

Krishnayya 等研究了 SO_2 和 SO_2^+ 抗坏血酸对胡芦巴生长和干物质分配的影响，结果表明：暴露组的叶片、茎干和根干重等参数均低于对照组；茎和根干重的减少幅度大于叶，表明干物质分配发生了改变；与茎相比，暴露在外的植物叶片中含有更多的可溶性糖和淀粉，这也表明转运受到了阻碍；结果期的减量大于开花期，说明果实败育率较高；虽然抗坏血酸处理可以缓解 SO_2 的影响，但差异没有统计学意义；果实产量变化显著，说明抗坏血酸的作用是累积的。

Cerdon 等研究了四环素对胡芦巴生长及甾醇和皂苷元含量的影响，结果表明：与对照相比，10mg/L（36μmol/L）四环素对胡芦巴幼苗（60%）的生长抑制作用大于根（30%），补充赤霉素（200mg/L）可逆转这种抑制；总甾醇组成分析和定量研究发现，在根中，用四环素处理幼苗会导致甾醇谱的改变和 14α- 甲基甾醇的积累，可能是由于抑制了依赖细胞色素 P-450 的钝叶醇 14α- 脱甲基酶；四环素使根中胆固醇含量显著增加，总甾醇含量为 38.1%，而对照组为 3.7%，胆固醇最终可能代谢为皂苷。

（二）胡芦巴的生态学特征

1. 盐胁迫对胡芦巴生态学特征的影响　不同浓度梯度的 NaCl 溶液对胡芦巴种子萌发及幼苗生长的影响表明，胡芦巴种子的发芽率、相对发芽率和发芽指数在浓度 ≤ 0.5% 的

NaCl 溶液处理下与对照无差异，但当 NaCl 浓度 >0.5% 时，处理组与对照组间表现出显著或极显著差异，当 NaCl 浓度达到 2.0% 时，处理组种子萌发的各项指标降到最低。NaCl 浓度 <0.5% 时，对幼苗的生长未表现出不利影响，而当 NaCl 胁迫浓度 >0.5% 时，幼苗在形态上表现出明显的盐害特征。总而言之，胡芦巴种子及其幼苗能耐受 0.5% 的 NaCl 胁迫，表明胡芦巴具有一定的耐盐性。

NaCl 胁迫下胡芦巴幼苗的叶和根中抗氧化酶 SOD、POD、CAT 活性及 MDA 含量随着 NaCl 处理浓度的升高，SOD、POD、CAT 活性总体呈现先上升后下降的趋势，MDA 含量则呈上升趋势。叶片中抗氧化酶活性在 NaCl 浓度为 1.0% 时达到峰值，根中抗氧化酶活性在 NaCl 浓度为 0.5% 时达到峰值。在 0.5% 的 NaCl 浓度处理下，随着处理时间的延长，抗氧化酶协同作用，使 MDA 含量减少并控制在较稳定的阶段。可见，NaCl 胁迫下胡芦巴幼苗可通过提高抗氧化酶活性，降低膜质过氧化水平，减缓盐胁迫对植株的伤害，从而增强其耐盐性。

NaCl 胁迫对胡芦巴幼苗光合作用生理特性的研究表明，随着 NaCl 浓度增加，胡芦巴幼苗叶片净光合速率、蒸腾速率和气孔导度均呈降低趋势；胞间 CO_2 浓度先降低，随后在 1.0% 的 NaCl 浓度胁迫下有所增加；叶绿素含量呈先升高后降低的趋势，在 0.5% 的 NaCl 浓度胁迫下达到最大值；而叶绿素 a/b 含量则一直呈增加趋势。叶片细胞膜伤害度在 0.2% 的 NaCl 浓度胁迫下较低，当 NaCl 浓度升至 0.5% 时显著增加。

NaCl 胁迫下胡芦巴幼苗的形态生理状态的研究表明，两个繁育周期干重和幼苗质量活力指数受盐度的影响不显著，只有第一个繁育周期的幼苗鲜重受盐度的影响显著，而两个繁育周期的幼苗发芽率、发芽指数、苗长和苗长活力指数均受盐度的抑制。盐度也会对幼苗细胞膜造成冲击，表现为膜脂过氧化和膜损伤增强，导致两个繁育周期中幼苗周期膜稳定性下降。盐胁迫下，幼苗的水提取物具有较高的渗透压，这是一种抗胁迫策略；总可溶性糖、脯氨酸、柠檬酸以及钠和氯含量增加，尤其是在第一个繁育周期。在 50~200mmol/L NaCl 浓度胁迫时，两个繁育周期幼苗的过氧化氢酶、过氧化物酶、抗坏血酸过氧化物酶和多酚氧化酶等抗氧化酶的活性也被诱导激活。

对胡芦巴叶面施用水杨酸缓解盐胁迫效应的研究表明，2 个品种（德里喀布尔和卡苏里）在盐处理（100mmol/L NaCl）和未处理（0mmol/L NaCl）培养基中生长。叶面分别施 0mg/L² 和 100mg/ L² 个水平的水杨酸。盐胁迫显著降低了两个品种的生长生物量。德里喀布尔胡芦巴的鲜重较高，而卡苏里胡芦巴的鲜重较低。叶面施用水杨酸缓解了生长生物量的减少。盐度导致净 CO、同化速率、蒸腾速率、气孔导度和气孔下 CO 浓度等气体交换相关属性显著降低。外源施用水杨酸克服了植物气体交换相关属性降低的问题。总而言之，盐胁迫降低了植物生物量、气体交换属性和叶绿素含量，而叶面施用水杨酸可保护植物生长，改善这些属性。

2. 重金属胁迫对胡芦巴的影响　Parida 等以胡芦巴植物为研究对象，研究了镍（Ni）积累规律及其对胡芦巴植物生长和微量元素分布的影响，研究结果表明：在施 Ni 量为 20mg/kg 时，胡芦巴的青刈饲料产量和干物质产量略有增加，但在施 Ni 量为 40mg/kg 时，胡芦巴的青刈饲料产量和干物质产量显著下降；盆栽作物在施 Ni 量 >40mg/kg 后表现出特征性的脉间褪绿中毒症状；随着施 Ni 量的增加，植株组织中 Ni 的总含量呈上升趋势，根系中 Ni 的积累量明显高于地上部；随着施 Ni 量的增加，作物体内 Fe 含量增加，而 Cu 和 Zn 含量降低。

Dang 等测定了印度北部的弱碱性黏壤土上胡芦巴的生长情况，镉（Cd）、镍（Ni）、铅（Pb）、锌（Zn）施用剂量均为 0mg/kg、50mg/kg、100mg/kg、200mg/kg 和 400mg/kg，结果表明：土壤中添加 50mg/kg Cd 后，胡芦巴鲜重和干重均显著降低，且在较高 Cd 水平下进一步降低；在 50mg/kg Ni 土壤条件下，产量略有下降，但在 100mg/kg 及以上 Ni 土壤条件下产量下降显著，在 400mg/kg Ni 土壤中不生长；施用 50mg/kg Zn 的土壤可略微提高产量，但施锌量越大，产量越低；胡芦巴根、叶中上述 4 种元素含量随施氮量的增加呈线性增加趋势，Zn 的吸收量最高，其次是 Cd、Ni 和 Pb，且根比叶积累量更多；植物毒性依次为 Cd>Ni>Pb>Zn；作物收获后，土壤中二乙基三胺五乙酸（DTPA）可提取元素的含量随施氮量的增加而增加。

Anwar 等通过盆栽试验研究污水灌溉芜菁、薄荷和胡芦巴的生理和生长反应，其中污水中重金属（Cd、Cu、Pb、Zn）的浓度比安全限度值高得多，结果表明：所有的生物量均以对照最高，金属含量最低；污水灌溉对所有植株的生物量均有负面影响，100% 污水灌溉时，芜菁地上部 Cd 积累量（μg/g, DW）最高，为 4.97μg/g；与芜菁和胡芦巴相比，薄荷根 Pb 和 Cu 积累量最大（分别为 44μg/g 和 3.9μg/g）；在污水处理下，锌的积累顺序为叶 > 根 > 枝；随着污水浓度的增加，叶、茎、根中钾的含量均增加，而磷的含量则随物种和植株部位的不同而不同。

Zayneb 等研究了 Cd 对胡芦巴的生物积累效率的影响，结果表明：除 Cd 浓度为 10mmol/L 外，发芽率与对照相似；从最低 Cd 浓度开始，幼苗早期生长对金属元素相当敏感；0.5mmol/L、1.0mmol/L 和 10mmol/L Cd 处理籽粒，淀粉酶活性显著降低；Cd 对还影响其他多种生长参数，其在地上部的积累量明显低于根系，根系生物量减少近 50%；1mmol/L 和 5mmol/L Cd 处理的植株因叶绿素 b 的显著降低而出现褪绿；当 Cd 浓度大于 0.1mmol/L 时，胡芦巴表现出氧化应激的迹象，根系过氧化氢水平和地上部 MDA 含量均提高，胡芦巴各部位抗氧化酶（超氧化物歧化酶、抗坏血酸过氧化物酶和过氧化氢酶）活性升高；在 0.5mmol/L Cd 处理时总酚和黄酮类化合物含量达到最高；保持氧化剂和抗氧化剂的平衡可能允许胡芦巴过量积累 Cd，并使其在 Cd 污染严重的土壤中用于生长。

3. 辐照射线胁迫对胡芦巴的影响　Raghuvanshi 等研究了射线对胡芦巴生长及细胞活性的影响，结果表明：高剂量对根生长和细胞分裂频率有初始刺激作用，但几天后两者均与剂量呈负相关；异常细胞的出现频率随剂量增加而增加；端粒丢失和臂内交换类型解释了染色体环的出现；在辐照剂量为 60kR 时，由于对生长区细胞核的不良影响，超过 2 个子叶期没有生长；根和芽对射线有不同的响应。

Fan 等比较了 γ 射线和电子束对胡芦巴、苜蓿和绿豆种子上人工接种灭活大肠杆菌的影响，结果表明：绿豆、苜蓿和胡芦巴种子上大肠杆菌 K12 的 10% 杀菌剂量分别为 1.11kGy、1.21kGy 和 1.40kGy，为了使大肠杆菌的减少最少达到 5log，胡芦巴比绿豆或苜蓿需要更高的杀菌剂量；在 12kGy 的剂量下，电子束处理不能完全灭活接种在所有种子上的大肠杆菌，尽管 4~12kGy 辐照后大部分种子上无大肠杆菌，但是 12kGy 剂量的电子束处理不能完全灭活接种在所有种子上的大肠杆菌；辐照剂量达 6kGy 对苜蓿和胡芦巴种子的发芽率无显著影响，但对绿豆种子的发芽率有显著影响；2kGy 辐照剂量对种子的生长没有影响，而高剂量辐照降低了种子的生长速度，12kGy 剂量的电子束处理对种子萌发和生长无显著影响；低能量电子束对种子的表面去污能力较差；γ 射线和电子束对大肠杆菌灭活和种子萌发或生长有不同程度的影响。

Hanafy 等评估了胡芦巴植物在 γ 辐照下的生化变化，发现了相对低剂量的 γ 射线对改善胡芦巴植物的生理生化指标的有效性，结果表明：大部分性状在 M1 代和 M2 代与对照植株间存在显著差异；低剂量（100Gy）的 γ 辐照使黄酮类和酚类化合物含量增加，叶片生长、产量、可溶性蛋白含量逐渐增加，并伴随着抗坏血酸、α-生育酚和维生素 A（视黄醇）含量的大幅增加；各剂量下 M1 代脯氨酸含量均有所增加，200Gy 剂量时脯氨酸含量最高，M2 代脯氨酸含量明显下降；与对照相比，两代诱变植株最高 γ 辐照剂量（400Gy）均降低了所有研究参数；γ 辐照对 5 种引物诱导了 DNA 谱线的变化，并引起 DNA 多态带的出现和消失，但其强度不同。

Moussa 等研究了甜菜碱对 γ 辐照胁迫下胡芦巴植物的生理效应，结果表明：与未辐照的对照比较，胡芦巴干种子在 500Ci、不同 ^{60}Co 源剂量（0Gy、25Gy、50Gy、100Gy 和 150Gy），剂量率 0.54Gy/min 的 γ 射线辐照下显著降低了叶绿素含量、总蛋白质、光合效率（$^{14}CO_2$ 固定）、总干重及还原糖、非还原糖和总可溶性糖的积累；显著抑制胡芦巴植物的水解酶（α-淀粉酶和转化酶）和羧化酶（1,5-二磷酸核酮糖羧化酶或加氧酶）的活性；用甜菜碱（50mmol/L）浸泡辐照种子 24h 可部分缓解辐照的抑制作用；γ 辐照显著提高了 H_2O_2 含量，而甜菜碱预浸辐照种子显著降低了 H_2O_2 含量，且随着辐照剂量的增加，反转的幅度减小；与未辐照对照相比，γ 辐照诱导的核酸（DNA 和 RNA）水平显著降低，同时相应地诱导了 DNase 和 RNase 的水解活性，这些变化在较高的 γ 射线剂量时更为显著；辐照后甜菜碱处理部分缓解了辐射的不良影响，显著提高了核酸水平，抑制了 DNase 和 RNase 的水解活性；甜菜碱在较低 γ 射线剂量下的保护作用更显著；用甜菜碱对种子进行预处理可能在放射性修复机制中发挥有效作用。

Looper 等研究了光强和温度对伽马射线辐照胡芦巴幼苗生长的影响，结果表明：生长条件对后续损害有轻微的影响；整个 21 天龄幼苗和幼苗各部位的干重表明，温度、辐照和温度、光之间存在显著的交互作用；辐照后幼苗的子叶干重均高于未辐照的对照。

Parchin 等辐照胁迫胡芦巴研究生长特性和植物化学反应，结果表明：不同剂量 γ 辐照的单株叶片数、茎粗、茎干重、叶片干重、单株荚果数、千粒重和生物产量均显著高于对照；低剂量特别是 100Gy 的 γ 辐照对单株分枝数、荚果长度、种子产量、胡芦巴碱和烟酸含量有促进作用，而高剂量（400 Gy）的 γ 辐照则有抑制作用；对照样品中薯蓣皂苷元和黏胶质的含量最高，而 γ 辐照样品中薯蓣皂苷元和黏胶质的含量随 γ 辐照剂量的增加而逐渐降低；低剂量 γ 射线（100Gy）辐照有利于胡芦巴种子生长特性的改善和某些有价值化合物的积累。

参 考 文 献

金正律，2012. 植物生长调节剂对胡芦巴种子发芽及幼苗生长的影响. 种子世界，1:37-38.

雷俊，2015. 萌发对薏苡仁蛋白质和葫芦巴活性物质的影响 (硕士学位论文). 南昌：南昌大学 .

李慧，彭立新，于玮玮，等，2013. NaCl 胁迫对胡卢巴幼苗光合生理特性的影响. 东北农业大学学报，44(4):118-121.

李慧, 王妙媛, 彭立新, 等, 2012. NaCl 胁迫对胡卢巴幼苗抗氧化酶活性和丙二醛含量的影响. 华北农学报, 27(2):185-188.

李慧, 张璐, 彭立新, 等, 2008. NaCl 胁迫对胡芦巴种子萌发及幼苗生长的影响. 天津农学院学报, 2:24-26.

李慧, 张昕欣, 彭立新, 等, 2010. 低温胁迫对胡芦巴幼苗抗氧化酶活性和膜脂过氧化的影响. 安徽农业科学, 38(26):14258-14259, 14271.

李晓华, 李长福, 黎佳, 等, 2017. 两种影响因子对葫芦巴发根转化率的影响. 植物科学学报, 35(5):735-740.

刘磊, 王宗礼, 李志勇, 等, 2012. 利用 ISSR 标记解析胡卢巴和扁蓿豆、黄花苜蓿的亲缘关系. 华北农学报, 27(4):85-88

刘萍, 李应科, 李小虎, 等, 2010. 胡卢巴等位酶变异和遗传多样性研究. 西北植物学报, 30(9):1780-1785.

刘萍, 张立杰, 马宏玮, 等, 2009. 胡芦巴种质资源生物学特性的遗传多样性. 中草药, 40(4):630-634.

刘萍, 张晓岗, 2013. 不同胡卢巴种质资源染色体核型的遗传多样性. 西北农业学报, 22(1):168-173.

王晨曦, 裴毅, 焦荟颖, 等, 2020. 葫芦巴 (*Trigonella foenum-graecum*) 染色体核型分析. 分子植物育种, 18(6):1949-1953.

王掌军, 刘萍, 2010. 胡卢巴基因组 DNA 提取及 RAPD 引物筛选. 宁夏大学学报 (自然科学版), 31(3):269-272.

肖正春, 张广伦, 1993. 香豆子生态生物学特性及其栽培 (上). 中国野生植物资源, 2:13-16.

杨福红, 2017. 静宁葫芦巴染色体制片及核型分析. 甘肃农业科技, 5:24-27.

左风, 2002. 胡芦巴种子提取物的抗肿瘤活性. 国外医学 (中医中药分册), 2:114-115.

中国科学院中国植物志编辑委员会, 1999. 中国植物志. 北京: 科学出版社.

Abd-Alla MH, Bagy MK, El-enany AW, et al, 2014. Activation of *Rhizobium tibeticum* with flavonoids enhances nodulation, nitrogen fixation, and growth of fenugreek (*Trigonella foenum-graecum* L.) grown in cobalt-polluted soil. Arch Environ Contam and Toxic, 66(2):303-315.

Abd El-Aal M, Rahma E, 1986. Changes in gross chemical composition with emphasis on lipid and protein fractions during germination of fenugreek seeds. Food Chemistry, 22:193-207.

Abdelgani M, Elsheikh EAE, Mukhtar N, 1999. The effect of *Rhizobium* inoculation and chemical fertilization on seed quality of fenugreek. Food Chemistry, 64:289-293.

Ahmad AF, Yasseen BT, Jabr M, 1999. Water stress and gibberellic acid effects on growth of fenugreek plants. Irrigation Science, 18:185-190.

Ahmad F, Acharya S, Mir Z, et al, 1999. Localization and activity of rRNA genes on fenugreek (*Trigonella foenum-graecum* L.) chromosomes by fluorescent in situ hybridization and silver staining. Theoretical and Applied Genetics, 98:179-185.

Anwar S, Nawaz MF, Gul S, et al, 2016. Uptake and distribution of minerals and heavy metals in commonly grown leafy vegetable species irrigated with sewage water. Environmental monitoring and assessment, 188:1-9.

Babar S, Siddiqi EH, Hussain I, et al, 2014. Mitigating the effects of salinity by foliar application of salicylic acid in fenugreek. Physiology Journal, 2014: 869058.

Baričevič D, Zupančič A, 2002. The impact of drought stress and/or nitrogen fertilization in some medicinal plants. Journal of Herbs, Spices & Medicinal Plants, 9:53-64.

Cerdon C, Rahier A, Taton M, et al, 1995. Effects of tetcyclacis on growth and on sterol and sapogenin content in fenugreek. Journal of Plant Growth Regulation, 14(1):15-22.

Chaudhary S, Chikara SK, Sharma MC, et al, 2015. Elicitation of diosgenin production in *Trigonella foenum-graecum* (fenugreek) seedlings by methyl jasmonate. International Journal of Molecular Sciences, 16:29889-29899.

Dang Y, Chhabra R, Verma K, 1990. Effect of Cd, Ni, Pb and Zn on growth and chemical composition of onion and fenugreek. Communications in soil science and plant analysis, 21(9-10):717-735.

Das A, Mohanty S, Thangaraj T, et al, 2000. Variation of 4C DNA content and karyotype in nine cultivars of fenugreek (*Trigonella foenum-graecum* L.). Journal of Herbs, Spices & Medicinal Plants, 7:25-32.

Dirk LM, Van der Krol AR, Vreugdenhil D, et al, 1999. Galactomannan, soluble sugar and starch mobilization following germination of *Trigonella foenum-graecum* seeds. Plant Physiology and Biochemistry, 37(1):41-50.

El-Bahy G, 2005. FTIR and Raman spectroscopic study of Fenugreek (*Trigonella foenum graecum* L.) seeds. Journal of Applied Spectroscopy, 72(1):111-116.

El-Sebaiy LA, El-Mahdy AR, 1983. Lipid changes during germination of fenugreek seeds (*Trigonella foenum-graecum*). Food Chemistry, 10:309-319.

Fadhlalmawla SA, Mohamed A-AH, Almarashi JQ, et al, 2019. The impact of cold atmospheric pressure plasma jet on seed germination and seedlings growth of fenugreek (*Trigonella foenum-graecum*). Plasma Science and Technology, 21(10):105503.

Fan X, Sokorai K, Weidauer A, et al, 2017. Comparison of gamma and electron beam irradiation in reducing populations of *E. coli* artificially inoculated on mung bean, clover and fenugreek seeds, and affecting germination and growth of seeds. Radiation Physics and Chemistry, 130:306-315.

Fernández-Aparicio M, Andolfi A, Evidente A, et al, 2008. Fenugreek root exudates show species - specific stimulation of Orobanche seed germination. Weed research, 48(2):163-168.

Grant Reid J, Derek Bewley J, 1979. A dual role for the endosperm and its galactomannan reserves in the germinative physiology of fenugreek (*Trigonella foenum-graecum* L.), an endospermic leguminous seed. Planta, 147(2):145-150.

Grant Reid J, Meier H, 1973. Enzymic activities and galactomannan mobilisation in germinating seeds of fenugreek (*Trigonella foenum-graecum* L. Leguminosae). Planta, 112:301-308.

Haliem E, Al-Huqail A, 2013. Comparative sodium dodecyl sulfate-polyacrylamide gel electrophoresis and restricted fragment length polymorphism among fenugreek accessions. Genet Mol Res, 12(4):6284-6298.

Hanafy RS, Akladious SA, 2018. Physiological and molecular studies on the effect of gamma radiation in fenugreek (*Trigonella foenum-graecum* L.) plants. Journal of Genetic Engineering and Biotechnology, 16(2):683-692.

Ivani R, Sanaei Nejad SH, Ghahraman B, et al, 2018. Role of bulk and Nanosized SiO_2 to overcome salt stress during Fenugreek germination (*Trigonella foenum- graceum* L.). Plant Signaling & Behavior, 13(7): e1044190.

Kakani R, Singh S, Pancholy A, et al, 2011. Assessment of genetic diversity in *Trigonella foenum-graecum* based on nuclear ribosomal DNA, internal transcribed spacer and RAPD analysis. Plant Molecular Biology Reporter, 29(2):315-323.

Kevseroglu K, Uzun S, Caliskan O, 2000. Modeling the effect of temperature on the germination percentage and the days to germination in some industry plants. Pakistan Journal of Biological Sciences (Pakistan), 3(9):1424-1426.

Kole P, Saha A, 2009. Genetic divergence in fenugreek in rich and poor environments. Journal of New Seeds, 10(2):138-147.

Kole P, Saha A, 2013. Studies on variability and heritability for different quantitative characters in fenugreek under different environments. Journal of Plant Breeding and Crop Science, 5(11):224-228.

Kontos F, Spyropoulos CG, Griffen A, et al, 1996. Factors affecting endo- β -mannanase activity in the endosperms of fenugreek and carob seeds. Seed Science Research, 6:23-29.

Krishnayya N, Date MV, 1996. The impact of SO_2 and SO_2^+ ascorbic acid treatments on growth and partitioning of dry matter in *Trigonella foenum-graecum* L. Environmental Pollution, 91(1):121-125.

Kumar S, Dahiya O, Singh P, et al, 2017. Effect of relative storability on primed seed lots of fenugreek (*Trigonella foenum-graecum* L.). Advances in Research, 11(1):1-8.

Kumar S, Dahiya OS, Singh P, et al, 2017. Effect of artificial ageing on relative storabilityof primed seed lots of fenugreek (*Trigonella foenum-graecum*). Current Journal of Applied Science and Technology, 22:1-9.

Lakshmi N, Raghavaiah PV, 1984. Accessory nucleoli in *Trigonella foenum-graecum* L. Cytologia, 49:401-405.

Lavania U, Sharma A, 1980. Giemsa C-banding, somatic association and orientation of interphase chromosomes in *Trigonella foenum-graecum* (L.). Caryologia, 33:17-23.

Leung DW, Bewley JD, Reid JS, 1981. Mobilisation of the major stored reserves in the embryo of fenugreek (*Trigonella foenum-graecum* L., Leguminosae), and correlated enzyme activities. Planta, 153(2):95-100.

Looper JA, Aboul-Ela MM, 1971. Influence of light intensity and temperature on growth of fenugreek (*Trigonella foenum-graecum*, L.) bean seedlings, from gamma-irradiated seed. Radiation Botany, 11:355-361.

Malek L, Bewley J, 1991. Endo- β -mannanase activity and reserve mobilization in excised endosperms of fenugreek is affected by volume of incubation and abscisic acid. Seed Science Research, 1:45-49.

Martínez-Villaluenga C, Gulewicz P, Pérez A, et al, 2006. Influence of lupin (*Lupinus luteus* L. cv. 4492 and *Lupinus angustifolius* L. var. zapaton) and fenugreek (*Trigonella foenum-graecum* L.) germination on microbial population and biogenic amines. Journal of Agricultural And Food Chemistry, 54:7391-7398.

Mickky BM, Abbas MA, Sameh NM, 2019. Morpho-physiological status of fenugreek seedlings under NaCl stress. Journal of King Saud University-Science, 31:1276-1282.

Mohammed AHMA, Akladious SA, 2017. Protective role of a methanolic extract of spinach (*Spinacia oleracea* L.) against adverse effects of uv-c irradiation on fenugreek (*Trigonella foenum-graecum* L.) seedlings. Gesunde Pflanzen, 69(4):185-196.

Moussa H, Abdul Jaleel C, 2010. Physiological effects of glycinebetaine on gamma-irradiated stressed fenugreek plants. Acta Physiologiae Plantarum, 33:103-111.

Moussa HR, Jaleel CA, 2011. Physiological effects of glycinebetaine on gamma-irradiated fenugreek plants. International Journal of Vegetable Science, 17:60-74.

Pandya GA, Banerjee S, Modi VV, 1991. Perspectives of recycling gamma irradiated sewage-sludge in agricultural applications: a study on methi (*Trigonella foenum-graecum* L.: leguminosae). Environmental Pollution, 72(3):225.

Parchin RA, Ghomi AAN, Badi HN, et al, 2019. Growth characteristics and phytochemical responses of Iranian fenugreek (*Trigonella foenum-graecum* L.) exposed to gamma irradiation. Industrial Crops and Products, 139:111593.

Parida BK, Chhibba IM, Nayyar VK, 2003. Influence of nickel-contaminated soils on fenugreek (*Trigonella corniculata* L.) growth and mineral composition. Scientia horticulturae, 98(2):113-119.

Provorov NA, Soskov YD, Lutova LA, et al, 1996. Investigation of the fenugreek (*Trigonella foenum-graecum* L.) genotypes for fresh weight, seed productivity, symbiotic activity, callus formation and accumulation of steroids. Euphytica, 88(2):129-138.

Raghuvanshi S, Singh A, 1976a. Effect of gamma rays on growth and karyokinetic activity in *Trigonella foenum-graecum* L. Cytologia, 41:177-186.

Raghuvanshi S, Singh A, 1976b. Inheritance of b-chromosomes in *Trigonella foenum-graecum* L. Caryologia, 29:277-281.

Raghuvanshi S, Singh A, 1980. Genotype dependent radiosensitivity of autotetraploids in *Trigonella foenum-*

graecum L. Theoretical and Applied Genetics, 58(5):237-239.

Raghuvanshi S, Singh D. 1978. Comparative karyokinetic response of diploid and autotetraplaid *Trigonella foenum-graecum* L. to gamma rays. Cytologia, 43:255-264.

Raheem Lahmod N, Talib Alkooranee J, Gatea Alshammary AA, et al, 2019. Effect of wheat straw as a cover crop on the chlorophyll, seed, and oilseed yield of *Trigonella foeunm-graecum* L. under water deficiency and weed competition. Plants, 8(11):503.

Reid J, Meier H, 1972. The function of the aleurone layer during galactomannan mobilisation in germinating seeds of fenugreek (*Trigonella foenum-graecum* L.), crimson clover (*Trifolium incarnatum* L.) and lucerne (*Medicago sativa* L.): a correlative biochemical and ultrastructural study. Planta, 106(1):44-60.

Reid JG, Davies C, Meier H, 1977. Endo-β-mannanase, the leguminous aleurone layer and the storage galactomannan in germinating seeds of *Trigonella foenum-graecum* L. Planta,133(2):219-222.

Rijven AHGC, Parkash V, 1971. Action of kinetin on cotyledons of fenugreek. Plant physiology, 47(1):59-64.

Rijven AHGC. 1969. Randomness in the genesis of phyllotaxis. New Phytologist, 68:377-386.

Saxena S, Kakani R, Sharma L, et al, 2017. Genetic variation in seed quality and fatty acid composition of fenugreek (*Trigonella foenum-graecum* L.) genotypes grown under limited moisture conditions. Acta Physiologiae Plantarum, 39(10):1-10.

Shahabzadeh Z, Heidari B, Hafez RF, 2013. Induction of transgenic hairy roots in *Trigonella foenum-graceum* co-cultivated with Agrobacterium rhizogenes harboring a GFP gene. Journal of Crop Science and Biotechnology, 16(4):263-268.

Shivanna KR, Jaiswal VS, Ram HM, 1974. Effect of cycloheximide on cultured pollen grains of *Trigonella foenum-graecum*. Plant Science Letters, 3:335-339.

Singh J, Gupta K, Arora SK. 1994. Changes in the anti-nutritional factors of developing seeds and pod walls of fenugreek (*Trigonella foenum-graecum* L.). Plant Foods for Human Nutrition, 46(1):77-84.

Sinha S, Gupta AK, Bhatt K, 2007. Uptake and translocation of metals in fenugreek grown on soil amended with tannery sludge: involvement of antioxidants. Ecotoxicology and Environmental Safety, 67(2):267-277.

Spyropoulos CG, Reid J, 1988. Water stress and galactomannan breakdown in germinated fenugreek seeds. Stress affects the production and the activities in vivo of galactomannan-hydrolysing enzymes. Planta, 174(4):473-478.

Srivastava A, Raghuvanshi SS, 1988. Buffering effect of B-chromosome system of *Trigonella foenum-graecum* against different soil types. Theoretical and Applied Genetics, 75(5):807-810.

Xu ZH, Davey MR, Cocking EC, 1982. Organogenesis from root protoplasts of the forage legumes Medicago sativa and *Trigonella foenum-graecum*. Zeitschrift für Pflanzenphysiologie, 107:231-235.

Zambou K, Spyropoulos CG, 1990. D-galactose uptake by fenugreek cotyledons: effect of water stress. Plant physiology, 93:1417-1421.

Zayneb C, Bassem K, Zeineb K, et al, 2015. Physiological responses of fenugreek seedlings and plants treated with cadmium. Environmental Science and Pollution Research, 22(14):10679-10689.

第二章　胡芦巴的育种与栽培技术

第一节　胡芦巴的育种技术与研究

一、胡芦巴育种概况

胡芦巴育种技术包括杂交育种、诱变育种、航天育种、组织培养和生物技术育种。胡芦巴育种技术的研究多集中在选育稳定多倍体植株方面，尤其是采用诱变育种选育高价值的四倍体植株。此外，随着分子生物学技术的日益越成熟，具有抗性基因的胡芦巴新品种的选育逐渐成为胡芦巴优良品种开发的热点方向之一。

二、胡芦巴育种技术

（一）杂交育种

Singh 等在两个同源四倍体胡芦巴株系间进行了杂交后系谱选择，考察了亲本、F_1 杂交代和 F_1 代自交来源的 F_6 系的形态学和细胞学特征，研究结果表明：杂交植株在不同的营养性状方面处于中等水平，但与同源四倍体亲本相比，它们表现出较高的结实率；F_6 系的平均单株荚果数是高产四倍体亲本的 1.5 倍，且约为 F_1 杂交代的 2 倍；F_6 系的减数分裂比 F_1 杂交代及其亲本更规律。因此，杂交后系谱选择不仅有助于规范减数分裂行为，而且能够改善同源四倍体胡芦巴的活力和种子育性。

Cornish 等利用胡芦巴亲本、F_1 代和 F_2 代种子进行单随机田间试验，研究了胡芦巴薯蓣皂苷元的遗传特性，结果表明单羟基皂素产量在所测的两个杂交组合中存在显著的遗传分离，即胡芦巴皂苷的产量存在足够的遗传变异，可以利用杂交技术和实验方法进行植物育种研究。

（二）诱变育种

1. 秋水仙碱　秋水仙碱对胡芦巴的多倍体诱导是致命的，无法持续 2 个子叶期的生长，因为秋水仙碱使纺锤体被永久损坏，染色体继续分裂而不分离，进而导致在 $12n\sim14n$ 的倍数水平持续增加。但是，近缘种 *Trigonella cornicula* 采用 0.2% 的秋水仙碱进行种子处理可以培育多倍体。由此可见，不同品系胡芦巴对秋水仙碱的反应存在差异。

在胡芦巴中，与它们的二倍体祖先相比，不同的同源四倍体的营养性状和花的性状有明显的增强。在 $4n$ 水平上不同营养性状和花器官性状的增强，而在 $6n$ 水平上的减少，表明 $4n$ 对该物种可能是营养生长的最适倍性水平。Raghuvanshi 等用秋水仙碱溶液对 6 个不同的胡芦巴品种进行了四倍体培养，6 个不同品种的胡芦巴进行育种处理均培育出了四倍体，并对它们的有益特性进行了比较研究，发现不同品种在四倍体水平上对多价频率、交叉频率和花粉不育性的基因型响应存在显著差异，不同品种对基因组增殖的基因型反应明显不同。与它们的 $2n$ 前体相比，$4n$ 前体的交叉频率并没有一致降低。变种 1 ~ 6 的二倍体的频率基本相同，而变种四倍体的频率却有显著差异。

花粉粒的增大是四倍体表现出的共同特征之一，而胡芦巴四倍体表现出的特征是形状的改变；在六倍体中，这一特性是由基因组增殖引起的。Raghuvanshi 等通过研究自然发生的四倍体和六倍体探讨了胡芦巴同源四倍体存在的高不育性问题，发现异型二价体和片段在混合倍体植物中出现；通过连续世代对 var. 2 的研究表明，花粉变异的性质是稳定的。因此，胡芦巴多倍体具有花粉形状变异的特征。

不同化学品与秋水仙碱联合使用可能会导致胞质黏度的变化，从而导致不同程度的凝固，最终为秋水仙碱的有效性提供不同的组合条件。Raghuvanshi 等比较了秋水仙碱与 11 种化学药品（对二氯苯、香豆素、皂苷、α - 溴萘、间苯三酚、8- 羟基喹啉、六氯化苯、七叶树素、苊、β - 溴萘酚和苯酚）联用对胡芦巴多倍体细胞的作用，结果表明：与水相比，仅在对二氯苯、六氯化苯和苊中胡芦巴根的生长被加速，而在间苯三酚中无变化，其余均有所下降；与秋水仙碱联合使用，除皂苷和 β - 溴萘外，其他各化学成分均下降；在水中胡芦巴根尖的中期板出现的频率最低，而在皂苷中出现的频率达到最大值，依次降低的顺序为 α - 溴萘、七叶树素、间苯三酚、六氯化苯、8- 羟基喹啉、苊、对二氯苯、β - 溴萘酚和秋水仙碱；对二氯苯与秋水仙碱联合使用时使胡芦巴根尖的中期板的积累增加，而其他则减少；胡芦巴根的生长速率和核分裂活性之间并不相关，染色体畸变频率与根生长迟缓有一定的相关性；各根尖均有 $2n$、$4n$ 和 $8n$ 细胞群而 $3n$、$6n$ 和 $10n$ 细胞群相对稀少，皂苷联用则 $10n$ 细胞群百分比最高；虽然随着时间的推移，倍性水平增加，但每个根尖的中期板出现的频率明显降低，主要染色体畸变是三极纺锤体、阻滞中期板、团化的细胞内染色体组、两个独立的纺锤体、后期不均匀分离、体细胞减数分裂、中期的游离染色体、多核细胞和分裂纺锤体等；与单独用秋水仙碱处理组相比，多倍体细胞的百分比在组合组中增加。因此，如果秋水仙碱单独使用不起作用，可能与植物中抑制秋水仙碱活性的化学物质有关。

Raghuvanshi 等研究胡芦巴多倍体中核不稳定性与染色体镶嵌，观察发现 0.2% 秋水仙碱对种子进行处理后繁育的胡芦巴多倍体在 2 个子叶期后死亡，而通过对幼苗处理产生的胡芦巴多倍体得以存活。其中，对胡芦巴种子处理后繁育的根和芽是混合倍体，根尖显示出 $2n$~$12n$ 染色体，且随着时间的推移，出现低染色体的细胞频率有规律地减少；由于大多数细胞的高倍性，细胞分裂的频率在第 6 天末显著降低；细胞核细胞质比例紊乱可能是多倍体植物细胞核不稳定的原因；在幼苗处理的情况下，最初形成的组织是高水平的混合倍体，与种子处理相似，但在某些情况下，生长尖端恢复到低水平的倍性，这导致或多或少地能正常生长。由于种子和幼苗处理后植物的构成差异在于它们的根系，有人认为前者根系的高倍性可能是它们 100% 死亡率的原因。

Arya、Rao 等研究了胡芦巴多倍体细胞形态学特征。用 0.15% 秋水仙碱对胡芦巴（2n=16）进行了同源四倍体诱导，合成的多倍体世代（C0）持续了 3 代（C1，C2，C3），且对每一代都进行了详细的形态细胞学分析，同源四倍体的营养部位有明显的不同，在 C0 代收集了 5 个可繁殖的种子而在 C3 代收集到种子 200 余粒。因此，多倍体使得胡芦巴更有经济价值。

同源四倍体（2n=4X=32）和同源三倍体（2n=3X=24）已有报道。这些同源四倍体是稳定的，非整倍体在群体中的频率较低。然而，胡芦巴（*T. corniculata*）同源四倍体不稳定，不能维持。因此，Singh 和 Gopal 为了探究胡芦巴同源性的上限，尝试诱导更高的多倍体，发现胡芦巴同源四倍体（2n=4X=32）对秋水仙碱和二甲基亚砜处理产生不良反应，产生八倍体而导致混合倍体植株；部分混合倍体植株的花粉母细胞染色体数小于 32 条，说明处理后的某些生长阶段发生了体细胞减数分裂；还观察到少量八倍体染色体（2n=8X=64）的花粉母细胞。因此，四倍体可能是胡芦巴倍性的上限。

2. 叠氮化钠　Siddiqui 等研究了叠氮化钠（NaN_3）对胡芦巴种子细胞遗传学的影响，结果表明：叠氮化钠降低了种子的发芽率、胚根长度（高剂量）和有丝分裂指数，并使染色体畸变增加，呈剂量依赖性；叠氮化钠处理胡芦巴种子后根尖细胞染色体粘连、桥形成、早熟分离和染色体滞后的发生率均增加。

Srivastava 等用不同浓度叠氮化钠处理胡芦巴种子，培育的植株中减数分裂细胞的异常主要表现为染色体部分或完全黏附和纺锤体定向障碍，其他异常包括不等分离、非同步分割、桥接、滞后、杂散等；尽管黏性和纺锤体定向障碍的频率很高，但花粉育性和种子产量均较对照增加，种子产量与黏性呈正相关说明黏性在配子形成时具有平衡调节作用，因此叠氮化钠处理胡芦巴种子改变其染色体黏性并不影响种子产量。

Kapoor 等发现叠氮化钠可诱导胡芦巴的四倍体和混合倍体减数分裂异常，他们利用不同剂量的叠氮化钠诱变处理胡芦巴健康种子获得胡芦巴四倍体突变体和混合倍体突变体，在 M_2 筛选中，分别在 0.15% 叠氮化钠处理 4h 和 0.25% 叠氮化钠处理 2h 时发现了变异，并对其形态特征、减数分裂行为、花粉不育性和气孔频率进行了研究，分别鉴定了四倍体和混合倍体，并在同一品系上进一步研究其 M_3 后代的存活情况；减数分裂的研究表明，两者都有不同类型的异常。在混合倍体植株中，相对异常率（RAR）从 M_2 到 M_3 增加，而在四倍体植株中 M_3 代下降；两种突变体 M_3 代每条染色体的交叉数均减少；通过对四倍体和混合倍体两代花粉异常的比较，有助于理解四倍体花粉不育性极高而结果率极低的原因。两种植株的种子黏度均有所增加，但四倍体的染色体黏性增加较少，黏着性被认为是一种自然的缓解胁迫的方法，因此可能是混合倍体表现更好的原因。四倍体的滞后和纺锤体定向障碍明显高于混合倍体。

（三）航天育种

徐荣等以阿联酋胡芦巴种质为材料，经"实践八号"返回式科学技术试验卫星搭载进行空间诱变，回收后，与未经搭载的对照在相同环境下同时播种，对诱变后代（SP1 代）的主要农艺性状和品质性状进行研究。结果表明：与对照相比，空间诱变对胡芦巴种子发芽和初期幼苗生长势有一定的抑制作用，但在生长一定时间后植株长势强。空间诱变处理后，果荚由多数单荚变为多数双荚，分枝数、单株粒重及单株荚数均显著增加。傅里叶红外光谱法对 SP1 代胡芦巴种子的品质分析表明，空间诱变并没有对胡芦巴的化学成分产生影响。空间诱变可诱发胡芦巴产生一定的变异，这些变异对获得有价值的高产胡芦巴新种质具有重要意义。

（四）组织培养

岳思君等在 MS 培养基上，附加不同种类和浓度配比的植物激素，以及在光培养和暗培养下对胡芦巴愈伤组织的诱导率、性状和生长量等进行了比较研究，发现当苄氨基腺嘌呤（BA）1mg/L 联合 2, 4-D 0.5mg/L 时，愈伤组织诱导率和生长量最好，且为疏松型愈伤组织，说明不同激素配比和不同的培养方式对愈伤组织诱导率、生长量和发生的性状有明显的影响。

Owji 等通过评估生长参数和氧化应激相关反应阐明了氧化铝纳米颗粒和大颗粒对胡芦巴离体培养的影响，他们研究了在 3 周内（第 1 天、7 天、14 天和 21 天）100μg/ml 氧化铝纳米颗粒（NP）对胡芦巴离体培养的影响，并与对照组和大颗粒（微米级颗粒）处理组进行了比较。透射电子显微镜分析结果表明，团聚的纳米颗粒呈近似球形，zeta 电位为 $-25.4\text{mV} \pm 2.5\text{mV}$，平均直径为 20nm ± 5nm。纳米颗粒处理培养物会增加侧根的形成。与对照组相比，大颗粒处理在第 21 天胡芦巴叶片数显著减少（$p<0.05$），第 14 天、21 天的根长显著变短（$p<0.05$）；纳米颗粒使丙二醛含量在第 7 天、14 天和 21 天显著增加（$p<0.001$）；第 1 天和第 7 天，纳米颗粒处理组的谷胱甘肽含量显著降低，纳米颗粒和大颗粒导致胡芦巴抗氧化能力在第 7 天、14 天和 21 天下降，在大颗粒处理组中观察到过氧化氢酶（$p<0.001$）和抗坏血酸过氧化物酶（$p<0.001$）活性增加，木质素含量在第 14 天和第 21 天对纳米颗粒的响应显著增加，氧化铝纳米颗粒和大颗粒对胡芦巴的农艺性状和生理特性有影响，表现为颗粒越小，毒性也不一定越大，这可能与铝离子的吸收有关。

Brain 等分析静态和悬浮培养物中游离甾醇和皂苷元的含量，研究激素调控的胡芦巴组织培养中的甾醇水平，发现甾醇水平和分布随培养基组成和培养年龄的变化而变化，生长素与细胞分裂素在某些组合中有协同作用，而在其他组合中有拮抗作用。

Gupta 研究胡芦巴下胚轴外植体愈伤组织的发生，发现胡芦巴下胚轴外植体中柱鞘区细胞增殖形成愈伤组织；有时维管薄壁组织增生，从中柱鞘区形成愈伤组织；在极少数情况下，愈伤组织完全由皮层发育而来。此外，在愈伤组织中发育的分生组织，成熟时都有外围的分生细胞层包围着离心分化的胞管状细胞团块。

Gupta 对胡芦巴愈伤组织原代培养和第 12 代继代培养的细胞学进行了研究，细胞计数和核测定显示原代培养比传代培养的变异范围更大。一般来说，不论其倍性如何，有丝分裂都是正常的。在这两种培养中也观察到了不常见的多核细胞、明显的核融合或裂变、抗核期和末期桥的形成。

Oncina 等以胡芦巴为原料，通过愈伤组织培养来研究胡芦巴愈伤组织中薯蓣皂苷元的生物合成，发现叶片愈伤组织中薯蓣皂苷元含量高于茎和根的愈伤组织，叶片、茎和根愈伤组织中积累的薯蓣皂苷元含量分别为 45 天时母植株相应器官中的 22%、10% 和 27%。

Hussein 等研究了甘露醇和氯化钠对胡芦巴愈伤组织总次生代谢产物的影响，结果表明：

与对照相比，低浓度甘露醇对植株生长有促进作用，高浓度甘露醇对植株生长、总酚和总黄酮生成有促进作用；较低氯化钠浓度引起的轻度盐胁迫降低了植株的生长而增加了总酚、总黄酮和总单宁含量，较高盐浓度则显著降低了植株的生长和次生代谢产物的积累；甘露醇与氯化钠互作处理对愈伤组织生长和次生代谢产物有不同程度的影响。

Rijven 研究了乙烯和二氧化碳对胡芦巴离体子叶膨大的影响，发现这两种物质的有效浓度相差约 10 000 倍，但在其有效浓度范围内，这两种物质引起的反应非常相似：在没有细胞分裂素的情况下，两者都有刺激性，并且程度相同，均有抑制性；对于乙烯和二氧化碳，这种抑制作用在较短的暴露时间后并不明显。此外，两种化合物都可以抵消脱落酸的抑制作用。

Lockwood 等研究了激素水平对苗期愈伤组织诱导的影响，随着时间的推移和激素的补充，其水平有显著的变化，种子中甾体皂苷元的水平总是低于甾醇的水平。

（五）生物技术育种

由于经济、环境和社会原因，开发抗病基因型作物被认为是控制作物疾病的最佳选择，然而抗病基因的遗传是创造高产抗性基因型的必要条件。抗性植物的现场筛选虽然准确有效，但需要大量的时间和人力来实现。此外，田间的天气条件可能并不总有利于疾病的均匀传播，这最终可能导致整个试验的失败。人工接种的全株试验（WPA）和离体叶片试验（DLA）不仅有助于扩大筛选植株的数量，而且减少了实验所需的空间、时间和接种量。

灰斑病（cercospora leaf spot，CLS）是自交胡芦巴的重要植物病理学问题。Subedi 等进行了抗叶斑病胡芦巴基因型筛选实验，结果表明：WPA 和 DLA 均能可靠地用于胡芦巴抗性和敏感基因型的鉴别。此外，WPA 与 DLA 中各基因型平均疾病评分的相关系数（$r = 0.875$, $P<0.01$）表明，WPA 与 DLA 在筛选胡芦巴 CLS 时可互换使用；DLA 对 CLS 症状发展具有温度敏感性，损伤叶片比未损伤叶片的症状发展更快。这些方法可用于在田间条件下病害地区培育抗 CLS 的胡芦巴品种。Subedi 等通过 1 个感病胡芦巴品种 Tristar 和 2 个抗病品种 L3717 和 Pl138687 为材料，采用手去雄授粉技术在温室进行双向杂交。F_1 植株在温室中生长，允许生长到成熟，产生 F_2 种子。将 F_1 植株的部分花分别与抗病亲本和感病亲本杂交，获得回交（BC_1）种子。亲本 F_1、F_2 和 BC_1 群体在温室中进行 4 个重复试验。植株播种 30 天后以 2×10^5 分生孢子/mL 接种 C. traversiana 悬浮液。接种后 25 天观察单株症状并根据易感或耐药反应进行打分，将植株分为敏感反应和抗性反应两类。在两个杂交组合中，胡芦巴的 CLS 抗性由显性基因控制，具有中等遗传力（狭义遗传力 46%）。这表明向改育胡芦巴品种转移基因相对简单。

第二节　胡芦巴的栽培技术与研究

一、胡芦巴栽培概况

胡芦巴是一年生豆科草本植物，繁育期 90 天左右，适应性强，株高 40~50cm，茎丛生，

3出复叶，小叶卵状长圆形，先端有锯齿，花无柄，蝶形花冠，种子着生在豆荚内，呈斜方形，长 3~4cm。胡芦巴栽培技术主要包括选地、整地、播种、施肥、间苗与中耕除草、间作、套种和轮栽、收获和病虫害防治等。

栽培技术对于胡芦巴产业发展有着重要的作用。虽然胡芦巴在我国有很长的栽培历史，但各地都是小面积栽培，其管理水平不一致，大面积机械化生产的经验不足，需要在实践中不断总结和提高。

二、胡芦巴栽培技术

（一）选地

在我国西北、河套、豫东和黄淮地区，一般不需要严格挑选地段，而秦岭、长江以南及特殊的地区，种植地段的挑选是重要的。胡芦巴耐旱，宜选择土壤疏松、排水良好又有灌溉条件的地方，同时种植地段应是阳光充足的开阔地，有利于荚果成熟、种子饱满。胡芦巴不宜种植在黏重的土壤，也不宜选择坡度大的地段。同时，胡芦巴不适宜酸性土壤种植，必要时应用石灰调节土壤酸碱度。

（二）整地

胡芦巴种植土壤以黄绵土、黑垆土最好，忌与豆科作物重茬，适宜的土壤 pH 为 5.5~7.5。种植前应先清除作物残茬和杂草，深翻土壤，并注意前茬作物的病虫害，结合翻耕有针对性地施用土壤消毒药剂。在酸性土壤地区，每亩施用 25~50kg 石灰，对防治病虫害和调整土壤酸碱度均有益。此外，深翻土壤能促进胡芦巴根深叶茂，有助于提高产量，并需综合考虑灌溉和排水措施。

（三）播种

胡芦巴播种分春播和秋播。北方春播地区 3~4 月播种，播种延迟不仅会影响种植后的成熟，而且温度升高严重影响幼苗成活率。黄淮地区 10~11 月播种，以幼苗有莲座状叶6~7 片越冬为佳。尤其是在苏北地区，最适宜的播种期为 10 月上旬，不应迟于 10 月中旬，种植密度以 2.0 万株 / 亩为宜。胡芦巴较耐肥，在一般土壤上种植，应在施用氮肥的基础上，配施适量磷、钾肥或以氮磷钾复合肥为基肥，有利于高产。

胡芦巴播种方法多种多样，如撒播、点播、条播等，这主要受种植面积影响。根据植株形态和产业化需要，胡芦巴大面积宜采用机械化种植。机械化种植为条播，依据气候、土壤条件，行距 30~50cm，齐苗后，幼苗开始分枝时间苗，株距为 10cm，水肥条件好的地块可扩大株距，每亩种子用量约 500g（3 万 ~4 万粒），如黑龙江农垦北安管理局、江苏省土壤改良站和江苏大丰大中农场等单位的经验为每亩种子 350~500g。种子混匀在沙土中播种效果良好。播后覆土不宜过深，以种子入土 1~2cm 为宜，可稍镇压，使种子与土壤紧密接触。

此外，撒播和耧播，深度 5~6cm，条播行距 15~20cm，每亩种子 1.0~2.5kg。

Bhutia 等研究了播期、不同生育期土壤水分对胡芦巴产量的影响，研究结果表明，胡芦巴应在 11 月 2 日前播种，并在苗期、分枝期、开花期、荚果形成期和荚果发育期各主要阶段进行灌溉，以获得较高的籽粒产量。

田振荣等在西吉县旱地胡芦巴种植密度田间小区试验的结果表明，当地旱地种植胡芦巴播种密度以行距 30.0cm、株距 10.0cm，保苗 33.3 万株 / 公顷较好，其折合产量高达 2285.7kg/hm²，纯收入 3972.9 元 /hm²。

刘世巍等研究了栽植密度对胡芦巴产量的影响，研究结果表明栽植密度每公顷 8 万 ~9 万株，株距 5~8cm，行距 15~20cm，产量和产值相应增加，经济效益显著。

张建全等研究了栽培密度对胡芦巴形态特征和生物量分配的影响。结果表明，胡芦巴株高 16~23cm，分枝数 2~3 个，节数为 11 节左右，6~8 节的节间距呈中间长两头短的趋势，复叶长较宽短，除 3 株 / 盆处理外，其他处理下顶生小叶长：宽均为 3：2；根冠比为 0.55~0.61，茎叶比为 0.64~0.73，干鲜比为 0.13~0.19，光合产物茎叶根的干重分配比例为 13：18：1 至 32：42：1。生物量测算结果表明，胡芦巴单位面积鲜产为 8306.2~8324.8kg/hm²，产干草 505.9~512.7kg/hm²。胡芦巴侧根较发达，占总根系的 50%~62%。胡芦巴也是一种叶量丰富、适口性较好的牧草，适宜水土保持和护坡种植，且建议种植密度 566~890 株 /m²，可适当密植。

Beyzi 等采用双因子方差分析和主成分分析方法，研究了不同腐殖酸用量对胡芦巴产量和形态特征的影响，播种期对种子产量有显著影响，综合考虑两个年度的种子产量，建议胡芦巴在 3 月 1 日至 4 月 1 日播种。

（四）施肥

我国各地栽培经验证明，精耕细作、合理施肥是提高种子产量和质量的关键，如青海西宁郊区每亩种子产量 105kg、千粒重达 15.8kg，安徽亳州地区胡芦巴药用每亩种子产量 150~250kg，内蒙古临河地区亩产 125kg、千粒重达 15.2kg。印度为了生产胡芦巴种子施用磷、钾肥，为了生产饲料则施氮肥。胡芦巴常用的有机肥有厩肥、堆肥和粪尿肥等，无机肥有尿素、过磷酸钙、硫酸钙、氯化钾、石灰等，硼对开花结实有影响，缺硼地区应注意施用硼酸。施肥方法包括施基肥和施追肥。基肥一般以有机肥为主，可结合深翻土地时施用。在土壤肥沃或前茬作物施肥较多的情况下，可以不施基肥。齐苗后，可施追肥。施追肥以速效肥为主，第一次施追肥在分枝前进行，当植株生长出 5~7 片真叶时，施追肥可使分枝能力加强；秋播地区施追肥后越冬可提高抗寒力，但施追肥不宜过早。第二次施追肥可在第一批荚果坐果后进行，可结合中耕施磷、钾肥，以促进荚果饱满。

施肥量以土壤肥力而定，在施足基肥的情况下，追肥以磷、钾肥为主，每亩追施 20~40kg 过磷酸钙及适量钾肥是保证种子高产的重要措施。

Datta 等研究了胡芦巴对氮、磷、钾水平的响应，该实验于 2013~2014 年和 2014~2015 年在印度进行，实验中使用的品种是"Hissar Sonali"，不同施肥处理组合中，在 $N_{80}P_{80}K$ 时播种后 75 天时最大株高为 75.74cm，在 $N_{60}P_{80}K_{40}$ 时单株次生分枝数最多（15.94），在 $N_{40}P_{60}K_{20}$ 时达到 50% 开花所需天数最少（49.36 天），在 $N_{60}P_{80}K_{40}$ 时达到试验重（15.24 g）且为最高预估产量（17.20q/hm²），其次是 $N_{40}P_{80}K_{40}$（16.31q/hm²）和 $N_{60}P_{100}K_{40}$（15.80q/hm²），而在 $N_{40}P_{60}K_{20}$ 时产量最低（11.70q/hm²）。因此，从产量最大化的角度来

看，最有效的处理是氮∶磷∶钾（kg/hm²）比例为 60∶80∶40，其次是 40∶80∶40 和 60∶100∶40。

胡芦巴能产生根瘤菌，有固氮能力。Hardman 等研究田间接种根瘤菌对胡芦巴的影响发现，田间接种根瘤菌可使胡芦巴植株长高，籽粒产量较高，且植株成熟期较晚，籽粒粗蛋白质含量较高，芽壳指数较高，而且不同胡芦巴品种对接种根瘤菌的反应的差异不大。

王夸平等研究了肥料种类和配比对胡芦巴产量的影响，研究结果表明，有机肥、氮肥、磷肥和钾肥对胡芦巴生物产量的影响顺序为磷肥 > 有机肥 > 氮肥 > 钾肥，对胡芦巴籽粒产量影响顺序为磷肥 > 氮肥 > 有机肥 > 钾肥；经方差分析和多重比较，试验条件下胡芦巴最高生物产量和籽粒产量的最佳施肥组合为施用有机肥 400 kg/ 亩、磷肥 17 kg/ 亩、钾肥 7.5 kg/ 亩。

韩伟对固原市胡芦巴进行高产栽培试验示范研究，结果表明：胡芦巴水地高产施肥的最佳组合为施纯 N 53.16 kg/hm²、P_2O_5 150 kg/hm²、K_2O 75 kg/hm²；胡芦巴水地最佳密度为 583 320 株 /hm²；胡芦巴旱地最佳密度为 333 330 株 /hm²。

Naderi 等研究了有机改良剂和尿素氮对胡芦巴生长和养分含量的影响，研究结果表明：通过比较城市堆肥（CMW）、蚯蚓堆肥（VC）和尿素氮（N）、未处理农田土壤（C0）对植物生长的影响，发现 N（76.5%）、CMW（75.5%）和 VC（51.6%）处理的发芽率显著高于 C0（36.3%）处理；胡芦巴在有机改良处理中的表现优于山豌豆；与 C0 相比，N 可显著增加胡芦巴植株干物质含量，但增幅不如 CMW 和 VC；VC 处理的植株全株氮含量（3.2%）高于 CMW（2.8%）和 N（2.6%）处理；经 CMW（8613mg/kg）和 VC（8503mg/kg）处理的植株的 P 含量显著高于 N（7430mg/kg）和 C0（7236mg/kg）处理；与 CMW（1850mg/kg）、N（1750mg/kg）和 C0（1716mg/kg）相比，施用 VC 可显著提高植株钾含量（2483mg/kg）。

Naher 等在 2013~2014 年和 2014~2015 年连续在博格拉（Bogra）进行了田间试验，研究了养分综合管理对胡芦巴 var. BARI Fenugreek -2 养分吸收、蛋白质含量和种子产量的影响，研究结果表明，应鼓励无机肥料和有机肥的综合利用，以改善土壤肥力，提高胡芦巴的产量。

Ibrahim 研究了叶面施用堆肥水浸提液、腐殖酸、乙二胺四乙酸（EDTA）和微量元素对沙土条件下胡芦巴生长的影响，研究结果表明，叶面施用液体有机肥、堆肥水浸提液，结合硫酸盐、EDTA 或腐殖酸形式的微量营养素溶液，对胡芦巴的株高和籽粒重均有极显著影响。处理组分 7 组，采用叶面喷施，共 2 次，分别为播种后第 35 天和第 70 天。第 1 季和第 2 季，堆肥茶硫酸盐组胡芦巴株高增加了 48% 和 50%，堆肥茶腐殖酸组增加了 67% 和 69%，堆肥茶 EDTA 组增加了 66%。上述两季中，堆肥茶硫酸盐组胡芦巴种子重量提高了 63% 和 41%，堆肥茶 EDTA 组提高了 76% 和 50%，堆肥茶腐殖酸组提高了 90% 和 65%。因此，堆肥茶与微量元素组合施肥，可以减少 50% 的化肥用量，且比化肥更好地促进胡芦巴的生长。

Aminifard 等研究了硫胺素（Th）叶面施用对胡芦巴的影响，施用 Th 对胡芦巴生长有显著促进作用，尤其是在 750ppm 和 500ppm 浓度下，胡芦巴叶片氮含量、叶绿素 b、类胡萝卜素、酚类物质含量和抗氧化活性均显著提高。

姚军等以宁夏当地胡芦巴主栽品种为供试材料进行不同肥料配施和叶面喷施微肥试验，

结果表明：不同肥料配施与对照相比，虽然在产量方面各处理之间差异不显著，但各处理均比对照具有增产效果，其中氮磷钾肥（NPK）、氮钾肥（NK）、氮磷肥（NP）、磷钾肥（PK）各处理比对照分别增产 4.4%、18.7%、13.9%、8.4%；从单株性状看，施用 NPK、PK 两处理的分枝数、结荚数、粒重等项明显高于其他处理；叶面喷施硼砂、硫酸锰和钼酸铵分别比对照增产 8.1%、4.6%、4.2%；从单株性状上看，叶面喷施硼砂后胡芦巴分枝数比清水对照提高了 1.1 个，结荚数提高了 15.8 个，千粒重提高了 3g。

Saadatian 等研究了有机肥对胡芦巴生长及生化特性的影响，2012 年 5~7 月在伊朗桂兰大学农学院研究了蚯蚓粪和蚯蚓洗液对胡芦巴化学成分含量、发育和产量的定性和定量影响，处理包括 7t/hm^2 牛粪、7t/hm^2 蚯蚓粪、蚯蚓洗液（从 7t/hm^2 蚯蚓粪中获得）、7t/hm^2 渗滤液蚯蚓粪 + 蚯蚓洗液和对照（不施肥）。施用有机肥对株高、荚果长、荚果鲜 / 干重、千粒重、植株鲜 / 干重、节间长、叶片蛋白质和氮含量均有显著影响，即施用有机肥可提高胡芦巴产量。

Beyzi 等采用双因子方差分析和主成分分析方法，研究了不同腐殖酸量对胡芦巴产量和形态特征的影响，结果表明：腐殖酸处理对调查参数没有显著影响，2014 年和 2015 年第 4 播期不同腐殖酸用量对胡芦巴产量和形态特征均无显著影响。

Tadayyon 等研究了蚯蚓堆肥和蚯蚓洗涤液生物肥料对胡芦巴种植的影响，研究结果表明，除荚体长度外，15t/hm^2 蚯蚓堆肥对各性状的影响最大、影响最小的为 5t/hm^2；蚯蚓堆肥的施用效果较蚯蚓洗涤液弱。随着蚯蚓洗涤液浓度的增加，该肥料对测定性状的影响减小；然而，在大多数性状中，施用 5t/hm^2 蚯蚓堆肥与施用 3000ppm 和 6000ppm 蚯蚓洗涤液的结果具有显著统计学差异。总体而言，蚯蚓堆肥和蚯蚓洗涤液的施用均有积极的影响。而且，胡芦巴对蚯蚓堆肥的反应要比蚯蚓洗涤液大得多。

Savchenko 等对比了有机肥 EcoFus、Siliplant 和预播接种 Rizotorphyn 对胡芦巴产量的影响，结果表明，与对照相比，有机肥 EcoFus 和 Siliplant 分别比对照增产 24.8% 和 18.8%；Rizotorphyn 处理组的产量提高了 32.1%；叶面有机肥 EcoFus + Siliplant 混合处理组的种子中黄酮类化合物含量最高（1.59%）。

Meena 等研究了生物肥料和植物生长调节剂对胡芦巴的影响，试验包括 4 个水平的生物肥料 [不接种、根瘤菌、溶磷菌（PSB）和根瘤菌 +PSB] 和 4 个水平的植物生长调节剂 [赤霉素（GA3）50ppm 和 100ppm，α - 萘乙酸（NAA）10 ppm 和 20 ppm]，在作物生长期间喷 3 次。这些处理在 3 次重复的析因随机区组设计下进行评估。胡芦巴最大株高（89.91cm）、单株干物质积累量、单株分枝数 (6.68)、种子产量、净收益和效益成本比率（benefit cost ratio, BCR）(2.71) 均以双接种法最高。叶面施用植物生长调节剂对胡芦巴生长参数、产量构成和种子产量均有显著响应，叶面喷施 20ppm NAA 表现出较好的单株干物质积累量（32.9g/ 株）、批种子数（18.00 个 / 批）、种子得率（1799kg/hm^2）、牧草得率（4748kg/hm^2）、BCR（4.04）和最高收益率（34685.11Rs/hm^2），其次的为 10ppm NAA。因此，接种根瘤菌 + PSB 和叶面喷施 20ppm NAA 对胡芦巴产量、净收益和利润的提高效果较好。

Das 等研究了纳米黄铁矿拌种减少胡芦巴肥料消耗的可持续干预，结果表明，在播种前用黄铁矿（FeS$_2$）作为一种可持续和创新的干预措施，以减少胡芦巴的肥料消耗，纳米

二硫化铁 / 黄铁矿（FeS_2）悬浮液预处理种子 12h 后，作物产量增加不明显。

（五）田间管理

不论何种播种方式，幼苗出土后总需要生长空间，需要把过密的幼苗拔除，保留生长强壮而植株行距合理的作为定植苗。秋播地区以在植株分枝前进行为好。缺苗的地方适当移植补苗，且必须带土移栽。及时间苗可使幼苗得到充足的阳光、水分与营养物质，保证植株生长健壮，也是高产措施中的重要环节之一。幼苗期间，胡芦巴根系生长较快，进行除草松土有利于发根。胡芦巴播种后 7~12 天出苗，苗高 3cm 时进行间苗、定苗，株行距 20cm，中耕 2~3 次。幼苗出土后疏 1 次苗，生育期间适时铲趟。中耕除草 3~4 次，可以结合定苗、追肥、起垄等措施进行。在开花结荚初期中耕时在行间起沟，植株基部培土，有利于排除积水和促进根系生长，防植株倒伏。

Hosseini 等研究露灌对胡芦巴种子萌发的影响，研究结果表明：与对照相比，露灌提高了种子萌发率。露灌处理下，胡芦巴种子萌发率为 78.7%，但对照处理的种子均未发芽；空气中的水分含量能够为所研究的种子萌发提供必要的水分；由于供水量不足，露灌宜在萌发等需水量较低的阶段进行。

Maliwal 和 Gupta 等在 1982 年和 1983 年的冬季，研究了 4 种除草剂加磷和不加磷对胡芦巴杂草防治与种子产量的影响，进行了施磷对胡芦巴影响的现场试验，并对其杂草防治进行了系统评价。该试验研究了除草剂（氟氯灵、戊二甲基萘灵、硫代苯虫灵和氯霉素）的 2 个水平、人工除草的 3 个水平和未除草的对照，以及磷肥的 2 个水平（0 和 40kg P_2O_5/hm^2），试验场地土壤为砂壤土，有机碳含量为 0.16%。结果表明，在所有除草剂中喷施 0.75kg/hm^2 的戊二甲基萘灵对杂草的防治效果最好，种子产量为 891kg/hm^2，这比未除草对照的种子产量高出一倍多。两次人工除草后的种子产量比使用戊二甲基萘灵除草高，但人工除草处理的效益成本比较高。在不与除草处理互作的情况下，以 40kg P_2O_5/hm^2 施磷的胡芦巴种子产量比对照显著提高了 59kg/hm^2。

（六）间作、套种和轮栽

间作、套种是胡芦巴与非豆科植物间合理利用土壤肥力、提高产量的重要栽培措施之一。由于精耕细作，胡芦巴的籽粒普遍增大，千粒重由 11~12g 提高到 14 ~16g。此外，在防治病虫害方面也可起到较好的效果。春播地区，与其他作物套种均获得比较满意的结果；秋播地区，常与小麦套种，小麦和胡芦巴均可提高产量，且种植和收获时间相近；收获后可种植玉米、薯类。

Salehi 等介绍了间作和氮素来源对胡芦巴 – 荞麦间作产量及其产量组成影响的田间实验资料。该实验于 2014 年和 2015 年在伊朗的研究农场进行，实验处理组包括胡芦巴单作 (F)、荞麦单作 (B) 和三种比例间作，氮肥类型包括矿物化肥 (CF) 或仔鸡肥料 (BL)。与单作相比，间作可提高胡芦巴和荞麦的产量，BL 处理在间作中尤为有效。胡芦巴和荞麦间作利用了可利用的环境资源，分别较单作增加了胡芦巴的豆荚重、千粒重、收获指数和荞麦的千粒重等。BL 处理的间作率为 0.99 ~ 1.72，其中 F ：B = 2 ：1 处理的间作率最高。本研究表明，在半干旱生长条件下，胡芦巴与荞麦间作具有潜在的产量效益。

Dadrasan 等研究了不充分灌溉和生物肥对胡芦巴产量和胡芦巴碱产量的影响，在半干旱环境下（Karaj，伊朗），评估了中等亏灌（I_{75}：灌溉用水节省 25%）和严重亏灌（I_{50}：灌溉用水节省 50%）对葫芦巴草料、种子和葫芦巴碱产量的影响。此外，还研究了施用生物肥料（接种 *Azotobacter chroococcum* 和 *Peudomoance fluorescence*）是否可以完全或部分替代氮肥、磷肥和钾肥。田间试验于 2012 年和 2013 年进行，采用 3 个重复的完全随机区组设计，采用分割小区布置，发现亏灌显著影响胡芦巴牧草产量、种子产量和葫芦巴碱浓度。与充分灌溉（I_{100}）相比，实施不同灌溉（I_{75} 和 I_{50}）导致牧草产量下降 40% 和 65%。施肥处理 2 年的平均值显示，充分灌溉胡芦巴平均种子产量为 839kg /hm^2，不同灌溉（I_{75} 和 I_{50}）则分别降低了 27% 和 42%。胡芦巴碱的积累量由充分灌溉的 2.9g/kg 提高到一半灌溉（I_{50}）的 3.1g/kg。胡芦巴牧草和种子产量，在综合肥料（生物肥料 + 化学肥料）时均有显著提高。在生物肥料、化学肥料和综合肥料中，生物肥料 +50% 化学肥料对胡芦巴牧草和种子产量的响应最好。亏灌时，综合肥料比化学肥料的优势更加明显。施肥对胡芦巴碱产量无显著影响。本研究结果表明，特别是在灌溉不足的情况下，生物肥料 +50% 化学肥料组合在该地区胡芦巴生产中可以成功地减少化学肥料用量，提高胡芦巴产量。

Ebrahimghochi 等研究了播期及间作胡芦巴对薄荷产量和精油含量的影响，研究结果表明：播期在 10 月 2 日的两种作物产量最高；播期在 2 月 29 日和间作比例为 1：1 时，精油含量显著增加，虽然间作降低了两种作物的生物产量，但间作的优势大于胡芦巴和薄荷单作；间作比例为 1：1 时，土地当量比和面积 - 时间当量比最高，第二次收获的薄荷产量和活性物质均高于第一次收获；采用间作制度和选择最佳播期是优化作物药用性能的方法。

白玉灵等发现棉花与胡芦巴间作防蚜效果显著。1979 年，处理区棉花和胡芦巴 2：1 间作，减虫率为对照区的 80.8%；1980 年，处理区减虫率为对照区的 66.3%；1981 年，3 个处理区面积各为 2.5 亩，减虫率分别为对照区的 77.6%、86.9% 和 11.5%；间作区比对照区百株芽量减少 11 513 头，棉卷叶株率减少 33.8%；间作区比对照区少用 3~4 次农药。胡芦巴每亩可产鲜草料 304.35kg，枝叶含氮量为 2.74%，不但土壤有机质的含量比对照区增加 0.128%，而且土壤含氮量也随之增加，可有效提高土壤肥力，增加棉花产量。

戴庆林研究了胡芦巴与高粱混种。6 月中旬，播前将胡芦巴与高粱按 20：1 的重量比混合均匀，耧播，行距 8 寸左右；每亩播混合种子 1kg 左右，出苗后进行一次查苗，高粱株距保持在 5~6 寸为宜；7 月中旬，胡芦巴每平方米保苗 49 株，高粱每平方米保苗 54 株；8 月下旬，胡芦巴株高约 42cm，平均每株结荚 4.2 个，亩产超 30kg，比邻近单播亩产量低 6kg；10 月中旬，高粱成熟采收，实测平均亩产 55kg，约为单种高粱亩产量的 30%~40%。

Moghaddam 等研究了不同种植日期、种植方式和植物根际促生菌（PGPR，*Pseudomonas putida* and *Azotobacter chroococcum*）对孜然与胡芦巴间作时的产量、生长及病害发展的影响。研究结果表明，秋季播期和与胡芦巴间作对孜然病害的防治有积极作用，而 PGPR 的应用效果不显著。在这两种作物中，秋季播种的种子产量都高于春季播种；假单胞菌对孜然和胡芦巴种子产量有显著影响；间作有利于胡芦巴建立物理屏障，对疾病防治和随后的生长季的种子产量有积极的作用。

Pouryousef 等研究了不同密度胡芦巴间作作为活地膜对芫荽杂草的抑制作用，研究结果表明，增加胡芦巴活地膜覆盖密度可抑制杂草生长，提高种子产量；在无对照情况下，仅芫荽杂草生物量最高（2012 年和 2013 年分别为 329 g/m², 274 g/m²），间作胡芦巴样地的杂草生物量最低，密度为 50 株 /m²；在坡度相似的情况下，增加胡芦巴密度降低了芫荽叶面积指数；无杂草、手除草和对照样地的芫荽种子产量分别为 1618kg/hm²、973kg/hm² 和 457kg/hm²；随着杂草防治水平的增加，胡芦巴密度降低，对芫荽种子产量影响较大，2012 年和 2013 年芫荽精油含量分别为 0.52%~1.14% 和 0.52%~1.10%；胡芦巴可以作为有机芫荽生产中的活性覆盖物，以减少杂草的生物量。然而，胡芦巴的使用并不能在整个季节提供可靠的杂草控制，因此必须与其他杂草管理选项相结合，以达到可接受的水平。

Salehi 等在伊朗进行了为期两年的田间试验，研究了间作和肥料类型对胡芦巴 – 荞麦间作地上部干物质产量和生长参数的影响，研究结果表明：以胡芦巴（F）和荞麦（B）为单茬作物，与三种间作比例（F∶B = 2∶1、1∶1 和 1∶2）进行比较，用化肥或 BL 对农田进行施肥，F∶B（2∶1）和 F∶B（1∶1）间作的地上部干物质产量比两种作物的单作均有优势；与化肥相比，BL 对提高作物生长率而增加地上部分干物质产量更有效。因此，在半干旱环境下，胡芦巴和荞麦间作施用 BL 有利于提高作物的生物量。

Abbes 等研究了胡芦巴间作对蚕豆虫害和蚕豆生产的影响，结果表明，在田间、盆栽和培养皿试验中，与胡芦巴间作可显著降低敏感（Badi）和抗病性（Najeh）蚕豆品种的虫害侵染率；间作胡芦巴也显著提高了茎干质量和种子产量，特别是抗病性品种 Najeh；胡芦巴间作可作为一种减少虫害的综合策略管理方法。

Bitarafan 以大麦品种和伊朗胡芦巴生态型为研究对象，进行了 2 个置换系列试验，探讨了 2 个品种的最佳组合及添加生物炭的效果。胡芦巴和大麦在盆栽中以 5 种密度组合，在砂壤土中分别施用或不施用生物炭培育，播种后 50 天测量两种作物的生物量、氮和碳量，并估计相对总产量（RYT）。施用生物炭可提高葫芦巴和大麦组合的生物量、氮和碳量。当单独种植胡芦巴时，添加生物炭后总生物量增加了 19.2%，而与 25% 和 50% 的大麦间作时，总生物量分别增加了 8.1% 和 12.9%。研究表明生物炭增加了两种作物在混合物中的干物质、氮和碳积累。唯一的例外是大麦的碳含量不受生物炭的影响。在 25% 和 50% 间作中添加生物炭使大麦总干重的 RYT 增加了 2.7% 和 5.5%，其中 25% 间作中大麦总氮的 RYT 增加了 0.8%，而 25% 和 50% 间作中大麦总碳的 RYT 增加了 2.7% 和 6.6%。由于胡芦巴在大麦高密度条件下的竞争能力较弱，其 RYT 值随大麦植株数量的增加而下降。当每平方米约有 130 棵胡芦巴与 400 棵大麦间作时，总产量最高。

Moghbeli 等以洋葱和胡芦巴为试验材料，连续两个生长季（2015~2016 年和 2016~2017 年）对两种间作体系的产量进行了评价，结果表明，在 30 株 /m² 密度下洋葱鳞茎总产量最高（46.6t/hm²），而 25 株 /m² 密度下胡芦巴生物产量最高（5.43t/hm²）；以两年平均值来看，土壤当量比（LER）最高（2.96）和相对价值总量（RVT）最高（1.58）的处理组合分别为洋葱和胡芦巴 25 株 /m²∶25 株 /m² 和 30 株 /m²∶15 株 /m²；因此，洋葱和胡芦巴间作比单作具有更高的产量，在洋葱（30 株 /m²）和胡芦巴（15 株 /m²）密度较高时，LER 和 RVT 达到最大值，即洋葱和胡芦巴适宜间作，二者互补性强，可提高单位面积产量，改善营养性状。

Singh 等研究了马铃薯与胡芦巴间作，当植株密度比例 1 ∶ 1 或 2 ∶ 1、不采摘胡芦巴作为新鲜蔬菜时，马铃薯产量增加了约 2.5t/hm²，而采摘胡芦巴作为新鲜蔬菜会降低马铃薯块茎的产量；两年中马铃薯与胡芦巴植株密度比例 1 ∶ 1 间作的产量最高，其次是 2 ∶ 1 间作，马铃薯与胡芦巴 1 ∶ 1 间作显著优于马铃薯或胡芦巴单作。

Moyer 等通过试验测定了胡芦巴对几种除草剂的耐受性及其对各种杂草的防治效果。胡芦巴有可能在保护性耕作系统中与其他一年生作物轮作。因此，研究者进行了额外的多因素试验，以确定除草剂、播种方式和 11 种作物对胡芦巴产量的影响。在不使用除草剂的情况下，杂草对总干物质产量的贡献为 37%~86%。当施用咪唑肟 / 咪唑乙嘧啶，或咪唑乙嘧啶与乙醇氟脲林的组合时，杂草含量约为总干物质的 5%，与手工除草相比，除草剂并没有降低胡芦巴产量。与杂草含量高的牧草相比，杂草含量低的牧草总纤维含量较低，蛋白质和可消化干物质含量较高。当使用咪唑胺 / 咪唑脲进行杂草控制时，直接播种和栽培加播后胡芦巴产量和杂草生物量相似。此外，前茬作物与前茬播种方式对胡芦巴产量和杂草生物量的影响不显著。因此，如果使用有效的除草剂控制杂草，胡芦巴可以成功地在保护性耕作系统中与几种作物轮作。

（七）收获

胡芦巴生长期 110~140 天，因气候条件不同而存在差异，秋播地区因有 3 个月的冬季，生长期可达 200 天以上。

目前，胡芦巴种植采收有 3 个目的：一是收获嫩梢，风干、磨粉作为调味料，采收期为幼苗抽梢至开花初期，采收嫩梢，主茎和根部继续生长；二是作为绿肥，采收期为初花至盛花期；三是收获种子，由于荚果收获前很少自动开裂、掉粒，人工或机械采收均可，春播地区采收期为 7~8 月，秋播地区采收期为 6 月上旬。

胡芦巴种子收获量一般为 100~150kg/ 亩，最高产量达 300kg/ 亩。有研究报道皖北地区与冬小麦套种，每亩可采收小麦 250kg，胡芦巴 75kg。临河地区，胡芦巴与籽瓜套种，采收胡芦巴种子约 50kg，并不影响籽瓜产量。晒干后的种子，低温保存 2~3 年仍能保持较好的发芽能力。

笔者所在课题组于 2020 年 4~9 月在西宁市城北区巴浪湾村进行了胡芦巴种植技术示范，此试验样地面积 660 平方米，分隔成 33 块小区，其中 27 块小区为试验区，每块小区 20 平方米，试验进程如图 2-1~ 图 2-3 所示。

试验随机区组 L₉(3)³ 正交设计，27 块小区，3 次重复，三因素三水平；过道宽 60cm；播期在 4 月 3 日、4 月 15 日和 5 月 3 日；施肥（二胺 + 尿素）0.45kg+0.15kg、0.75kg+0.3kg 和 1.05kg+0.45kg；行距 20cm、30cm 和 40cm。

2020 年 7 月 15 日收割葫芦巴植株，分别从每块小区的上左、下右、中间的位置，取 50cm×50cm，测算其生物产量和种子产量，结果如表 2-1 和表 2-2 所示。该试验结果显示，胡芦巴生物产量最高的为小区 10[播期在 4 月 3 日、0.45kg+0.15kg（二胺 + 尿素）、行距 20cm]，生物产量高达 10 133kg/ 亩，其次为小区 21[播期在 4 月 3 日、1.05kg+0.45kg（二胺 + 尿素）、行距 30cm]，生物产量高达 8818kg/ 亩。胡芦巴种子产量最高的为小区 10[播期在 4 月 3 日、0.45kg+0.15kg(二胺 + 尿素)、行距 20cm]，种子产量高达 265.974kg/ 亩，

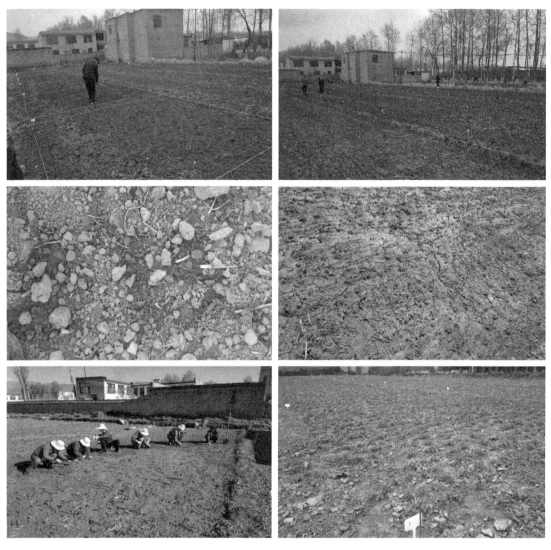

图 2-1　胡芦巴种植示范（整地、施肥、播种、出苗、间苗、观察）

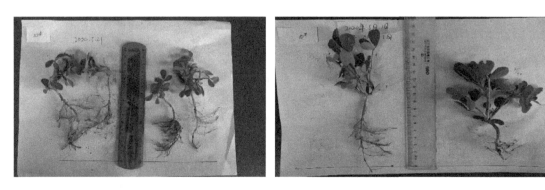

图 2-2　胡芦巴种苗生长观察

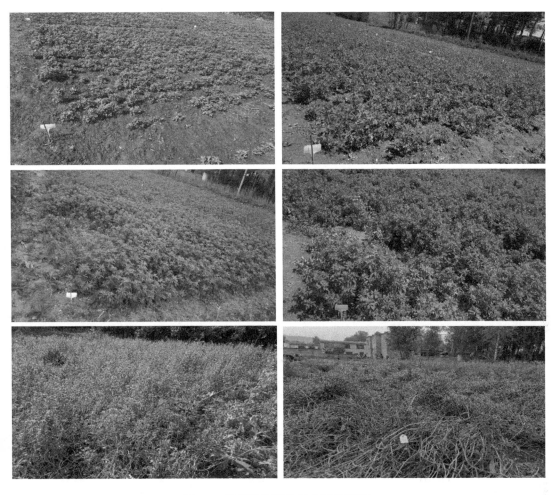

图 2-3　胡芦巴种植示范（田间管理）

其次为小区 13[播期在 4 月 15 日、0.45kg+0.15kg（二胺＋尿素）、行距 40cm]，种子产量高达 241.039kg/ 亩。

　　测定胡芦巴种子产量较高的两块小区（即小区 10 和小区 13）的种子粗蛋白、粗纤维、粗脂肪和粗灰分，分析结果如表 2-3 和表 2-4 所示。该试验结果表明，胡芦巴种子中粗蛋白在成熟后达到较高的水平，随着采收期的延后，粗蛋白、粗灰分和粗脂肪均呈现下降趋势而粗纤维呈现增加趋势。

三、病虫害防治

　　胡芦巴在我国现有较大面积种植地区只要播种适时，尚未发现大面积严重病虫害。但栽培措施不当、天气异常时，也会出现比较严重的病虫害。

　　康萍芝等通过大田调查与室内盆栽、饲养害虫相结合的方法，初步查明宁夏胡芦巴的主要病害有根腐病、猝倒病、立枯病，病毒病，虫害有美洲斑潜蝇、豌豆潜叶蝇、斑缘豆粉蝶、

表 2-1 胡芦巴生物产量

小区	生物产量（kg/ 亩）	小区	生物产量（kg/ 亩）	小区	生物产量（kg/ 亩）
1	6862	10	10133	19	4120
2	7413	11	3093	20	1867
3	7058	12	5787	21	8818
4	2213	13	3707	22	2867
5	7520	14	3453	23	3760
6	6276	15	4267	24	2702
7	2680	16	5902	25	5351
8	1653	17	3373	26	2951
9	5689	18	3067	27	2707

表 2-2 胡芦巴种子产量

小区	产量（kg/ 亩）	小区	产量（kg/ 亩）	小区	产量（kg/ 亩）
1	201.644	10	265.974	19	232.035
2	195.326	11	183.550	20	190.476
3	232.035	12	208.485	21	180.779
4	165.541	13	241.039	22	208.831
5	182.857	14	194.632	23	189.784
6	223.723	15	165.541	24	187.013
7	110.823	16	195.325	25	126.753
8	187.013	17	170.390	26	132.294
9	163.810	18	124.675	27	90.043

表 2-3 小区 10 种子的粗蛋白、粗纤维、粗脂肪和粗灰分的含量

采样日期	粗蛋白	粗纤维	粗灰分	粗脂肪
7 月 12 日	3.18	1.1	12.9	0.187
7 月 25 日	3.08	1.1	9.37	0.135
8 月 13 日	3.13	1.2	6.81	0.154
9 月 10 日	2.47	1.5	6.59	0.147

豆银纹夜蛾、大豆蚜、地老虎。

表 2-4　小区 13 种子的粗蛋白、粗纤维、粗脂肪和粗灰分的含量

采样日期	粗蛋白	粗纤维	粗灰分	粗脂肪
7 月 12 日	3.42	1.1	11.08	0.141
7 月 25 日	3.22	1.2	9.65	0.187
8 月 13 日	3.51	1.1	8.65	0.157
9 月 10 日	2.67	1.5	7.4	0.177

（一）病虫害种类

幼苗期如果地温过高，易发根腐病，严重时大面积死苗，其病原菌属镰刀菌类。青枯病在幼苗至初花期较易出现，叶片、茎先出现油浸状斑点，逐渐枯死，其病原菌为黄单胞菌。蚜虫侵害苗期后叶片反卷，顶稍幼叶受害严重，植物生长缓慢；花蕾期受害，使花蕾脱落，严重影响产量。

1. 尾孢属叶斑病　胡芦巴尾孢属叶斑病是一种由种子传播的真菌病害，被认为是胡芦巴生长最严重的威胁之一。该病害可造成相当大的经济损失。该病害在世界各地都有报道，最常见的是澳大利亚、东欧国家、北美和印度。该病害在自然环境中对胡芦巴具有毁灭性，在生长区域内均匀传播，缺乏具体的防治措施。在严重感染的植物中，只有少数顶叶存活。坏死区域的特征是存在一圈黄色晕。大多数严重的感染是在茎和豆荚中观察到的。豆荚感染区域的特征是失去颜色，最严重的感染区域被发现有结构变形。据报道，如果感染严重，即使是最新的叶子也会枯萎死亡。

2. 炭腐病　炭腐病真菌（*Macrophomina phaseolina*）广泛寄主，影响烟草、大豆、豇豆和许多其他作物；病害主要通过土壤中的微菌核传播。胡芦巴感染炭腐病真菌后的主要表现：在土壤线上的植物茎蔓变色；茎上病变可向上扩散；植物的叶子可能会枯萎和掉落；在受影响的组织中产生大量的黑色小菌核（真菌子实体），这些黑色小菌核可用于病害诊断。针对炭腐病可以应用有机土壤改良剂，减少土壤中的菌株接种量。

3. 白粉病　白粉病是胡芦巴最常见和最严重的病害之一。在北美潮湿的农业气候条件下，如加拿大不列颠哥伦比亚省和美国佛蒙特州，白粉病对植物生物产量和种子产量均有影响。白粉病最常见于湿热的热带和亚热带地区，以及温带到亚温带地区。

白粉病的症状非常明显，很容易识别。叶片上下表面均可见白色至灰色的粉状团块或明显的圆形至椭球形斑块，豆荚和极少的花也会受到影响。真菌斑块在感染初期呈孤立或散在，但随着感染的进展逐渐合并。靠近地面的叶子首先受到影响，然后在整个植株中扩散。引起白粉病的真菌有多种。被 *Oidiopsis* sp. 侵染的胡芦巴植株在幼叶上会出现轻微水泡状区域，但很快被白色至灰色的粉状物覆盖。*L. taurica* 导致的白粉病，可以通过叶片上的菌丝斑识别，在相对干燥的天气条件下更易发生。

大多数研究人员认为在以色列、印度、埃塞俄比亚和英国发现的白粉病的病原微生物是 *Erysiphe polygoni* DC.（子囊菌）。尽管也研究人员认为在以色列、埃塞俄比亚和英国发现的 *Oidiopsis* sp. 和在以色列发现的 *Leveillula taurica* 真菌是致病微生物。

对于从病株中分离出病原菌，科学家研究了温度、光照和暗条件的影响。孢子萌发率在 21℃时升高，在较高温度时降低。为避免白粉病发生，在作物种植和管理上应提供足够的灌溉和肥料，种植时应保持适当的间距，以免过于拥挤。

4. 霜霉病　胡芦巴霜霉病报告多来自阿尔及利亚、印度、巴基斯坦和英国，但首次报告来自美国和印度。该病一般发生在 2~3 月。引发胡芦巴霜霉病的病原微生物经鉴定为 *Peronospora trigonellae* Guam。霜霉病的症状与其他疾病截然不同。叶片正面常出现黄斑或边缘的小褪绿斑。叶片背面呈白色棉花状菌丝生长，通常呈淡灰紫色。这种疾病会导致植物生长迟缓。气候变化对胡芦巴霜霉病的影响已被广泛研究。在最高温度为 18~24℃、最低温度为 4~10℃、相对湿度 80% 以上时，霜霉病更易发生，且与早晚相对湿度呈显著正相关，与最高气温和最低气温呈负相关。

5. 根腐病　胡芦巴的根腐病是胡芦巴的另一种重要病害，严重影响胡芦巴的产量，其在印度各地都有报道，经鉴定病原菌为 *Rhizoctonia solani* Kuhn.，属于担子菌类（basidiomycetes）。感染时的主要症状是发生猝倒病，新出苗倒伏死亡，严重感染时大部分植株在出苗前或出苗后死亡，也可能在接近地面的根和茎上发生足腐病和红褐色溃疡病。病原菌主要侵染植物的根部和地下部分，但也可侵染植物的其他部分，如绿色叶片、种子和下胚轴。病原菌在土壤有机质上定植，以腐生菌和菌丝体的形式存活；它也通过产生菌核生存，褐色至黑色菌核很小且形状不规则，存在于土壤和植物组织中。菌核与菌丝在土壤和作物残体中越冬后萌发并形成菌丝侵染下一生长季的新生作物。

此外，张萍通过田间系统观察、调查和采样，在室内进行了病原分离、鉴定和致病性测定，对胡芦巴根腐病病原菌的初步研究表明，宁夏胡芦巴根腐病由茄镰刀菌、尖孢镰刀菌、立枯丝核菌和终极腐霉等复合病原菌侵染引起。

6. 春季黑茎叶斑病　该病于 2004 年由澳大利亚研究人员首次报道，该致病菌也被从印度、北非和西亚部分地区的胡芦巴种子中分离出来，被鉴定为 *Phoma pinodella*（L. K. Jones），属于子囊菌，曾被称为 *A. pinodella*。这种疾病的主要症状为在叶、叶柄和茎上可观察到几个 3~4mm 大小的不规则的暗褐到黑色的叶片病变，周围被小的褪绿区包围，主根可出现细长的黑色病变。受感染的植株因轻度褪绿而发育不良；严重感染的植株大部分叶子完全变黄；叶子未枯萎脱落之前，主根系统完全被严重损伤。春季黑茎叶斑病病原菌主要以菌体和菌丝的形式存在于植株残体中，主要由飞溅的雨滴和在一定程度上由风分散传播。

7. 枯萎病　胡芦巴枯萎病是一种对其造成中等至广泛危害的重要病害。该病原体既存在于土壤中，也存在于胡芦巴种子中。枯萎病的病原菌经鉴定为 *Fusarium oxysporum* Schltdl.，属于子囊菌（ascomycetes）。被病原菌侵染后的主要表现：首先是幼小叶外部脉的轻微清除，最后伴随着成熟叶片的下垂。在成熟植株中，叶脉清除，叶片下垂，随后发育迟缓，下部叶片变黄，叶片和幼茎萎蔫。随后是被侵染叶片的边缘坏死，植株迅速落叶和死亡。此外，也有报道维管组织褐变。这些症状在成熟植株开花至果实成熟期间更加突出。枯萎病病原菌可以在土壤中存留长达 10 年。病原菌的孢子通过种子、土壤和被侵染的植株部位传播。

Fogg 等在新泽西地区首次观测到胡芦巴叶斑病和枯萎病，从患病植物中分离出来的一种细菌在金氏 B 琼脂上有荧光，在温室研究中将该细菌再接种于胡芦巴上，结果出现了与在田间观察到的相似症状。研究人员根据生化和生理测试、Biolog GN2 微孔板、16S rDNA 和脂肪酸甲酯分析鉴定该菌为 *P. syringae* pv. *syringae*，PCR 扩增 *syr*B 和 *syr*D 基因特异性片段也证实为 *P. syringae* pv. *syringae*。利用其他豆科植物进行的寄主范围研究表明，胡芦巴菌枯萎病株对豌豆有毒力，但对菜豆、大豆和紫花苜蓿无毒力。

罗文富等观察枯萎病胡芦巴发现，初期病株下部叶片发黄，逐渐萎蔫，上部叶片呈青枯状、茎基部及根部韧皮部腐烂、木质部变褐色，不结荚或结荚少而不饱满，从根茎部及根部分离出 3 种镰刀菌（燕麦镰刀菌、尖孢镰刀菌和茄病镰刀菌），经测定它们为病原菌，其中燕麦镰刀菌的致病性最强，主要引起基腐型症状（接种发病率 30.8%），其次是尖孢镰刀菌（接种发病率 25%），主要引起木质部褐变至坏死症状，茄病镰刀菌的致病性较弱，主要引起根腐型症状，而自然发病是由这 3 种镰刀菌的混合侵染引起的。

8. 豆荚斑点病　1973 年，Petropoulos 首次对这种病害进行调查和描述，发现 *Heterosporium medicaginis* Karimov 是导致豆荚斑点病的病原菌，属于子囊菌。豆荚斑点病的症状为在圆荚体形成的第 3 阶段可见暗棕黑色的斑，逐渐扩展产生深橄榄色。开始时，这些局部感染点向荚果轴横向延伸，但随着时间的推移，感染点扩散到荚果表面，并形成圆形到椭圆形病变。这些斑点也可以在茎上看到，但很少在植株的叶子上发现。豆荚斑点病病原菌可以在植株的死叶上越冬。植株新的侵染是由旧植株残体的碎片扩散而来。豆荚斑点病病原菌侵染周期内产生的真菌孢子在暴雨作用下迅速传播。病原菌不会进入种子，因为丝孢不能深埋在豆荚的表皮中，而且病原菌对胡芦巴种子的污染只发生在脱粒过程中。

9. 壳二孢叶斑病　壳二孢叶斑病是一种严重危害胡芦巴的病害。其病原菌来自子囊菌属的 *Ascochyta* sp.。感染的叶子呈不规则的棕色到黑色斑点，边缘明显。随着病害的发展，植物叶子可能会死亡和脱落。受感染的种子显示圆形深褐色病变。受感染种子的幼苗从种子附着处开始腐烂，腐烂向茎和主根推进，随后是幼苗死亡。该病原菌侵染胡芦巴的叶、茎、荚，严重影响胡芦巴的产量和品质。真菌在土壤、感染种子和残茬上越冬。该病原菌通过风和雨两种方式传播。凉爽潮湿的天气有利于病原菌的快速传播和生长。

10. 锈病　胡芦巴锈病是由 *Uromyces trigonellae* Pass. 引起，该病原菌属于担子菌纲。锈病通常表现为一种彩色粉末，由附着在胡芦巴植株上的微小孢子组成，在叶腹表面产生脓疱。在春末或夏初的病害期，锈病表现出黄橙色到深棕色的毛状（舌状）结构。在胡芦巴中，这种小的圆形或长圆形的深褐色的脓疱通常出现在叶和叶柄上。锈菌是专性真菌，通常不会杀死宿主，但会严重降低宿主的生长潜力和产量。

11. 菌核病　胡芦巴作为一种一年生豆科作物，在突尼斯用来做干草和谷物，自 2010 年以来研究人员在田间发现了菌核病。2013 年进行的调查显示，胡芦巴菌核病的发病率在 5%~20%。Gargouri 等研究了突尼斯 *Sclerotinia trifoliorum* 和 *S. sclerotiorum* 诱发的胡芦巴菌核病，对从胡芦巴有茎腐病症状的植物中分离的 *Sclerotinia* 应用形态学和分子标准进行了鉴定。利用马铃薯葡萄糖琼脂（PDA）培养物菌核的大小、形状和丰度，将分离的菌分为 *S. sclerotiorum* 和 *S. trifoliorum*，与 25℃处理 24h、48h 和 72h 后 PDA 上的菌落直径相比较，其中 1 个菌株的生长速度 (36mm/d) 比其他 10 个菌株 (14.8mm/d) 快，且生长速度快的菌株和生长速度慢的菌株的菌核大小有显著差异，但在 PDA 上生长 3 周后菌核数量无显著差异。两个生长缓慢的分离株表现出子囊孢子二型性，而快速生长的分离株则没有此性质。用引物对 ITS5/ITS4 进行 PCR 扩增，从快速生长的分离株中扩增出 560 个碱基对的片段，从所有缓慢生长的分离株中扩增出 1000 个碱基对的片段；快速生长菌株的 ITS 序列与 *S. sclerotiorum* 的同源性为 100%，而慢生长菌株的 ITS 序列与 *S. trifoliorum* 的同源性为 100%；在温室试验中，两种菌株对胡芦巴幼苗均具有致病性，接种 2 周后死亡植株率无显著差异。

（二）胡芦巴虫害

美洲斑潜蝇主要以幼虫在叶片上下表皮取食叶肉，先沿叶脉取食，而后虫道成片，虫粪被挤压在虫道两侧形成两条黑线，迎光可见叶片呈斑驳的花叶。有时幼虫吃尽叶肉后，还可钻入茎秆、叶柄等部位为害，使其幼苗断条、植株枯萎。美洲斑潜蝇最喜欢食豆类植物叶片。其为害特点是寄生植物种类多，损失重；食量大，个体发育极快，繁殖世代多，成灾快；防治难度大。在调查中发现，美洲斑潜蝇的为害期主要集中在 6 月中旬至 7 月中旬。盆栽试验被害株率为 18.2%，比大田试验严重。

豌豆潜叶蝇以幼虫潜入胡芦巴叶片表皮下，曲折穿行，取食绿色组织，造成不规则的灰白色线状隧道。为害严重时，叶片组织几乎全部受害，布满了弯弯曲曲的蛀道，尤以植株基部叶片受害最重，可使其枯萎、死亡。豌豆潜叶蝇较耐寒，不耐高温，在胡芦巴种植较密集的田块受害较重。调查中发现，豌豆潜叶蝇在 5 月下旬至 6 月中旬为害较集中，其中盆栽试验在 6 月中旬为害较重，被害株率达到 28.3%，而 6 月中下旬以后其为害逐渐减轻。

斑缘豆粉蝶的为害期主要集中在 6 月上旬至 7 月中旬。幼虫为害植株叶片，叶片被取食后有大小不等的孔洞或缺刻。在饲养观察中，斑缘豆粉蝶幼虫为墨绿色，体侧有黄色气门线；蛹为裸蛹、绿色，在饲养三角瓶口的纱布上粘连、悬挂化蛹，蛹期为 6~7 天；成虫体为黄色，翅上有斑纹。

豆银纹夜蛾主要是幼虫为害叶片，叶片被取食后有缺刻或孔洞。通过饲养观察，幼虫体为黄绿色，行走如桥状；蛹为纺锤形，蛹期为 6~7 天，结茧化蛹；成虫灰褐色，前翅中央处有 1 个银白色近三角形的斑纹和 1 个马蹄形的银边褐斑纹，二纹靠近，但不相连。此虫为害胡芦巴的时间较长。

大豆蚜主要以成蚜和若蚜集中在胡芦巴植株的顶叶、嫩叶和嫩茎上刺吸汁液，严重时布满茎叶。植株受害后叶片卷缩，生长停滞，植株矮小，结荚数减少，千粒重降低。苗期大豆蚜发生严重时，可使植株死亡。在调查中发现，在盆栽胡芦巴上于 6 月中旬至 7 月上旬为害集中，且 6 月下旬为害较重，蚜虫布满了植株茎叶，甚至导致植株死亡。另外，在田间试验中还发现了枸杞蚜、棉蚜等其他种类的蚜虫。

地老虎主要以幼虫为害胡芦巴的幼苗。此虫白天潜伏，夜间取食，常将幼苗基部距地面 1~2cm 处咬断，导致植株死亡。

（三）病虫害防治措施

胡芦巴是中药材品种之一。在病虫害防治上，要改变以往单独依靠农药防治的方法，提倡综合防治，把农药使用量减少到最低限度。坚持以生物防治为主，提倡使用微生物农药，协调使用农业防治和其他防治手段，减少胡芦巴病虫害的发生，使农药残留量控制在国家允许水平以下。这些措施的相互配合，不仅可提高胡芦巴的产量和品质，而且有助于增强其抗病虫能力。目前在胡芦巴病虫害的防治中应注意以下几点。

1. 抗病虫害品种的引进和种植　抗性品种具有不利于病菌、害虫生存或取食的形态、解剖学结构或特异代谢产物，可以有效地控制或减少病虫害发生，因此在胡芦巴的种植上，应尽量选用优良的抗病虫害品种。

2. 胡芦巴种子的检疫　目前中药材生产及市场经济的组织体系尚未完善，中药材的流通秩序也较混乱，地区间种子的调运极其频繁，许多种子携带病菌、害虫，可促进病虫害的传播蔓延。因此，在生产中建立无病留种田、精选无病虫害种子、严格进行种子检疫就显得十分重要，这是控制胡芦巴病虫害传播蔓延的有效措施。

Elwakil 等针对胡芦巴种子中潜伏病原菌含量低的问题，提出了一种改进的种子病原菌检测方法，吸墨纸用 0.3mol/L 的 NaOH 溶液或 0.2mol/L 的 KOH 溶液浸透，代替用于标准吸纸法和深冷冻法的自来水，对从埃及商业市场采集的 32 份胡芦巴种子进行了检测，每个样品 400 粒种子，25 粒种子分布在 3 层用 0.3mol/L NaOH 或 0.2mol/L KOH 浸泡吸墨纸上，放在直径 9cm 无菌培养皿中，设置无菌水作为对照，培养皿在 20℃ ±2℃的冷白色荧光灯下孵育 7 天，按照 ISTA 推荐的光照和黑暗交替循环 12h，KOH 和 NaOH 处理分别表现为大丽轮枝菌（*Verticillium dahliae*）的含量为 6.5% 和 7.5%，而标准吸纸法表现的含量为 0.3%，深冷冻法表现的含量为 1%。KOH 处理后显示串珠镰刀菌（*Fusarium moniliforme*）和茄病镰刀菌（*F. solani*）分别为 5.4% 和 0.7%，而标准印迹法分别为 0.5% 和 0.2%，深冷冻法分别为 2.9% 和 0.4%。NaOH 可刺激半裸镰刀菌（*F. semitectum*）和弯孢属（*Curvularia* sp.）的生长而检测值分别为 1.4% 和 0.7%，而标准印迹法分别为 0.3% 和 0.0%，深冷冻法分别为 0.5% 和 0.3%。不同处理对香豆尾孢（*Cercospora traversiana*）的检测结果无显著差异。

3. 农业栽培技术措施

（1）清洁田园、消灭杂草：集中烧毁田间残留物，及时深翻自生苗、杂草，以破坏病虫害的隐匿场所。

（2）适时播种、合理密植：一般春季豆科植物以土壤 5cm 处地温稳定在 6~7℃开始播种为宜。胡芦巴一般在 4 月中下旬或 5 月上中旬播种。需要采收株体时，播种量一般为 22.5~30.0kg/hm²；采收种子时，播种量为 11.3kg/hm² 左右。种植过密，可使作物徒长，茎秆细弱，降低对病虫害的抵抗能力。

（3）注意肥水管理：种植胡芦巴应选择排水良好的肥沃沙质壤土，忌重茬。在地面撒上农家肥或厩肥 37.5~45.0t/hm²，然后均匀翻入土中。播种时还可随种子施入少量的磷酸二氢钾作为种肥；在孕蕾期要追施尿素。注意氮、磷、钾肥及微肥的合理施用，促进植物的生长发育，从而提高胡芦巴的产量和抗病虫害能力。另外，胡芦巴是一种较耐旱、怕涝的豆科作物，只要不是特别干旱，一般不用灌溉。尤其在苗期，如灌水过多，反而使其扎根浅，易引起徒长和倒伏。雨季要注意排水、防涝。

Palanisamy 等为开发立枯丝核菌（*Rhizoctonia solani*）诱发的胡芦巴根腐病的生态治理方法，在 2002 年的 Kharif、2002~2003 年和 2003~2004 年的 Rabi 进行了实地试验。采用 CO-2 品种进行了 8 个处理和 3 个重复试验。三个季节数据的汇总分析显示，以 4g/kg 的 *Trichoderma viride* 种子处理 + 5kg/hm² *Trichoderma viride* 土壤施肥 + 150kg/hm² 印楝粕土壤施肥（T₃）组的疾病指数（PDI）为 23.1，而对照组的 PDI 为 65.5，即疾病指数减少了 64.7%；这和 4g/kg 的 *Trichoderma viride* 种子处理 +5kg/hm² *Trichoderma viride* 土壤施肥（T₂）组 PDI（24.7）相比无差异，其疾病指数减少了 62.3%；用化学处理方法（多菌灵种子处理 +0.1% 土壤湿润率 + 150kg/hm² 印楝粕土壤施肥，T₃）组的 PDI 为 16.8，其疾病指数减少了 74.4%。在各种方法中，T₃ 的种子产量为 572.7kg/hm²，T₂ 次之，为 555.7kg/hm²；在对照组种子产量只有 359.3kg/hm²。虽然，T₃ 降低发病率的效果优于 T₂，但是 T₂ 的成本收益比（C：B）（1：9.1）比 T₃ 的（1：3.9）更高。因此，4g/kg 的 *Trichoderma viride* 种子处理 +5kg/hm² *Trichoderma viride* 土壤施肥策略是具有成本效益的针对胡芦巴根腐病生态治理方法。

（4）植物生长调节剂的使用：在胡芦巴叶面喷施适当的植物生长激素，如芸苔素、萘乙酸等，可促进作物生长发育，增强其抗旱、抗盐碱、抗倒伏能力。

Kumar 等从胡芦巴根瘤中分离到 5 株菌株（TR1~TR5），并对其促生特性和对尖孢镰刀菌的生物防治潜力进行了研究。根据形态学、生理生化和分子特征，鉴定菌株 TR1 和 TR3~TR5 为草木樨箭菌（*Ensifer meliloti*），TR2 为豆科植物根瘤菌（*Rhizobium leguminosarum*）。所有分离的菌株在体外都可利用磷酸盐。除 TR5 外，所有菌株均产生吲哚乙酸（IAA），且均未产生挥发性氰化物。除 TR3 外，所有菌株均产生体外铁载体。菌株 TR1 和 TR4 表现出几丁质酶活性，只有 TR2 表现出 β-1,3- 葡聚糖酶活性。菌株 TR1、TR2 和 TR5 表现出 ACC 脱氨酶活性。菌株 TR1、TR2 和 TR4 抑制了尖孢镰刀菌的生长，导致菌丝结构完整性丧失，发生菌丝穿孔、裂解、碎裂和降解。通过 500bp 的 *nodC* 和 781bp 的 *nifH* 片段的扩增，证实了菌株具有结瘤和固氮的潜力。在连续两次田间试验中，与对照相比，TR1 + TR2 组合使胡芦巴产量分别提高了 35% 和 36%。与对照相比，在种子联合接种（TR1+TR2）和单次接种时最大活力指数、根瘤数量和根系及地上部生物量增加。耐药标记株 *E. meliloti* TR1[strep+] 和 *R. leguminosarum* TR2[tet+] 证实了胡芦巴根的有效克隆，该研究表明这些菌株具有生物调控剂作用，有助于胡芦巴的生长。

（5）尽量使用生物农药或高效、低毒、低残留化学农药：以保证胡芦巴达到"绿色药材"的标准，同时也可降低病虫害的抗药性。禁止使用剧毒化学农药。目前种子包衣技术及种子处理是一项行之有效的病虫害防治措施，播前或播种期间用药剂处理种子或包衣是保苗防病虫的有效方法，这种方法不但用药量低，对环境影响小，节省开支，且对天敌没有强杀伤作用。另外，撒毒土也能有效地防治胡芦巴病虫害。

（6）以生物防治为主、化学防治为辅：生物防治是一种比较安全、持久和经济的防治技术措施，它能有效地控制农作物病虫害，不污染环境，并能改善农业生态系统，减少防治费用，具有广阔的应用前景。因此，要根据胡芦巴的特点，把生物防治置于病虫害防治首位，引进和筛选出适合防治胡芦巴病虫害的生物农药，以促进使胡芦巴成为品质优良、有效成分稳定、无污染、无公害的绿色药材。

参 考 文 献

白玉灵，周贺廷，1982. 棉花胡卢巴间作防蚜效果显著. 昆虫学报，25(3):350.

戴庆林，1966. 香豆繁种地可以混种高粱. 耕作与肥料，1:11.

韩伟，2015. 固原市胡芦巴高产栽培示范研究. 现代农业科技，2015(14):55-56.

康萍芝，沈瑞清，吴惠玲，等，2002. 宁夏胡芦巴病虫害调查初报. 甘肃农业科技，6:44-45.

刘世巍，丁建海，2014. 栽植密度对葫芦巴产量的影响研究. 宁夏师范学院学报，35(6):92-93.

罗文富，李美堂，杨南町，1992. 胡卢巴及其他药材植物病原镰刀菌鉴定. 云南农业大学学报，3:180-183.

田振荣，蒙蕊学，李杰，等，2002. 旱地葫芦巴种植密度试验结果. 甘肃农业科技，11:22-23.

王夸平，韩智强，徐云，等，2017. 不同肥料种类和配比对葫芦巴产量的影响. 贵州农业科学，45(4):99-101.

徐荣，刘友刚，孙素琴，等，2009. 太空搭载胡芦巴 SP1 代生物效应研究. 核农学报，23(2):262-265.

姚军，任发春，陈晓群，等，2005. 不同肥料配施对胡芦巴产量及单株性状的影响. 宁夏农林科技，3:26-27.

岳思君，苏建宇，陈宁，2002. 胡芦巴愈伤组织诱导培养的初步研究. 宁夏农学院学报，4:31-33.

张萍，2008. 葫芦巴根腐病病原菌的鉴定. 西北农业学报，6:202-204.

张建全，谢文刚，王彦荣，2013. 栽培密度对胡芦巴生产性能和生物量分配的影响. 安徽农业科学，41(34):13133-13135.

郑仙蓉，郭美丽. 1993, 胡芦巴枯萎病研究初报. 中药材，16(4):10-11.

Abbes Z, Trabelsi I, Kharrat M, et al. 2019. Intercropping with fenugreek (*Trigonella foenum-graecum*) enhanced seed yield and reduced Orobanche foetida infestation in faba bean (*Vicia faba*). Biological Agriculture & Horticulture, 35(4):238-247.

Acharya K, Chakraborty N, Chatterjee S, et al, 2014. Fungal diseases of fenugreek. American Journal of Social Issues and Humanities, 2014:2276-6928.

Acharya S, Thomas J, Prasad R, et al, 2010. Diseases of fenugreek (*Trigonella foenum-graecum* L.) and their control measures, with special emphasis on fungal diseases. Management of fungal plant pathogens, 245-262.

Agrios G, 1997. Plant pathology, 4th ed. London:Academic Press.

Aminifard MH, Jorkesh A, Fallahi HR, et al, 2018. Foliar application of thiamin stimulates the growth, yield and biochemical compounds production of coriander and fenugreek. Journal of Horticultural Research, 26:77-85.

Bansal R, Gupta RK, 2012. Evaluation of plant extracts against fusarium oxysporum, wilt pathogen of fenugreek. Indian Phytopathology, 53:107-108.

Basu S, Acharya S, Thomas J, 2006. A report on powdery mildew infestations caused by erysiphe polygoni DC in north american grown fenugreek. Journal of Mycopathological Research, 44:253-256.

Basu SK, Acharya SN, Thomas JE, 2008. Genetic improvement of fenugreek (*Trigonella foenum-graecum* L.) through EMS induced mutation breeding for higher seed yield under western Canada prairie conditions. Euphytica, 160:249-258.

Beyzi E, Gürbüz B, 2020. Influence of sowing date and humic acid on fenugreek (*Trigonella foenum-graecum* L.). Journal of Applied Research on Medicinal and Aromatic Plants, 16:100234.

Bhutia PH, Sharangi AB, 2016. Effect of dates of sowing and soil moisture level in different growth stages and yield dynamics of fenugreek (*Trigonella foenum-graecum* L.). National Academy Science Letters, 39(2):77-80.

Bitarafan Z, Jensen S, Liu F, et al, 2019. Intercropping fenugreek (*Trigonella foenum-graecum* L.) and barley

(*Hordeum vulgare* L.) with and without biochar: Tests along a competition gradient. Journal of Agronomy and Crop Science, 205:99-107.

Brain KR, Lockwood GB, 1976. Hormonal control of steroid levels in tissue cultures from *Trigonella foenum-graecum*. Phytochemistry, 15:1651-1654.

Bretag TW, Cunnington JH, 2005. First report of spring black stem and leaf spot in fenugreek (*Trigonella foenum-graecum*) caused by Phoma pinodella in Australia. Australasian Plant Pathology, 34:619-620.

Dadrasan M, Chaichi MR, Pourbabaee AA, et al, 2015. Deficit irrigation and biological fertilizer influence on yield and trigonelline production of fenugreek. Industrial Crops and Products, 77:156-162.

Das CK, Srivastava G, Dubey A, et al. 2016. Nano-iron pyrite seed dressing: a sustainable intervention to reduce fertilizer consumption in vegetable (beetroot, carrot), spice (fenugreek), fodder (alfalfa), and oilseed (mustard, sesamum) crops. Nanotechnology for Environmental Engineering, 1:1-12.

Datta N, Hore J, Mallik S, et al, 2017. Response of fenugreek (*Trigonella foenum-graecum* L.) to different levels of nitrogen, phosphorus and potassium. Current Journal of Applied Science and Technology, 22:1-8.

Davet P, Rouxel F, 2000. Detection and isolation of soil fungi. Plymouth: Science Publishers, Inc.

Dutta B, Pariari A, Khan ADS, 2011. Response of fenugreek (*Trigonella foenum-graecum*) to different levels of nitrogen and Rhizobium. Journal of Crop and Weed, 7:28-29.

Ebrahimghochi Z, Mohsenabadi G, Majidian M, 2018. Effect of planting date and intercropping with fenugreek (*Trigonella foenum-graceum* L.) on yield and essential oil content of peppermint (*Mentha piperita* L.). Journal of Essential Oil Bearing Plants, 21(3):759-768.

El-Bazza ZE, Mahmoud MI, Mohamed ZG, 1990. Production of aflatoxins by fungi isolated from some medicinal plants used as drink in Egypt. Egyptian Journal of Microbiology, 25:323-334.

Elwakil MA, Ghoneem K, 2002. An improved method of seed health testing for detecting the lurked seed-borne fungi of fenugreek. Pakistan J. Plant Pathol, 1(1):11-13.

Fogg ML, Reedy RM, Kobayashi DY, et al, 2004. Occurrence of bacterial blight of fenugreek caused by *Pseudomonas syringae* pv. syringae and isolation of the pathogen from infested seed. Canadian Journal of Plant Pathology, 26(2):129-133.

Gargouri S, Berraies S, Gharbi M, et al, 2017. Occurence of sclerotinia stem rot of fenugreek caused by *Sclerotinia trifoliorum* and *S. sclerotiorum* in Tunisia. European Journal of Plant Pathology, 149(3):587-597.

Gupta KC, 1972. Histogenesis of fenugreek calli originating from hypocotyl explants. Canadian Journal of Botany, 50(12):2687-2690.

Gupta KC, 1973. Cytology of *Fenugreek calli* cultivated in vitro. Cytologia, 38:437-447.

Hardman R, Petropoulos GA, 1975. The response of *Trigonella foenum-graecum* (fenugreek) to field inoculation with rhizobium meliloti, 2012. Planta Medica, 27:53-57.

Hiremath P, Partha C, Prasad S,1985. Vertical distribution of *Rhizoctonia solani* in soil and effect of culture filtrate on the rhizosphere mycoflora of fenugreek. Journal of Soil Biology & Ecology, 5:126-128.

Hosseini SS, Heidari H, Ghobadi ME, et al, 2020. Effect of dew-irrigation on seed germination in flax, fenugreek, and fennel. Water Supply, 20(10):269-276.

Hussein EA, Aqlan EM, 2011. Effect of mannitol and sodium chloride on some total secondary metabolites of fenugreek calli cultured in vitro. Plant Tissue Culture and Biotechnology, 21(1):35-43.

Ibrahim HAK, 2019. Effect of foliar application of compost water extract, humic acid, EDTA and micronutrients on the growth of fenugreek plants under sandy soil condition. International Journal of Environmental Science and Technology, 16:7799-7804.

Jones LK,1927. Studies of the nature and control of blight, leaf and pod spot, and footrot of peas caused by species of Ascochyta. New York State Agricultural Experiment Station. 45-46.

Kapoor K, Srivastava A, 2010. Meiotic anomalies in sodium azide induced tetraploid and mixoploid of *Trigonella foenum-graecum*. Cytologia, 75:409-419.

Karimov MA, 1956. New species of fungi on *Medicago sativa* L. in Uzbekistan. Not. syst. Sect. crypt. Inst. bot. Acad. Sci. USSR,1956:118-131.

Khare M, Agrawal S, Sharma N, 1981. Seed-borne fungus on *Trigonella foenum-graecum*. Indian Phytopathology, 34:71-72.

Kumar A, Singh R, 2007. Response of fenugreek (*Trigonella foenum-graecum*) to different phosphorus and cutting management practices. Indian Journal of Agricultural Science, 77(3):154-157.

Kumar H, Dubey RC, Maheshwari DK, 2011. Effect of plant growth promoting rhizobia on seed germination, growth promotion and suppression of Fusarium wilt of fenugreek (*Trigonella foenum-graecum* L.). Crop Protection, 30(11):1396-1403.

Lockwood GB, Brain KR, 1976. Influence of hormonal supplementation on steroid levels during callus induction from seeds of Trigonella foenumgraecum. Phytochemistry, 15:1655-1660.

Malhotra S, 2011. Fenugreek (*Trigonella foenum-graecum* L.). Book of genetic resources, chromosome engineering, and crop improvement. Boca Raton: CRC Publishing.

Maliwal PL, Gupta OP, 1989. Study on the effect of four herbicides with and without applied phosphorus on weed control and seed yield of fenugreek (L.). Pans Pest Articles & News Summaries, 35(3):307-310.

Meena SS, Mehta RS, Bairwa M, et al, 2014. Productivity and profitability of fenugreek (*Trigonella foenum-graecum* L.) as influenced by bio-fertilizers and plant growth regulators. Legume Research-An International Journal, 37(6):646-650.

Moghaddam PR, Moradi R, Mansoori H, 2014. Influence of planting date, intercropping and plant growth promoting rhizobacteria on cumin (*Cuminum cyminum* L.) with particular respect to disease infestation in Iran. Journal of Applied Research on Medicinal and Aromatic Plants, 1:134-143.

Moghbeli T, Bolandnazar S, Panahande J, et al, 2019. Evaluation of yield and its components on onion and fenugreek intercropping ratios in different planting densities. Journal of Cleaner Production, 213:634-641.

Moyer JR, Acharya SN, Mir Z, et al, 2003. Weed management in irrigated fenugreek grown for forage in rotation with other annual crops. Canadian Journal of Plant Science, 83(1):181-188.

Naderi R, Edalat M, Egan TP, 2019. Organic amendments and urea nitrogen effects the growth and nutrient content of fenugreek (*Trigonella foenum-graecum*) and goat pea (*Securigera securidaca*). Journal of Plant Nutrition, 42:2552-2559.

Naher MS, Fahim A, Wadud M, 2016. Crop productivity and nutrient uptake of fenugreek (*Trigonella foenum-graecum* L.) as influenced by integrated nutrient management. SAARC Journal of Agriculture, 14(1):71-79.

Oncina R, Botía JM, Del Río JA, et al, 2000. Bioproduction of diosgenin in callus cultures of *Trigonella foenum-graecum* L. Food chemistry, 70(4):489-492.

Owji H, Hemmati S, Heidari R, et al, 2019. Effect of alumina (Al$_2$O$_3$) nanoparticles and macroparticles on *Trigonella foenum-graceum* L. in vitro cultures: assessment of growth parameters and oxidative stress-related responses. 3 Biotech, 9:419.

Palanisamy M, Kandasamy S, Kandasamy R, et al, 2010. Eco-friendly approaches for the management of fenugreek root rot. Archives of Phytopathology and Plant Protection, 43(13):1268-1272.

Pouryousef M, Yousefi AR, Oveisi M, et al, 2015. Intercropping of fenugreek as living mulch at different densities for weed suppression in coriander. Crop Protection, 69:60-64.

Raghuvanshi SS, Joshi S, 1965. Nuclear instability and chromosomal mosaicism in the polyploids of *Trigonella foenum-graecum*. Biologia plantarum, 7(3):199-211.

Raghuvanshi SS, Joshi S, 1965. Studies on the comparative effects of certain chemicals on the polyploidising efficiency of colchicine in *trigonella foenum-graecum* L. Caryologia, 18:69-84.

Rao SR, 1988. Cytomorphological studies of *Trigonella foenum-graecum* autotetraploids in three (C1, C2, C3) generation. Cytologia, 53:525-534.

Rijven AHGC, 1974. Ethylene and carbon dioxide in the growth regulation of isolated cotyledons of fenugreek (*Trigonella foenum-graecum* L.) in darkness. Plant Science Letters, 2:55-61.

Ryley MJ, 1989. Cercospora traversiana on fenugreek (*Trigonella foenum-graecum*) in Queensland. Australasian Plant Pathology, 18:60-63.

Saadatian M, Alaghemand S, Ayyubi H, et al, 2017. Effects of organic fertilizers on growth and biochemical characteristics of Fenugreek. Acta Agriculturae Slovenica, 109(2):197-203.

Salehi A, Fallah S, Kaul HP, 2017. Broiler litter and inorganic fertilizer effects on seed yield and productivity of buckwheat and fenugreek in row intercropping. Archives of Agronomy and Soil Science, 63:1121-1136.

Salehi A, Fallah S, Neugschwandtner RW, et al, 2018. Growth analysis and land equivalent ratio of fenugreek-buckwheat intercrops at different fertilizer types. Die Bodenkultur: Journal of Land Management, Food and Environment, 69(2):105-119.

Savchenko OM, Khazieva FM, 2020. Exogenous regulation of biological productivity of fenugreek. BIO Web of Conferences, 17:00193.

Siddiqui S, Meghvansi MK, Hasan Z, 2007. Cytogenetic changes induced by sodium azide (NaN3) on *Trigonella foenum-graecum* L. seeds. South African Journal of Botany, 73(4):632-635.

Singh A, Gopal J, 1979. Higher polyploids in *Trigonella foenum-graecum*. Cytologia, 44:661-667.

Singh AK, Rao SS, 2015. Management of root rot disease of fenugreek. Journal of Spices & Aromatic Crops, 24(1):58-60.

Singh J, Raghuvanshi S, Singh A, 1991. Performance studies in F6 lines of autotetraploid fenugreek. Plant Breeding, 107(3):251-253.

Singh R, Prasad R, Pal M, 2001. Studies on intercropping potato with fenugreek. Acta Agronomica Hungarica, 49(2):189-191.

Srivastava A, Kapoor K, 2008. Seed yield is not impaired by chromosome stickiness in sodium azide treated *Trigonella foenum-graecum*. Cytologia, 73(2):115-121.

Subedi U, Acharya S, Chatterton S, et al, 2019a. Hybridization between resistant and susceptible fenugreek accessions and evaluation of Cercospora leaf spot resistance in segregating generations. Canadian Journal of Plant Science, 100(1):1-15.

Subedi U, Acharya S, Chatterton S, et al. 2019b. Techniques for screening Cercospora leaf spot resistant fenugreek genotypes. Canadian Journal of Plant Science, 99(3):324-337.

Tadayyon A, Naeimi MM, Pessarakli M, 2018. Effects of vermicompost and vermiwash biofertilizers on fenugreek (*Trigonella foenum*) plant. Communications in Soil Science and Plant Analysis, 49:2396-2405.

Zimmer R, 1984. Cercospora leaf spot and powdery mildew of fenugreek, a potential new crop in Canada. Canadian Plant Disease Survey, 64:33-35.

第三章　胡芦巴的化学成分

　　天然产物一般泛指自然界中包括动物、植物和微生物等生物体中内源性的化学成分或其代谢产物。人类对天然产物的发现、采集、使用和加工并用于疾病的治疗贯穿于整个人类文明史。天然产物，尤其是来自植物的天然产物作为药物的历史非常悠久，东汉的《神农本草经》、陶弘景的《名医别录》、葛洪的《肘后备急方》和李时珍的《本草纲目》等中药学著作都记录了古代中国劳动人民对天然产物药用功效的探索和开发。在美索不达米亚出土的公元前2500年的黏土板上记载的药物中涉及上千种植物，古巴比伦人也记载了近千种来源于植物的物质，其中部分物质至今还在用于感冒、咳嗽、细菌感染和炎症的治疗。由此可见，历史上来源于植物的药物占据很重要的地位，尤其是药物开发早期，植物药举足轻重。

　　近代科学体系建立后，天然产物研究侧重于分离和鉴定具有生理学活性的有效成分。已有多种从植物中提取的纯天然产物作为药物，其中74%化合物已作为药物使用。如在玫瑰玉黍螺（长春花属，夹竹桃科）中已发现75个生物碱，其中两个对儿童白血病和霍奇金病有很好的治疗效果，这种植物也在非洲马达加斯加地区被广泛用于治疗低血糖症。在过去的半个多世纪中国际上研发成功的不少原创性重量级新药多源自天然产物或其衍生物，许多广泛使用的天然药物如青蒿素、麻黄素、长春新碱、紫杉醇、利舍平、阿司匹林等都是从植物药中经过研究得到的。WHO统计显示，世界上80%的人口，无论是发达国家还是发展中国家，都需要依靠植物源药物来守护其健康。中药在我国使用也有数千年的历史，对中华民族的繁衍和发展做出了重大贡献，是我国以及全世界人民非常宝贵的财富。

　　最近半个多世纪以来，天然产物化学尤其是植物化学快速发展，发现并拓展了许多有重要理论意义和应用价值的分子结构骨架体系并衍生出许多复杂的结构，化学结构的多样性又决定了生物活性的多样性。据统计：在1982~2002年全球上市的药物中，6%直接来自天然产物，55%与天然产物紧密关联。19世纪初发现的第一个现代药物吗啡，也促成了第一家现代制药公司默克（Merck）。在相当长的时间内，天然产物是新药研发的最重要的源泉。

　　胡芦巴防治疾病的功能也源自其各种代谢产物的药理活性。现代药学和药理学对胡芦巴的成分进行了较为广泛的研究。迄今为止，从胡芦巴种子中已分离出200多种植物化学成分，包括甾体皂苷类、黄酮类、三萜类、生物碱类、油脂类、香豆素类及挥发性成分等多种活性成分。

　　本章主要对胡芦巴中各类化合物的结构及分类、理化性质、提取分离技术、分析测定方法等进行介绍。

第一节　胡芦巴中的黄酮类成分

黄酮类化合物（flavonoids）是自然界广泛存在的一大类化合物。黄酮类化合物在植物体内通常与糖类结合形成配基形式的苷类，少部分以游离态的苷元形式存在。黄酮类化合物不仅对植物的生长、发育、开花、结果及抵御异物的侵入起着重要作用，而且还具有抗菌、抗病毒、抗肿瘤、抗氧化、抗炎镇痛、抗衰老、抗心脑血管疾病、抗辐射、保肝和治疗骨质疏松等药理活性。因此，黄酮类化合物一直是国内外生物类和医药类研究的热点之一。

一、黄酮类化合物的结构与分类

（一）黄酮类化合物的结构

黄酮类化合物是指以 2- 苯基色原酮（2-phenyl-chromones）为基本母核的一类化合物（图3-1）。现在则泛指中央三碳原子联结两个具有酚羟基苯环（A 与 B 环）的一系列化合物，即由 C_6—C_3—C_6 结构单位组成的化合物（图 3-2）。

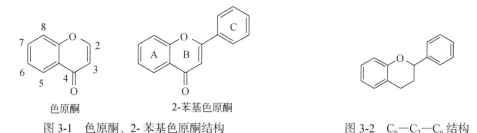

色原酮　　　　　　　2-苯基色原酮

图 3-1　色原酮、2- 苯基色原酮结构　　　　图 3-2　C_6—C_3—C_6 结构

（二）黄酮类化合物的分类

根据中央三碳链的氧化程度（2,3 位是否为双键、4 位是否为羰基）、B 环的连接位置以及三碳链是否成环等特点将黄酮类化合物进行分类。

1. 黄酮(flavone)和黄酮醇(flavonol)类　黄酮类取代基常有羟基、甲氧基、甲基、糖基、异戊烯基等。最常见的黄酮类化合物苷元有芹菜素（apigenin）和木樨草素（luteolin）。天然黄酮 A 环经常有 5,7- 二羟基取代，B 环常在 4′ 位有羟基取代，此外还经常在 3′ 位有羟基或甲氧基取代。黄酮苷一般是黄酮苷元的 7 位羟基连接葡萄糖或鼠李糖，如芹菜苷。也有黄酮在 6 位或 8 位直接通过 C—C 键连接葡萄糖成碳苷，如牡荆素等。最常见的黄酮醇类化合物有山柰酚（kaempferol）和槲皮素（quercetin），黄酮醇类经常在 3 位或 7 位与糖成苷，如芦丁。

2. 二氢黄酮（ flavanone ）和二氢黄酮醇（ flavanonol ）类　二氢黄酮和二氢黄酮醇类与黄酮和黄酮醇类相比，其结构中 C 环 C2—C3 位双键被饱和，它们在植物体内常与相应的黄酮和黄酮醇类共存。二氢黄酮分布较普遍，特别是分布在被子植物中的蔷薇科、豆科、芸香科、姜科、菊科较多。例如，存在于紫花杜中的马特西素，陈皮中的橙皮苷（hesperidin）等都属于二氢黄酮类，而水飞蓟中的水飞蓟宾（silymarin）属于二氢黄酮醇类。

3. 异黄酮（isoflavone）和二氢异黄酮（isoflavanone）类　异黄酮类为具有 3- 苯基色原酮基本骨架的化合物，与黄酮相比其环位置连接不同。异黄酮类化合物主要分布于被子植物中，以豆科蝶形花亚科和鸢尾科植物中存在较多。豆科植物葛根中含有的大豆素、大豆苷、葛根素等属于异黄酮类，紫檀烷类是异黄酮家族一个十分瞩目的亚类。二氢异黄酮类可看作是异黄酮类 C2 和 C3 双键被还原成单键的一类化合物。二氢异黄酮 B 环羟基经常与 4 位羰基环合形成紫檀素类化合物，如中药广豆根中含有的紫檀素、三叶豆紫檀苷。

4. 查耳酮（chalcone）和二氢查耳酮（dihydrochalcone）类　查耳酮的主要结构特点是有未成环，另外定位也与其他黄酮不同。其可以看作是二氢黄酮在碱性条件下开环的产物，两者互为同分异构体，常在植物体内共存。同时两者的转变伴随着颜色的变化，如 2′-羟基查耳酮与二氢黄酮可以相互转化，在酸性条件下为无色的二氧黄酮，碱化后转为深黄色的 2′- 羟基查耳酮，二者较多分布于菊科、豆科植物中。二氢查耳酮在植物界分布较少，如存在于蔷薇科梨属植物根皮和苹果种仁中的梨根苷属于二氢查耳酮。

5. 黄烷醇（flavanol）类　是由二氢黄酮醇类还原而来，可看成是脱去 4 位羰基氧原子后的二氧黄酮醇类。黄烷醇类化合物比较常见的有黄烷 -3- 醇和黄烷 -4- 醇，其中黄烷 -3-醇的衍生物称为儿茶素类（catechin），在植物界分布较广，主要存在于含鞣质的木本植物中。

6. 花色素（anthocyanidin）类　多存在于被子植物的花、果、叶等部位，是植物形成蓝、红、紫等色的色素。因其存在形式以苷为主，又称为花色苷。以花青素（cyanidin）、氯化花翠素（delphinidin chloride）和氯化天竺葵素（pelargonidin chloride）以及它们的苷为最常见。

7. 橙酮（aurone）类　在中药中比较少见，和黄酮是同分异构体，是苯骈呋喃的衍生物。

8. 双黄酮（biflavone）类　是由二分子黄酮衍生物通过 C—C 键或 C—O—C 键聚合而成的二聚物。常见的天然双黄酮是由两分子芹菜素（或其甲醚衍生物）通过 C—C 键相连而成。如银杏叶中得到的银杏素、异银杏素和白果素等。

具体分类及其骨架结构如表 3-1 所示。

表 3-1　黄酮类化合物骨架结构

类型	基本结构	类型	基本结构
黄酮 (flavone)		黄酮醇 (flavonol)	
二氢黄酮 (flavanone)		二氢黄酮醇 (flavanonol)	

类型	基本结构	类型	基本结构
异黄酮 (isoflavone)		二氢异黄酮 (isoflavanone)	
查耳酮 (chalcone)		二氢查耳酮 (dihydrochalcone)	
黄烷 -3- 醇 (flavan-3-ol)		黄烷 -3,4- 二醇 (flavan-3,4-diols)	
橙酮 (aurone)		花色素 (anthocyanidin)	
双苯并吡喃酮 (xanthone)		双黄酮 (biflavone)	
高异黄酮 (homoisoflavone)		紫檀烷类 (pterocarpan)	

此外，尚有少数黄酮类化合物结构很复杂，如水飞蓟宾（silymarin）为黄酮木质素类（aonolignans），而榕碱（ficino）及异榕碱（isoficine）则为黄生物碱（flavonoid alkaloids）。另有少数在来源上与黄酮相关的化合物，如二苯基丙烷类（diarylpropanes）、肉桂基苯酚类（cinnamylpheols）、苯乙基色酮类 [2-（2-phenylethyl）- chromones] 及新黄酮类（neoflavonoids）。新黄酮类是指结构上和来源上与黄酮类和异黄酮类相关的一类天然产物。

（三）黄酮苷中糖的类型

天然黄酮类化合物多以苷的形式存在，一部分以游离形式存在。由于苷元不同，以及糖的种类、数量、连接位置、连接方式不同，形成了各种各样的黄酮苷类化合物。组成黄酮苷的糖类主要有以下类型。①单糖类：D- 葡萄糖、D- 半乳糖、D- 木糖、L- 鼠李糖、L-

阿拉伯糖及 D- 葡萄糖醛酸等。②双糖类：槐糖（Glcβ1 → 2Glc）、龙胆二糖（Glcβ1 → 6Glc）、芸香糖（Rhaα1 → 6Glc）、新橙皮糖（Rhaα1 → 2Glc）、刺槐二糖（Rhaα1 → 6Gal）等。③三糖类：龙胆三糖（Glcβ1 → 6Glcβ1 → 2Fru）、槐三糖（Glcβ1 → 2 Glcβ1 → 2 Glc）等。④酰化糖类：2- 乙酰基葡萄糖（2-acetylglucose）、咖啡酰基葡萄糖（caffeoylglucose）。

在黄酮 O- 苷中，糖的连接位置与苷元结构类型有关。如黄酮、二氢黄酮和异黄酮类多形成 7- 单糖链苷；黄酮醇和二氢黄酮醇类多形成 3-、7-、3'-、4'- 单糖链苷或 3,7-、3,4-、7,4'- 双糖链苷；花色素类多在 3- 羟基上连接一个糖或形成 3,5- 二葡萄糖苷。除常见的 O- 苷外，还发现有天然的黄酮 C- 苷，糖多连接在 6-、8- 或 6,8- 位，如牡荆素、葛根素等。

二、黄酮类化合物的理化性质

室温下，黄酮类化合物多为固体结晶，小部分为粉末状固体。多数黄酮类化合物因其存在交叉共轭体系结构，因而在自然光下具有颜色，如黄酮、黄酮醇及其苷类多为淡黄色或黄色，异黄酮类为淡黄色，查耳酮类为黄色或橙黄色等。一般共轭体系越长，颜色越深。游离黄酮类化合物中，黄烷醇、二氢黄酮、二氢异黄酮、二氢黄酮醇等因具有手性碳原子而显旋光性。黄酮苷元一般与水的亲和性较差，易溶于甲醇、乙醇、乙醚和乙酸乙酯等有机溶剂或稀碱液。而黄酮苷一般与水、甲醇、乙醇和乙酸乙酯等溶剂的亲和性较好，在乙醚、三氯甲烷、苯等有机溶剂中较难溶解。因化合物分子中存在弱酸性的酚羟基，故可溶于稀碱液中，分子结构中含有 3- 羟基、5- 羟基或邻二羟基的黄酮类化合物可与乙酸镁、乙酸铅、二氯氧化锆或三氯化铝等试剂发生络合反应。

三、胡芦巴中的黄酮类化合物

胡芦巴中含有丰富的黄酮成分，胡芦巴黄酮的主要苷元有金合欢素、芹菜素、槲皮素、柚皮素、山奈酚和木樨草素等。胡芦巴中黄酮糖苷有 C- 苷和 O- 苷 2 种，C- 苷主要连接在 6-、8- 或 6,8- 位，O- 苷主要连在 7- 和 3- 位。组成黄酮苷的单糖有阿拉伯糖、鼠李糖、木糖、半乳糖、葡萄糖和奎诺糖等，二糖有鼠李糖（1 → 2）葡萄糖（Rhaα1 → 2Glc）、半乳糖（1 → 2）葡萄糖（Galβ1 → 2Glc）、葡萄糖（1 → 2）半乳糖（Glcβ1-2Gal）等，酰基化糖如 3- 羟基 -3- 甲基戊二酰基葡萄糖（Glc-HMG）、对香豆酰基葡萄糖（Glc-Cou）、阿魏酰基葡萄糖（Glc-Fer）和没食子酰基葡萄糖（Glc-GA）等，其分子主架结构见图 3-3。

Glucose(Glc) Galactose(Gal) Xylose(Xyl) Rhamnose(Rha) Arabiose(Ara) Pentose(Pen) Chinovose(Chin)

Rutinose(Rut) Glc-HMG Glc-GA Glc-Qui

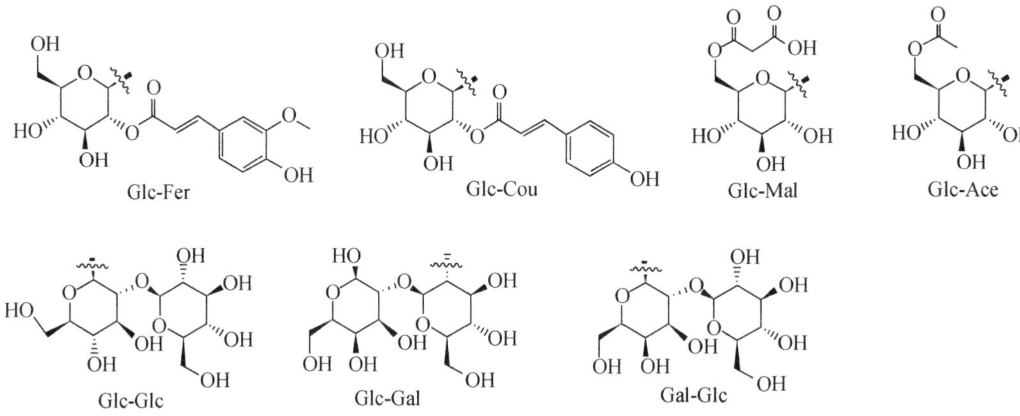

图 3-3 组成胡芦巴中黄酮苷的糖类

目前，已从胡芦巴种子、茎叶中分离鉴定出多种化合物，包括黄酮类、黄酮醇类、二氢黄酮类、黄烷醇类、二氢查尔酮类和异黄酮等类型，其中主要成分见表3-2，结构见图3-4。

表 3-2　胡芦巴中黄酮类化合物

序号	类型	化合物名称
1		acacetin
2		apigenin
3		luteolin
4		tricin
5		acacetin- 6,8-di-C-glucoside
6		apigenin 6,8-C-di-β-galactoside
7		apigenin 6-C-β-xylosyl-8-C-β-galactoside (vicenin-Ⅰ)
8		apigenin 6-C-β-chinovosyl-8-C-β-galactoside (vicenin-Ⅲ)
9	黄酮类	apigenin 6-C-β-xylosyl-8-C-(6‴-O-(3-hydroxy-3-methyl-glutaroyl)-β-glucoside)
10		apigenin 6-C-β-arabinosyl-8-C-β-glucoside(Isoschaftoside)
11		apigenin 8-C-2″-O-(E)-p-coumaroyl-β-glucoside
12		apigenin 6-C-β-glucoside (isovitexin)
13		apigenin 8-C-β-glucoside (vitexin)
14		apigenin 6,8-C-di-β-glucoside (vicenin 2)
15		apigenin 6-C-xylosyl-8-C-glucoside (vicenin 1)
16		apigenin 6-C-glucosyl-8-C-xyloside (vicenin 3)
17		apigenin 6-C-glucosyl-8-C-rhamnoside

续表

序号	类型	化合物名称
18		apigenin 6-*C*- glucosyl -8-*C*-galactoside
19		apigenin 6-*C*-glucosyl-8-*C*-(2″-*O*-feruloyl)-glucoside
20		apigenin 6-*C*-pentosyl-8-*C*-(2″-*O*-feruloyl)-glucoside
21		apigenin 6-*C*-glucosyl-8-*C*-(6″-*O*-galloyl)-glucoside
22		apigenin 6-*C*-pentosyl-8-*C*-(2″-*O*-quinoyl)-glucoside
23		apigenin 6-*C*- glucosyl-8-*C*-(6″-*O*-quinoyl)-glucoside
24		apigenin-7-*O*-β-glucoside (cosmosioside)
25		apigenin 7-*O*-glucosyl-(1 → 2)-glucosyl-6,8-di-*C*-glucoside
26		apigenin 7-*O*-(2″-galloylxylosyl) 6,8-di-*C*-glucoside
27		apigenin 7-*O*-(6″-galloyl)-rhamonsyl-6-*C*-(2‴-pentosy)-glucoside
28		apigenin 7-*O*-(6″-galloyl)-glucosyl-8-*C*-rhamnosyl-6-*C*-glucoside
29		apigenin 7-*O*-(2″-galloyl)-glucosyl-8-*C*-rhamnosyl-6-*C*-glucoside
30		apigenin 7-*O*-glucosyl- (1 → 6)- glucosyl-8-*C*-pentosyl 6-*C*-glucoside
31		apigenin 7-*O*-glucosyl-(1 → 2)-glucosyl-6-*C*-pentosyl 8-*C*-glucoside
32	黄酮类	apigenin 7-*O*-glucosyl-(1 → 6)-glucosyl-6,8-di-*C*-glucoside
33		apigenin 7-*O*-(2″-galloylglucosyl)-6,8-di-*C*-glucoside
34		apigenin 7-*O*-(6″-galloylglucosyl)-6-*C*-xylosyl 8-*C*-glucoside
35		apigenin 7-*O*-(2″-galloylpentosyl)-6,8-di-*C*-glucoside
36		apigenin 7-*O*-(2″-galloylglucosyl)-8-*C*-xylosyl 6-*C*-glucoside
37		apigenin 7-*O*-(6″-galloylglucosyl) 8-*C*-xylosyl 6-*C*-glucoside
38		apigenin 7-*O*-glucosyl 6-*C*-galloylxylosyl 8-*C*-glucosyl-glucoside
39		apigenin 7-*O*-(6″-galloylglucosyl) 8-*C*-rhamnosyl 6-*C*-glucoside
40		apigenin 7-*O*-(di-glucosyl) 6-*C*-galloylxylosyl 8-*O*-glucoside
41		apigenin 7-*O*-(rhamnosylglucosyl) 6-*C*-xylosyl 8-*C*-galloylglucoside
42		apigenin 7-*O*-(6″-galloylglucosyl) 6-*C*-acetyl-glucosyl-xylosyl
43		luteolin 8-*C*-(6″-malonyl)-glucoside
44		luteolin 8-*C*- β -glucoside(orientin)
45		luteolin 6-*C*- β -glucoside(Isoorientin)
46		luteolin 8-*C*-2″-*O*-(*E*)-*p*-coumaroyl- β -glucoside
47		luteolin 6-*C*- β -arabinoside

序号	类型	化合物名称
48		luteolin 8-*C*-β-arabinoside
49		luteolin 7-*O*-β-glucoside(cynaroside)
50		luteolin 7-*O*-(6″-galloyl)-glucosyl-8-*C*-xylosyl-(1 → 6)-glucoside
51		luteolin 7-*O*-(6″-galloyl)-glucosyl-8-*C*-xylosyl-(1 → 2)-glucoside
52		luteolin 7-*O*-(2″-galloyl)-glucosyl 6-*C*-(2‴-xylosyl)-rhamnoside
53		luteolin 7-*O*-(6″-quinoyl)-rhamnosyl-6-*C*-xylosyl-8-*C*-(6‴-acetyl)-glucoside
54		luteolin 7-*O*-(6″-quinoyl)-glucosyl 8-*C*-xylosyl-(1 → 6)-glucoside
55		luteolin 7-*O*-(2″-galloyl)-xylosyl-4′-*O*-(2‴,6‴-malonyl-xylosyl)-rhamnoside
56		orientin-2″-*O*-*p*-trans-coumarate
57		tricin 7-*O*-β-glucoside
58		vitexin-2″-*O*-*p*-trans-coumarate
59		vitexin-7-*O*-β-glucoside
60		kaempferol
61		myricetin
62	黄酮醇类	icarisid Ⅱ
63		quercetin
64		kaempferol 7-*O*-rhamnosyl(1 → 2)glucoside
65		kaempferol 3-*O*-β-glucosyl(1 → 2)galactoside(panasenoside)
66		kaempferol 3-*O*-β-D-glucosyl-(1 → 2)-(6″-*O*-acetyl)-β-D-galactoside 7-*O*-β-D-glucoside
67		kaempferol 3-*O*-β-D-glucosyl-(1 → 2)-β-D-galactoside 7-*O*-β-D-glucoside
68		kaempferol 7-*O*-rhamonsyl-(1 → 2)-β-D-galactoside 3-*O*-(1 → 6)-β-D-rhamnoside
69		kaempferol 7-*O*-(6″-galloyl)-β-D-galactoside 6-*C*-(2‴-xylosyl)- β-D-rhamnoside
70		kaempferol 3-*O*-β-glucosyl (1 → 2) (6″-*O*-acetyl)-β-D-galactoside
71		kaempferol 7-*O*-rhamnosyl-(1 → 2)-glucoside
72		kaempferol 7-*O*-rhamnosyl-(1 → 2)-rhamnoside
73		kaempferol 3-*O*-β-glucoside
74		kaempferol 7-*O*-glucoside
75		kaempferol 3-*O*-rhamnosyl (1 → 2)-xyloside
76		kaempferol 7-*O*-glucosyl (1 → 4)-glucoside

续表

序号	类型	化合物名称
77		quercetin-3-*O*-rutinoside(Rutin)
78	黄酮类	quercetin 3-*O*-β-D-glucosyl-(1 → 2)-β-D-galactoside 7-*O*-β-D-glucoside
79		quercetin 3-*O*-L-rhamnoside (quercitrin)
80		eriodictyol 7-*O*-rhamnosyl(1 → 2)glucoside
81	二氢黄酮类	naringenin
82		naringenin-7-*O*-β-D-rutinoside
83	黄烷醇类	catechin
84	二氢查尔酮类	phloretin 2′-*O*-glucoside
85		(6aR,11aR)-cis-6a-hydroxy-3,9-dimethoxy-pterocarpan
86		11b,9-dihydroxy-11b,1-dihydropterocarpan
87		11b-hydroxy-11b,1-dihydromaackiain
88		11b-hydroxy-11b,1-dihydromedicarpin
89		medicarpin
90		maackiain
91		(–)-maackiain-3-*O*-glucoside
92		(6aR,11aR)-3-hydroxy-8,9-dimethoxypterocarpan
93		4-methoxymedicarpin
94	异黄酮类	(±)-3,9-dihydroxy-10-methoxypterocarpan
95		demethylmedicarpin
96		(+)-4-hydroxy-3-methoxy-8,9-ethylenedioxypterocarpan
97		(–)-melilotocarpan D
98		5,7,3-trihydroxy-5-methoxyl-isoflavone
99		biochanin A
100		5,7,4′-trihydroxy-3′,5′-dimethoxylisoflavone
101		formononetin
102		daidzein
103		calycosin
104		irilone

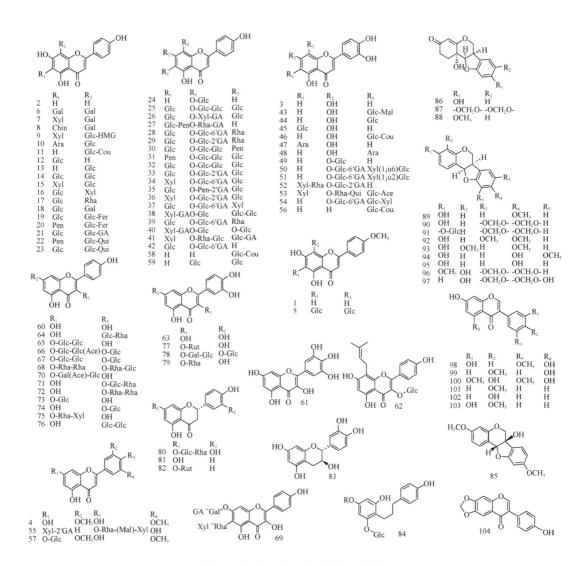

图 3-4　胡芦巴黄酮类化合物的结构

四、黄酮类化合物的提取与分离

（一）黄酮类化合物的提取

天然植物开发利用的关键是有效成分的提取与分离，不同植物所含成分不同，因此提取时的方法及工艺不同，提取工艺的合理设计、正确的操作，不但有利于提取活性成分，而且对分离纯化也有利。因此，提取技术及工艺的研究对植物活性成分的开发利用显得十分重要。目前提取黄酮类化合物常用的方法为溶剂提取法。选择合适的溶剂是有效提取黄酮类化合物的关键，溶剂提取方法主要包括水提取法、碱水提取法和有机溶剂提取法等。

1. 水提取法 适用于亲水性黄酮类化合物的提取，如水溶性黄酮苷类，但该方法提取效率低，提取液中杂质较多，进一步分离提纯较为困难，故不常用。

2. 碱水提取法 大多数黄酮类化合物含有弱酸性酚羟基，易溶于碱性水溶液，因此在提取黄酮类化合物时可用碱水浸提，如 NaOH 水溶液和饱和石灰水等。

3. 有机溶剂提取法 是黄酮类化合物常用的提取方法，主要是利用相似相溶原理，根据化合物极性，选择合适的有机溶剂。例如，乙醚、氯仿和乙酸乙酯等可用于提取极性较小的黄酮类苷元，甲醇、乙醇和丙酮等可用于提取极性相对较大的黄酮类化合物。

溶剂提取法按照具体的操作又分为热回流提取法、超声辅助提取法、亚临界流体萃取法、微波辅助萃取法等。胡芦巴中黄酮类化合物种类多，性质各异，分布部位不同，存在形式也不同，如在花、叶、种子等组织中多以苷的形式存在，在木质部坚硬组织中多以游离苷元的形式存在。文献调研发现，上述方法在胡芦巴黄酮成分的提取过程中均有应用。例如，单俊杰等选用 95% 乙醇提取胡芦巴种子中的化学成分，结合柱色谱分离，从胡芦巴种子分离出了 4 个芹菜素黄酮苷。刘芬芸等将 10kg 胡芦巴干燥种子室温下浸泡于 15L 的 95% 乙醇溶液中，浸泡 3 次，每次 72h，滤过，合并提取液，减压回流得到1.717kg 浸膏，然后通过萃取、柱色谱分离，从胡芦巴种子中得到木樨草素、木樨草苷和木樨草素 -7-O- 芸香糖苷等黄酮类化合物。Akbari 等采用 Design-Expert 软件，基于萃取时间、微波功率、乙醇浓度、料液比和提取温度五因素二水平析因设计，以提取率、总多酚、总皂苷、总黄酮考察了胡芦巴种子微波辅助萃取工艺，结果表明，在微波辐照时间 3min、微波功率 600W、溶剂浓度 60%、料液比 1∶10（g∶mL），温度 70℃时，提取率最高。采用二水平析因设计进行筛选，结果表明，溶剂浓度、辐照时间、微波功率和料液比是影响总皂苷、酚类和黄酮类物质回收率的重要因素（$P<0.05$），微波温度的影响无显著性差异（$P>0.05$）。丁建海等采用乙醇回流提取胡芦巴中的总黄酮，考察了乙醇浓度、料液比、温度、时间对总黄酮提取率的影响。结果表明，胡芦巴中总黄酮最佳提取工艺参数：料液比 1∶50（g∶mL），乙醇浓度 40%，提取时间 0.5h，提取温度 50℃。在该条件下，总黄酮提取率为 1.017%。陈帅等在单因素实验基础上，以胡芦巴总黄酮提取率为考察指标，根据星点试验设计原理，利用响应面法建立数学模型，得到胡芦巴总黄酮提取的最佳工艺。实验结果表明，胡芦巴总黄酮最佳提取工艺为乙醇体积分数 68%、提取时间 2.3h、提取温度 74.2℃。石会丽等通过 $L_9(3^4)$ 正交试验设计及单因素试验，以胡芦巴总黄酮含量为考察指标，综合探讨了提取条件对活性物质提取量的影响，结果表明，胡芦巴总黄酮最佳提取条件为用 20 倍量体积分数 70% 的乙醇，回流提取 3 次，每次 1.5h，浸泡 30min，在最佳提取工艺下总黄酮的提取率为 1.53%。

笔者对青海地区胡芦巴中黄酮类化合物的超声提取工艺进行了研究。研究中选择影响黄酮得率（Y）的 3 个主要影响因素：提取时间（min）、提取温度（℃）、料液比进行组合。实验因素水平及编码见表 3-3。研究发现，不同条件下的总黄酮得率不相同，见表 3-4。从表 3-4 看出，时间为 80min，温度为 50℃，料液比为 20∶1（g∶mL）时，总黄酮得率达到最大（1.03%），高于回流提取的得率（0.89%）。

表 3-3 胡芦巴黄酮提取响应面分析因素水平及编码

编码变量水平	时间 (X_1, min)	温度 (X_2, ℃)	液料比 (X_3)
−1.682	26.4	23.2	6.6
−1	40.0	30.0	10.0
0	60.0	40.0	15.0
+1	80.0	50.0	20.0
+1.682	93.6	56.8	23.4
Δ_j	20	10	5

表 3-4 响应面实验组合及总黄酮得率

序号 (No.)	时间 (X_1, min)	温度 (X_2, ℃)	液料比 (X_3)	总黄酮得率 (%)
1	1(80.0)	1(50.0)	1(20.0)	1.03 ± 0.04
2	1	1	−1(10.0)	0.96 ± 0.02
3	1	−1(30.0)	1	0.99 ± 0.04
4	1	−1	−1	0.88 ± 0.01
5	−1(40.0)	1	1	0.88 ± 0.03
6	−1	1	−1	0.76 ± 0.02
7	−1	−1	1	0.81 ± 0.05
8	−1	−1	−1	0.76 ± 0.04
9	−1.682(26.4)	0	0(15.0)	0.80 ± 0.06
10	1.682(93.6)	0	0	1.02 ± 0.02
11	0(60.0)	1.682(56.8)	0	0.96 ± 0.01
12	0	−1.682(23.2)	0	0.80 ± 0.03
13	0	0(40.0)	1.682(23.4)	0.97 ± 0.03
14	0	0	−1.682(6.6)	0.85 ± 0.04
15	0	0	0	0.92 ± 0.02
16	0	0	0	0.91 ± 0.04
17	0	0	0	0.93 ± 0.02
18	0	0	0	0.90 ± 0.03
19	0	0	0	0.91 ± 0.01
20	0	0	0	0.91 ± 0.02
回流提取 (HRE)	120	80	40	0.89 ± 0.01

采用 Design-Expert 7.1.3 软件对上述所得数据进行回归分析，二次回归模型的方差分析见表 3-5。得到的模型的 R^2 为 0.9905，说明通过二次回归得到的胡芦巴黄酮得率的模型与实验拟合较好；同时变异系数（CV%）为 1.11%，表明模型可靠性高。从表 3-5 可知，模型整体为极显著水平，表明回归模型与实验结果数据吻合良好；同时失拟检验中 $P>0.05$，表明回归模型无失拟因素存在，该模型可用于实验结果的预测和分析。对实验数据进行回归拟合，得多元二次回归模型：

$$Y=0.1529+3.0423 \times 10^{-3}X_1+0.0191\,X_2+7.3127 \times 10^{-3}\,X_3-3.7500 \times 10^{-5}\,X_1X_2+1.500 \times 10^{-4}$$
$$X_1X_3-2.0000 \times 10^{-4}\,X_2X_3-3.8385 \times 10^{-6}\,X_1^2-1.2142 \times 10^{-4}X_2^2-6.1416 \times 10^{-5}X_3^2$$

表 3-5　回归模型中回归系数方差分析

变量 (Variables)	自由度 (Degree of freedom)	离差平方和 (Sum of squares)	均方 (Mean squares)	F (F-value)	P (P-value)
二次模型 (Model)	9	0.100	0.012	115.39	< 0.0001
X_1	1	0.061	0.050	606.55	< 0.0001
X_2	1	0.024	0.013	237.22	< 0.0001
X_3	1	0.014	0.010	142.98	< 0.0001
X_1X_2	1	4.500×10^{-4}	4.500×10^{-4}	4.50	0.0599
X_1X_3	1	1.800×10^{-4}	1.800×10^{-4}	18.01	0.0017
X_2X_3	1	8.000×10^{-4}	8.000×10^{-4}	8.00	0.5728
X_1X_1	1	3.397×10^{-5}	3.397×10^{-5}	0.34	0.0010
X_2X_2	1	2.215×10^{-3}	2.215×10^{-3}	21.25	< 0.0001
X_3X_3	1	3.397×10^{-5}	3.397×10^{-5}	0.34	0.5728
失拟项 (Lack of fit)	4.663×10^{-4}	5	4.663×10^{-4}	0.87	0.5568

方差分析结果表明，在 3 个因素中，影响最显著的因素是提取时间。影响程度从大到小依次为提取时间＞提取温度＞料液比。通过响应面三维及等高线图，可直观地反映各因素的交互作用对响应值的影响，从而确定最佳工艺参数范围。

通过二次回归方程拟合并综合考虑能耗与时间等因素得出的最佳提取条件：萃取时间为 79.89min，萃取温度为 47.60℃，料液比为 1：19.63(g：mL)，在此条件下黄酮得率为 1.03%。为便于进行工业生产和操作对工艺进行调整，提取时间为 80min，提取温度为 48℃，料液比为 1：20(g：mL)，并通过三次验证实验进行验证，实测值接近预测值，与模型比较吻合。

（二）黄酮类化合物的分离

天然植物所含化学成分比较复杂，植物提取后得到的混合物含有多种成分。植物中的有效成分需要从复杂的体系中经过进一步除杂、精制、分离、纯化等步骤提取出来，根据各成分的性质不同所采用的具体的分离纯化的方法也不同。黄酮类化合物的分离主要根据其极性差异、酸性强弱、分子量大小和有无特殊结构等而采用合适的分离方法。传统应用较多的方法有溶剂分离法、吸附法、溶剂萃取法、透析法、沉淀法、超滤法、结晶法、盐析法、澄清法等。黄酮类化合物的分离方法虽然多，但单体的分离仍主要依靠色谱法，随着分离技术的发展，使得一些有效活性成分的分离成为可能。目前新的分离纯化技术主要有传统柱色谱、膜、大孔树脂吸附、高速逆流色谱、高压制备分离等。新技术的发展在选择性、工作效率和节能环保方面具有明显的优势，应用前景极大。

1. 溶剂萃取法 　用水或不同浓度的醇提取得到的浸出物成分复杂，往往不能直接析出黄酮类化合物，需回收溶剂，使成糖浆状或浓水液。然后用不同极性的溶剂进行萃取，可使游离黄酮与黄酮苷分离，或使极性较小的与极性较大的黄酮分离。例如，先用乙醚从上述浓水液中萃取出游离黄酮苷元，再用乙酸乙酯反复萃取得到黄酮苷。此法是初步分离，主要分离苷元和苷。利用黄酮类化合物与混入的杂质极性不同，选用不同溶剂处理，也可达到精制纯化目的。例如，植物叶子的醇提取液适当浓缩后，可用石油醚萃取除去叶绿素、胡萝卜素等低极性杂质。而某些提取物的水溶液经浓缩后则可加入多倍量浓醇，以沉淀除去蛋白质、多糖类等水溶性杂质。

2. 柱色谱法 　柱色谱的填充剂有硅胶、聚酰胺、氧化铝、葡聚糖凝胶和纤维素粉等，其中以硅胶、聚酰胺最常用。①硅胶柱色谱：应用范围较广，主要适宜分离极性较低的黄酮类化合物，如异黄酮、二氢黄酮、二氢黄酮醇，以及高度甲基化或乙酰化的黄酮及黄酮醇。在少数情况下，在加水去活化后也可用于分离极性较大的化合物（如多羟基黄酮醇及黄酮苷类等）。分离游离黄酮时一般选择有机溶剂为洗脱剂，如不同比例的氯仿－甲醇混合溶剂等；分离黄酮苷时常用极性较大的含水溶剂系统洗脱，如氯仿－甲醇－水、乙酸乙酯－丙酮－水等。②聚酰胺柱色谱：聚酰胺对各种黄酮类化合物（包括黄酮苷和黄酮苷元）有较好的分离效果，是较为理想的吸附剂，且其容量比较大，适合制备性分离。聚酰胺色谱的分离机制一般认为是"氢键吸附"，即聚酰胺的吸附作用是通过其酰胺羰基与黄酮类化合物分子上的酚羟基形成氢键缔合而产生的，其吸附强度主要取决于黄酮类化合物分子中酚羟基的数目与位置等，以及洗脱溶剂与黄酮类化合物或与聚酰胺之间形成氢键的缔合能力。姜文月等采用石油醚超声脱脂、70% 乙醇溶液热回流法从胡芦巴中提取黄酮类物质，提取率为 1.45%；采用聚酰胺树脂与 D101 大孔吸附树脂联合过柱纯化，制备胡芦巴黄酮组分，总黄酮含量为 62.28%，得率为 1.42%。尚明英等采用硅胶、聚酰胺和 Sephadex LH-20 柱进行分离，用物理、化学和光谱学方法鉴定化合物的结构，从胡芦巴中分离得到 5 个黄酮类化合物，分别为牡荆素、小麦黄素、柚皮素、槲皮素和小麦黄素 -7-O- 葡萄糖苷。③葡聚糖凝胶柱色谱：Sephadex G 及 Sephadex LH-20 型凝胶柱常用于黄酮类化合物的分离。分离黄酮苷元时主要靠吸附作用，因吸附力的强弱不同而进行分离，故在一般情况下，黄酮类化合物的酚羟基数目越多，凝胶柱对它的吸附力越大，越难洗脱。而分离黄酮苷时主要靠分子筛作用，洗脱时一般按分子量从大到小的顺序被洗脱。葡聚糖凝胶柱色谱中常用的洗脱剂有碱性水溶液或含盐水溶液、醇溶液和含水丙酮、甲醇－氯仿等。

天然产物有效成分复杂，含量低，难于富集。用传统的分离方法不仅步骤烦琐，能源及材料消耗量大，而且产率及纯度不高，尤其难以分离结构、性质相似的组分。随着中药现代化的发展，高新技术不断在中药制药工业中推广、应用。目前，多种分离技术联合分离天然活性成分越来越流行。刘芬芸等运用 Sephadex LH-20 凝胶柱、硅胶柱色谱、半制备高效液相色谱（HPLC）等多种色谱技术进行分离和纯化，并通过其理化性质和核磁共振（NMR）数据综合分析，从胡芦巴乙醇提取物中得到 6 个甾体皂苷类和黄酮类化合物，分别为 22- 甲氧基 - 胡芦巴皂苷Ⅱb、芰脱皂苷元、薯蓣皂苷元、木樨草素、木樨草苷、木樨草素 -7-O- 芸香糖苷。李秀茹等利用硅胶柱、RP-8 柱、MCI 柱、Sephadex LH-20 凝胶柱等柱色谱进行分离纯化，通过理化性质和波谱特征鉴定结构，从胡芦巴乙醇提取物中分离并鉴定了 11 个化合物，分别为十六烷酸、宝藿苷 - Ⅰ、甲基 -α-D- 吡喃葡萄糖苷、2″-O-p- 香豆酰牡荆素、异牡荆素、牡荆素、8-C-β-D- 吡喃葡萄糖基山奈酚、异荭草素、荭草素、2″-O-p- 香豆酰荭草苷和 L- 色氨酸。

笔者采用大孔吸附树脂对胡芦巴黄酮类化合物的纯化工艺进行了研究。通过比较 11 种大孔吸附树脂对胡芦巴黄酮类化合物的静态吸附与解吸性能，筛选出 DM130 型大孔吸附树脂用于分离纯化胡芦巴种子中的黄酮类化合物，采用单因素方法分析考察该树脂富集纯化胡芦巴总黄酮的最佳工艺条件，确定了最佳工艺条件：每克树脂上样量为 3.64mg 总黄酮，上样液 pH 5.0，吸附时间 2h，70% 乙醇洗脱，洗脱速率 2mL/min，洗脱体积 150mL，总黄酮回收率为 85.05%，纯度提高到 26.50%。

3. 高速逆流色谱法（high speed countercurrentchromatography，HSCCC） 是一种液 – 液色谱分离技术，它的固定相和流动相都是液体，没有不可逆吸附，具有样品无损失、无污染、高效、快速和大制备量分离等优点。

笔者采用 HSCCC 分离技术，对胡芦巴中牡荆素、异牡荆素等同分异构体进行了分离制备，采用 HSCCC 有效缩短了分离时间，克服了传统制备方法操作复杂、样品死吸附损失、收率低等缺点。建立了采用 HSCCC 从胡芦巴中分离黄酮苷和二苯乙烯苷类化合物的方法。在此列出研究方案和结果，以供相关研究人员参考。

（1）样品的制备

1）胡芦巴种子正丁醇萃取物的制备：称取 2kg 干燥的胡芦巴种子，粉碎后过 60 目筛。用 30L 75% 的乙醇在 60℃条件下加热回流提取 3 次，每次过滤后合并滤液，60℃条件下真空减压浓缩至无醇，得 700g 浸膏。取 500g 浸膏用 2.0L 纯水溶解后，分别用石油醚（沸点：90℃，2.0L）、乙酸乙酯（2.0L）依次萃取，得 124.5g 石油醚萃取物和 136.7g 乙酸乙酯萃取物。

2）待分离样品 1 的制备：为了富集目标化合物，采用硅胶柱富集纯化乙酸乙酯萃取物。具体方法：将 120g 乙酸乙酯萃取物用 200 目硅胶拌样，氯仿溶解后，湿法装柱。采用氯仿 – 甲醇（100:0~0:100）梯度洗脱模式，采用 TLC 和 HPLC 法进行点板合并样品，合并后得到 10 份洗脱液，按极性从大到小依次排序。其中，第 5 份洗脱液经浓缩后得 9.52g 浓缩液，作为 HSCCC 待分离样品 1。

3）待分离样品 2 的制备：首先，取 200mg 待分离样品 1 进行 HSCCC 分离，在此分离过程中，按照检测器的出峰时间，收集出峰时间在 150min 之前的流分，冷冻干燥，得 120mg 待分离样品 2，用于第二步 HSCCC 分离。

（2）HPLC 分析：在该研究中，采用 HPLC 来分析样品中各化合物的组成，进行分配系数的测定及对各 HSCCC 色谱峰纯度的检测。为了获得满意的分离效果，检测了不同的 HPLC 溶剂体系（甲醇 – 水、乙腈 – 水）和不同的洗脱模式。经过筛选，选用以下甲醇 –

水溶剂系统和洗脱模式：甲醇 0~10min，30%~40%；10~25min，40%~50%，25~30min，50%~80%，30~35min, 80%。第一步，HSCCC 分离检测波长 320nm；第二步，HSCCC 分离检测波长 254nm。在此系统下，两 HPLC 色谱峰能达到基线分离。样品和分离得到的 HSCCC 色谱峰的 HPLC 色谱图见图 3-5。

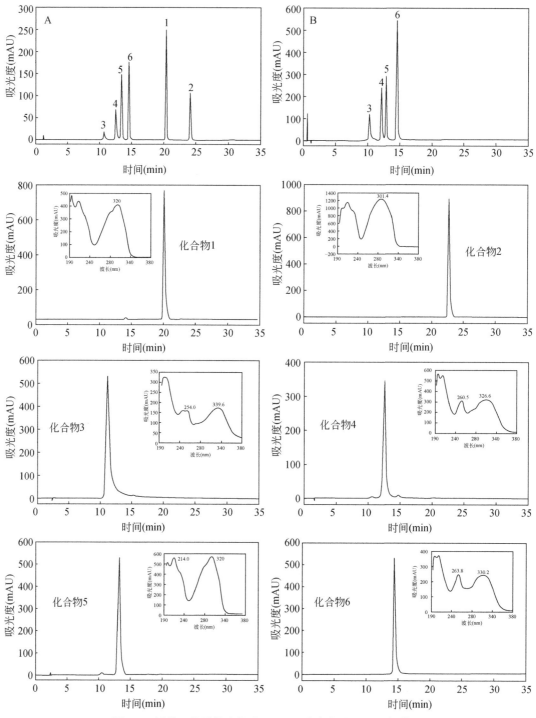

图 3-5　胡芦巴种子提取物及 HSCCC 分离物的 HPLC 色谱图

（3）溶剂系统的选择：在 HSCCC 中，溶剂系统的选择至关重要，合适的溶剂系统是天然药物中活性成分分离纯化的关键。合适的两相溶剂系统应满足下列要求：分层时间小于 30s；目标化合物在两相中具有合适的分配系数（K），一般分配系数 K 要满足 $0.2 < K < 2.0$。此外，相邻两化合物的分离度（$\alpha = K_2/K_1$，$K_2 > K_1$）应大于 1.5。表 3-6 是不同溶剂体系对各化合物的 K 的影响。

在该研究中，依据目标化合物的极性，分别测定了不同的两相溶剂系统中化合物的 K。首先选择氯仿 – 甲醇 – 水（如体积比 2：1：1，4：3：2）为两相溶剂系统，结果发现，此两相溶剂系统对各化合物能产生较大的 K（>10），所以应用此系统分离时间会很长，且分离度会很差，因此不选用此两相溶剂系统。其次，选择不同体积比例的正己烷 – 乙酸乙酯 – 甲醇 – 水（3：5：3：5、2：5：2：5、1：5：1：5），当体积比例为 3：5：3：5 和 2：5：2：5 时，化合物 1 和 2 的 K 满足以上要求，但是其分离度小于 1.5。因此，可以通过调低正己烷和甲醇的体积比例使分离度增加。当正己烷 – 乙酸乙酯 – 甲醇 – 水体积比例调节为 1：5：1：5 时，此系统的固定相保留率可达 56.7%，且有较好的分离度及 K。

虽然正己烷 – 乙酸乙酯 – 甲醇 – 水体积比例调节为 1：5：1：5 系统对化合物 1 和 2 有较好的分离效果，但是此系统对化合物 3~6 的 K 太小，即目标化合物 3~6 几乎全部溶解于下相，不便分离。因此，建立两步分离方法很有必要。对于化合物 3~6，只能选择比正己烷 – 乙酸乙酯 – 甲醇 – 水（1：5：1：5）的极性更大的溶剂系统才能上调 K，从表 3-6 中可以看出，乙酸乙酯 - 水（1：1）、乙酸乙酯 – 甲醇 – 水（10：1：10）及乙酸乙酯 – 正丁醇 – 水（9：1：10）均能对 3 种化合物提高 K，但是后两个系统由于甲醇和正丁醇的引入使固定相保留率降低，所以选择乙酸乙酯 – 水（1：1）为第二步 HSCCC 分离的溶剂系统。

表 3-6　胡芦巴种子 6 种目标化合物在不同溶剂体系中的分配系数

溶剂系统	体积比	分配系数 (K)					
		化合物 1	化合物 2	化合物 3	化合物 4	化合物 5	化合物 6
氯仿 – 甲醇 – 水	2：1：1	5.48	4.75	26.2	14.4	20.2	11.3
	4：3：2	9.50	8.56	19.5	16.7	13.8	10.43
正己烷 – 乙酸乙酯 – 甲醇 – 水	3：5：3：5	0.52	0.65				
	2：5：2：5	0.77	0.93				
	2：5：1：5	1.02	1.30		<0.08		
	1：5：2：5	1.24	1.77				
	1：5：1：5	1.26	2.06				
	1：10：1：10	2.35	4.16	0.16	0.30	0.73	0.82
乙酸乙酯 – 水	1：1			0.63	0.98	1.50	2.25
乙酸乙酯 – 正丁醇 – 水	9：1：10	>5.0		0.85	1.32	2.17	2.76
	10：1：10			0.92	1.37	2.24	2.75

最终，正己烷－乙酸乙酯－甲醇－水体积比例调节为 1：5：1：5 和乙酸乙酯－水（1：1）被选择为第一步和第二步 HSCCC 分离所用的溶剂系统。

（4）HSCCC 分离条件优选：本实验也研究了流动相的流速和分离柱的转速对分离效果的影响。在分离柱的转速、分离温度及上样量一定的情况下，考察在第二步 HSCCC 分离过程中，不同的流速（1.5mL/min、2.0mL/min、2.5mL/min）对分离时间及固定相保留率的影响。结果表明，随着流速的增大，分离时间也随之缩短，固定相保留率下降，对目标化合物尤其是对化合物 5 和 6 的分离度明显下降。但是过低的流速不能增加固定相保留率及分离度，反而会过多浪费分离时间，考虑到分离时间及目标化合物纯度两方面因素，在第二步 HSCCC 分离过程中流速为 2.0mL/min。此外，分离柱的转速能显著影响固定相保留率，进而影响化合物分离度。在第二步 HSCCC 分离过程中，固定流速为 2.0mL/min，分离温度为 30℃，当转速为 800r/min、850r/min 和 900r/min 时，其对应的固定相保留率分别为 45.2%、49.8% 和 53.7%。因此，选择转速为 900r/min。

综上所述，确定 HSCCC 分离条件：在第一步 HSCCC 分离过程中，流动相流速确定为 1.5mL/min，转速为 900r/min，分离温度为 30℃；在第二步 HSCCC 分离过程中，流动相流速确定为 2.0mL/min，转速为 900r/min，分离温度为 30℃。

（5）HSCCC 分离样品：在以上优化的 HSCCC 分离条件下，从 200mg 胡芦巴种子粗提物中分离得到 19.5mg 脱氧土大黄苷，20.8mg 丹叶大黄素，12.5mg 荭草素，13.9mg 牡荆素，15.1mg 土大黄苷和 17.0mg 异荭草素，其纯度均高于 96.0%。HSCCC 分离色谱图见图 3-6。

（6）HSCCC 色谱峰的结构鉴定：根据 UV-Vis、^{1}H NMR 和 ^{13}C NMR 数据对各峰组分进行鉴定。通过与文献对照，HSCCC 色谱峰 1~6 对应的化合物分别为脱氧土大黄苷、土大黄苷、荭草素、牡荆素、丹叶大黄素和异荭草素。

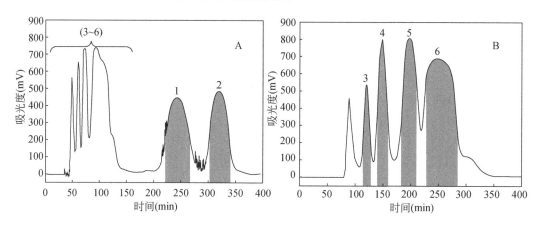

图 3-6　两步 HSCCC 分离色谱图

注：化合物 1~6 分别为脱氧土大黄苷、土大黄苷、荭草素、牡荆素、丹叶大黄素和异荭草素

采用两次 HSCCC 分离法，两种不同的溶剂体系，从胡芦巴种子中分离制备得到三种黄酮类化合物和三种多羟基芪类化合物，本研究系首次在胡芦巴种子中发现并分离得到多羟基芪类成分。研究结果表明，HSCCC 是一种分离天然产物的有效工具，尤其对结构相似甚至同分异构体化合物的分离，与传统柱色谱相比较能体现出明显的优势。此外，该方法

重现性好，也是快速、大量制备天然产物中活性成分的首选方法。本研究所制备得到的化合物纯度均大于96%，提示这些化合物无须纯化，可直接进行后续活性筛选步骤。

在上述研究结果的基础上，笔者进一步探索新的实验方法，将响应面优化方法应用于HSCCC分离的优化，高效制备出了胡芦巴种子中多酚类化合物。在此列出研究方案和结果，以供相关研究人员参考。

4. HSCCC 结合响应面法高效制备胡芦巴种子中多酚类化合物

（1）样品的制备

胡芦巴种子正丁醇萃取物的制备：称取500g干燥的胡芦巴种子粉碎后过60目筛。用10L 75%的乙醇在80℃条件下加热回流提取3次，每次过滤，合并滤液，60℃条件下真空减压浓缩至无醇，得245g浸膏。将浸膏用1.0L纯水溶解后，用石油醚（沸点：90℃，2.0L）、乙酸乙酯（2.0L）依次萃取，将正丁醇萃取物进行真空冷冻干燥，得到35g正丁醇萃取物。为了富集目标化合物，有必要对胡芦巴种子正丁醇萃取物进行进一步的富集纯化。具体方法：将30g正丁醇萃取物用去离子水溶解后，上大孔树脂柱（120cm×4.5cm，D101，1000g），然后按照不同的乙醇－水体积比例（0∶100、30∶70、50∶50、70∶30、90∶10）洗脱，每个比例的溶剂体系3000mL（约3个柱体积）。将50∶50乙醇－水洗脱液60℃减压浓缩，得6.7g干燥粉末为后续HSCCC待分离样品。

（2）HPLC条件优化：在本研究中，采用HPLC来分析样品中各化合物，进行分配系数的测定和对各HSCCC色谱峰纯度的检测。为了获得满意的分离效果，检测了不同的HPLC溶剂体系（甲醇－水，乙腈－水）和不同的洗脱模式。经过筛选，选用以下溶剂系统和洗脱模式：0~30min, 25%~35% 甲醇；30~33min, 35%~40% 甲醇；33~40min, 40%~80% 甲醇。在此系统下，HPLC色谱峰能达到基线分离（图3-7）。

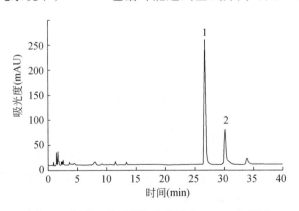

图3-7 胡芦巴种子提取物样品的HPLC色谱图

（3）溶剂系统的选择：在本研究中，依据目标化合物的极性，分别测定了正己烷－乙酸乙酯－甲醇－水、氯仿－甲醇－水、氯仿－甲醇－水－正丁醇等3种溶剂体系。根据上述选择原则，当氯仿－甲醇－水－正丁醇体积比在4∶3∶2∶1.5时对目标化合物有较好的分离度及较高的固定相保留率（约67%），两个目标化合物的分配系数见表3-7。

表 3-7   胡芦巴种子两种目标化合物在不同溶剂体系中的分配系数

溶剂系统	体积比	分层时间 (s)	K	
			化合物 1	化合物 2
正己烷－乙酸乙酯－甲醇－水	5：5：5：5	17	0.07	0.04
	2：5：2：5	19	0.15	0.09
	1：5：1：5	24	0.38	0.25
	1：10：1：10	26	0.85	0.79
氯仿－甲醇－水	4：3：2	12	17.67	15.21
氯仿－甲醇－水－正丁醇	4：3：2：0.5	15	5.84	3.52
	4：3：2：1	16	3.65	2.34
	4：3：2：1.5	19	1.32	0.63

（4）响应面法优化 HSCCC 分离条件：采用响应面法优化最佳的 HSCCC 分离条件，根据 Box-Behnken 的中心组合试验设计原理，综合单因素试验所得结果，选取分离温度 (X_1)、转速 (X_2) 和流速 (X_3)3 个对色谱峰 1(土大黄苷) 影响显著的因素。每一个自变量的低、中、高试验水平分别以 –1、0、1 进行编码，以色谱峰 1 纯度为响应值 (Y)，采用三因素三水平的响应面分析方法，确定最佳分离条件（表 3-8）。设计方案及实验结果分析采用 Design Expert 8.0.6 软件。

表 3-8   Box-Behnken 设计因素及编码变量水平

因素	编码变量水平		
	–1	0	1
分离温度 (X_1，℃)	20.0	25.0	30.0
转速 (X_2，r/min)	750.0	850.0	950.0
流速 (X_3，mL/min)	1.0	1.5	2.0

采用 Box-Behnken 中心组合进行三因素三水平的实验设计，表 3-9 中序号 1~12 为析因试验，13~15 为中心试验，15 个实验点分为析因点和零点，其中析因点为自变量取值在 X_1、X_2、X_3 所构成的三维顶点，零点为区域的中心点，零点实验重复 3 次，用以估计试验误差。同时通过拟合得到响应面的二次方程为

$$Y=84.72+2.62X_1+3.55X_2-4.18X_3+1.01X_1X_2+3.20X_1X_3+0.69X_2X_3-14.07X_1^2-6.14X_{22}-6.55X_3^2$$

表 3-9   Box-Behnken 中心组合设计方案及实验结果

序号	分离温度 (X_1，℃)	转速 (X_2，r/min)	流速 (X_3，mL/min)	土大黄苷纯度 (Y，%)
1	25.0(0)	850.0(0)	1.5(0)	84.52
2	25.0(0)	850.0(0)	1.5(0)	84.26

续表

序号	分离温度 (X_1，℃)	转速 (X_2，r/min)	流速 (X_3，mL/min)	土大黄苷纯度 (Y，%)
3	30.0(1)	750.0(−1)	1.5(0)	62.64
4	25.0(0)	750.0(−1)	2.0(1)	61.80
5	30.0(1)	850.0(0)	2.0(1)	67.47
6	25.0(0)	950.0(1)	2.0(1)	65.78
7	30.0(1)	850.0(0)	1.0(−1)	70.29
8	25.0(0)	750.0(−1)	1.0(−1)	71.65
9	20.0(1)	950.0(1)	1.5(0)	62.34
10	25.0(0)	850.0(0)	1.5(0)	83.60
11	30.0(1)	950.0(1)	1.5(0)	72.28
12	20.0(−1)	750.0(−1)	1.5(0)	64.75
13	20.0(−1)	950.0(1)	1.0(−1)	80.87
14	20.0(−1)	850.0(0)	2.0(1)	54.49
15	25.0(0)	850.0(0)	1.5(0)	84.62
16	20.0(−1)	850.0(0)	1.0(−1)	67.13
17	25.0(0)	850.0(0)	1.5(0)	86.59

采用 Design Expert 8.0.6 软件对实验数据进行回归分析，回归分析结果见表 3-10。

表 3-10　响应面统计分析结果

来源 （Source）	离差平方和 (Sum of squares)	自由度 (Degree of freedom)	均方 (Mean squares)	F (F-value)	P (P-value)
模型（Model）	1593.20	9	177.02	42.24	0.0001
X_1	71.82	1	71.82	17.14	0.0043
X_2	52.17	1	52.17	12.45	0.0096
X_3	204.02	1	204.02	48.69	0.0002
X_1X_2	36.30	1	36.30	8.66	0.0216
X_1X_3	24.11	1	24.11	5.75	0.0476
X_2X_3	6.86	1	6.86	1.64	0.2414
X_1X_1	626.46	1	626.46	149.49	0.0001
X_2X_2	207.36	1	207.36	49.48	0.0002
X_3X_3	248.04	1	248.04	59.19	0.0001

续表

来源 （Source）	离差平方和 (Sum of squares)	自由度 (Degree of freedom)	均方 (Mean squares)	F (F-value)	P (P-value)
残差 （Residual）	29.33	7	4.19	—	—
失拟项 （Lack of Fit）	24.32	3	8.11	6.47	0.0515
误差 （Pure Error）	5.01	4	1.25	—	—
总离差 （Cor total）	1622.54	16	—	—	—

回归方程中各变量对响应值影响的显著性用方差分析来判断。由表 3-10 分析结果可知，除流速 X_3 和转速 X_2 两个因素及其交互作用 X_2X_3 对化合物 1 的纯度无显著影响 ($P>0.05$) 外，其他因素及其交互作用三因素的平方项与响应值之间线性关系有显著水平 ($P<0.01$)。回归拟合后相关系数 $R^2=0.9819$，表明该二次回归得到的三因素对解吸率影响的模型与实际拟合较好，符合度为 98.19%，说明响应值（化合物 1 纯度）的变化 98.19% 来自所选因变量，即分离温度、转速和流速，同时模型可以解释实验数据中 98.19% 的点。使用该方程模拟实际的三因素三水平分析是可行的。回归方程可以较好地描述与响应值之间的真实关系，利用此回归方程对实验结果进行计算是合理的。

图 3-8 是通过多元回归方程所做的响应曲面图，所拟合的响应曲面图能比较直观地反映各因素间的交互作用。

图 3-8A 为当流动相流速设定为 1.5mL/min 时分离温度和转速之间的交互作用对响应值（化合物 1 纯度）的影响。起初，随着分离温度和转速的升高，化合物 1 的纯度也在增加，但是当分离温度进一步升高，转速进一步增加时，由于溶剂系统出现乳化现象，导致固定相的流失，保留率下降，表现为化合物 1 的纯度下降。

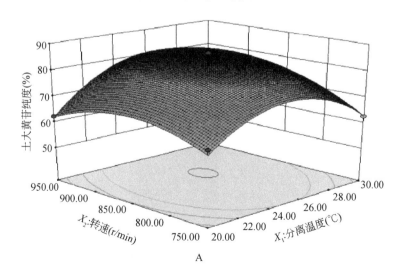

A

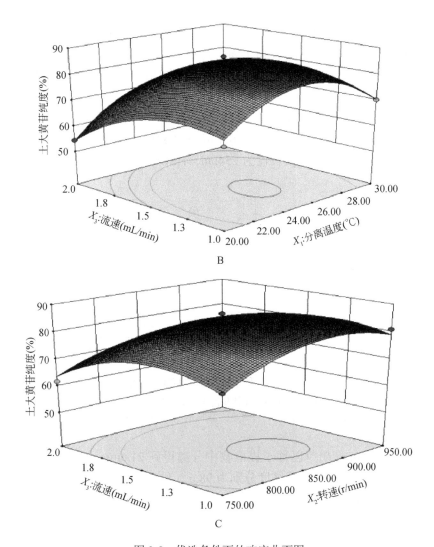

图 3-8　优选条件下的响应曲面图

A. 分离温度和转速的交互作用；B. 分离温度和流速的交互作用；C. 转速和流速之间的交互作用

图 3-8B 为分离温度和流动相流速对化合物 1 纯度的影响。当流速从 1.0mL/min 增加至 1.3mL/min 时，化合物 1 纯度也迅速上升。但是进一步增大流速，固定相保留率急速减少，化合物分离度也随着降低，化合物 1 的纯度降低。

图 3-8C 为仪器转速和流动相流速及其交互作用对响应值 (化合物 1 纯度) 的影响。设定分离温度为 25℃不变，仪器转速在 874r/min 和流动相流速为 1.3mL/min 时，化合物 1 纯度达到最大 (86.03%)。

因此，按照响应面优化结果，HSCCC 最佳分离条件优选为分离温度 26 ℃，转速 874 r/min，流速 1.3mL/min。

为了检验响应面优化结果，设置一组对照试验，结果显示，同时采用氯仿 - 甲醇 - 水 - 正丁醇 (体积比 4：3：2：1.5) 为两相溶剂系统，采用响应面优化的 HSCCC 条件分离样品，其分离所得化合物 1(土大黄苷) 的纯度高达 98.6%，而在未采用响应面优化的 HSCCC 条件分离样品所得化合物 1 的纯度为 79.4%(实验结果未列出)。同时，采用和未采用响应面优化的 HSCCC 条件分离样品，化合物 1 和化合物 2 的分离度分别为 2.09 和 1.22；固定相保留率分别为 67% 和 51%；同时，采用响应面优化的 HSCCC 条件分离样品，化合物 2(异荭草素) 的纯度达到了 96.0%。

（5） HSCCC 分离样品：在优选的分离条件下，上相作为固定相，下相作为流动相，顺式洗脱，结果显示，在此条件下的固定相保留率为 67%，分离时间约为 300min，HSCCC 色谱峰纯度由 HPLC 检测，检测波长设为 254nm，HSCCC 色谱图见图 3-9。

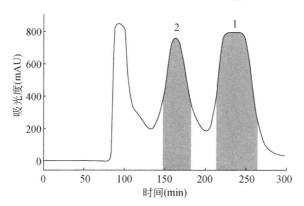

图 3-9　胡芦巴种子提取物的 HSCCC 色谱图

分离条件：两相溶剂系统，氯仿 – 甲醇 – 水 – 正丁醇 (体积比 4：3：2：1.5)，上相为固定相，下相为流动相；流速，1.3mL/min；转速 874 r/min；检测波长 280nm；上样量 80mg；分离温度 26 ℃

一次分离可从 100mg 胡芦巴种子提取物中分离得到 21.6mg 土大黄苷（化合物 1）和 12.8mg 异荭草素（化合物 2），其纯度分别为 98.6% 和 96.0%。分离得到的 HSCCC 色谱峰的 HPLC 色谱图见图 3-10。

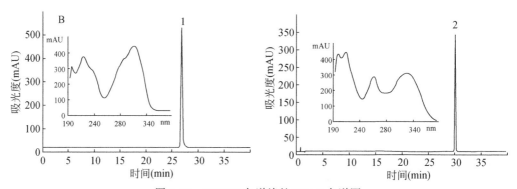

图 3-10　HSCCC 色谱峰的 HPLC 色谱图

响应面分析法是一种实验条件寻优的方法，它采用多元二次回归方法作为函数估计的工具，研究因子与响应面之间、因子与因子之间的关系，是优化加工条件、解决生产过程中实际问题的一种有效方法。

本研究运用 HSCCC 制备方法，以胡芦巴种子中异荭草素和土大黄苷为目标化合物，以制备得率和纯度为指标，采用单因素和响应面法，优化了 HSCCC 制备胡芦巴中这两种芪类成分的工艺条件和参数。最终采用氯仿 – 甲醇 – 水 – 正丁醇为溶剂体系，优选溶剂体积比为 4：3：2：1.5（$v：v：v：v$），建立了一种从胡芦巴种子中分离制备高纯度土大黄苷和异荭草素的方法。同时成功运用响应面法对影响 HSCCC 分离效果的条件：分离温度、仪器转速、流动相流速进行优化，按照响应面优化结果，HSCCC 最佳分离条件优选为分离温度 26℃、转速 874r/min、流速 1.3mL/min。在此条件下分离所得的目标化合物土大黄苷纯度可提高约 9.8%，化合物异荭草素纯度也可达到 96%；同时，溶剂系统的固定相保留率及化合物分离率提高 16%。总之，将响应面法运用到 HSCCC 的条件筛选过程可有效提高 HSCCC 对样品的分离效果和化合物的纯度。

五、黄酮类化合物的检测分析技术

（一）理化检测分析

黄酮类化合物的物理检测主要根据黄酮类化合物的形态、颜色等，化学检测主要利用各种显色反应。常用于检测母核类型的反应包括盐酸 – 镁粉反应、四氢硼钠反应、碱性试剂反应和五氯化锑反应等，检测取代基类型的反应包括锆盐 – 枸橼酸反应、氨性氯化锶反应等。

（二）色谱检测分析

黄酮类化合物的色谱检测主要有纸色谱法、薄层色谱法和柱色谱法等。

1. 纸色谱法 适用于检测包括游离黄酮和黄酮苷类的各种类型黄酮类化合物，比较复杂的混合物还可采用双向纸色谱法。以检测黄酮苷为例，第一相常采用正丁醇 – 乙酸 – 水、叔丁醇 – 乙酸 – 水、水饱和的正丁醇等醇性展开剂的正相分配色谱，极性小的化合物 R_f 值大；第二相常采用水、2%～6%乙酸、3%氯化钠、乙酸 – 浓盐酸 – 水等水性展开剂，色谱行为类似于反相分配色谱，极性大的化合物 R_f 值大。检测游离黄酮类化合物，一般宜用醇性展开剂或苯 – 乙酸 – 水、氯仿 – 乙酸 – 水、苯酚 – 水等。花色素及花色素苷常用含盐酸或醋酸的水溶液做展开剂。

黄酮类化合物在纸色谱展开时的 R_f 值与其结构有关。①不同类型的游离黄酮类化合物：用水性展开剂展开时，黄酮、黄酮醇、查耳酮等平面型分子，几乎停留在原点不动（$R_f < 0.02$）；二氢黄酮、二氢黄酮醇、二氢查耳酮等非平面型分子，因亲水性稍强，R_f 值大（0.10~0.30）。②同一类型的游离黄酮类化合物：用醇性展开剂展开时，分子中羟基数目越多，极性越大，R_f 值越小，羟基数目越少，R_f 值越大。③黄酮苷类：用醇性展开剂展开时，因极性比游离黄酮大，R_f 值相应降低，故同一类型苷元的黄酮苷其 R_f 值依次为苷元＞单糖苷＞双糖苷。用水性展开剂展开时，则相反。游离黄酮几乎停留在原点，对于黄酮苷来说，糖链越长，R_f 值越大，且糖的结合位置对 R_f 值也有影响。

各种类型黄酮类化合物，包括游离黄酮和黄酮苷类，在双向纸色谱展开时常出现在特定的区域，据此可推测它们的结构类型及判定是否成苷和含糖的数量。多数黄酮类化合物的纸色谱在紫外灯下检查时，可以看到有色斑点，以氨蒸气处理后常产生明显的颜色变化。此外，还可喷以 2% AlC1$_3$ 甲醇溶液（在紫外灯下检查）或 1% FeC1$_3$-1% K$_3$FeCN$_6$(1：1)

水溶液等显色剂。

2. 薄层色谱法 (thin layer chromatography，TLC)　是一种微量、快速和简便的色谱方法，是近代有机化学中用于定性、定量的一种重要手段，特别适用于挥发性小的化合物，以及在高温下易发生化学变化而不能用气相色谱 (gas chromatography，GC) 分析的物质。TLC 是检识和分离黄酮类化合物的重要方法之一，一般采用硅胶 TLC 和聚酰胺 TLC。①硅胶 TLC：主要用于检识和分离大多数游离黄酮等极性较小的黄酮类化合物，也可用于黄酮苷。游离黄酮常用有机溶剂系统展开，如甲苯－甲酸甲酯－甲酸、甲苯－醇、氯仿－甲醇、甲苯－甲醇－乙酸等；黄酮苷类则采用极性较大的溶剂系统展开，如正丁醇－乙酸－水、甲酸－乙酸乙酯－水、氯仿－乙酸乙酯－丙酮、氯仿－甲醇－水等。②聚酰胺 TLC：适宜分离与检识各种含游离酚羟基的游离黄酮和黄酮苷。聚酰胺对黄酮类化合物吸附能力较强，展开剂中大多含有醇、酸或水展开能力强。游离黄酮常用有机溶剂系统展开，如氯仿－甲醇、氯仿－甲醇－丁酮、苯－甲醇－丁酮等；黄酮苷常用含水的有机溶剂展开，如甲醇－乙酸－水、甲醇－水、丙酮－水、异丙醇－水、水－正丁醇－丙酮－乙酸等。可以根据被分离成分极性的大小适当调整展开系统。

3. 分光光度法　是通过测定被测物质在特定波长处或一定波长范围内的吸光度，对该物质进行定性和定量分析的方法。中药中有紫外吸收的成分或本身有颜色的成分，在一定的浓度范围内，溶液的吸光度与其浓度符合朗伯－比尔定律，均可用此法进行分析。分光光度法适于多种成分的含量测定，如总黄酮、总蒽醌、总生物碱等。丁建海等以甲醇为溶剂，采用超声波辅助提取了胡芦巴中的总黄酮，采用分光光度法，以芦丁为对照品、$NaNO_2$-$Al(NO_3)_3$-NaOH 为显色体系，测定波长为 490nm，建立了胡芦巴总黄酮的检测方法，该方法简便、快速，为胡芦巴药材质量控制及质量评价提供了参考。鲁鑫焱等以芦丁为对照品，采用分光光度法，于 510nm 处测定了胡芦巴种子中总黄酮的含量。

4. 高效液相色谱法 (high performance liquid chromatography，HPLC)　HPLC 对各种类型黄酮类化合物均可获得良好的分离效果。由于黄酮类化合物大多具有多个羟基，黄酮苷含有糖基，花色素类为离子型化合物，故多采用反相 HPLC 分离，常用的流动相为含有一定比例的甲酸或乙酸的甲醇－水或乙腈－水溶剂系统。对于多甲氧基黄酮或黄酮类化合物的乙酰物可采用正相 HPLC 分离，以苯－乙腈或苯－丙酮等溶剂系统为流动相。

卢金清等采用 HPLC，以牡荆苷为参照物，对 10 批胡芦巴提取物进行指纹图谱分析，建立了胡芦巴提取物黄酮类成分的 HPLC 指纹图谱共有模式，标定了 11 个共有指纹峰，10 批提取物的相似度均大于 0.9。吴燕等采用 HPLC 测定了胡芦巴提取物中荭草苷的含量，采用 C_{18} 色谱柱 (150mm × 4.6mm，5μm)，流动相为乙腈 -0.2% 磷酸水溶液 (15 ：85)，检测波长为 350nm。结果显示，荭草苷在进样量 0.023 ~ 0.279μg 范围内线性关系良好 (r=0.9999)，平均回收率为 100.1%，所测 3 批样品中荭草苷含量分别为 1.30%、1.41% 和 1.34%。此方法简便、快速、准确，适用于胡芦巴提取物中荭草苷的含量测定。吴燕等以牡荆素为对照品，采用 UV 法于 340nm 处测定胡芦巴提取物中总黄酮含量，采用 HPLC 法测定胡芦巴提取物中牡荆素的含量。检测条件为 C_{18} 色谱柱 (150mm × 4.6mm，5μm)，流动相为乙腈 -0.1% 磷酸水溶液 (16 ：84)，检测波长为 340nm。结果表明总黄酮在 3.18 ~ 19.08μg/L(r=0.9998)，牡荆素在 0.015 ~ 0.241μg (r=0.9998) 范围内线性关系良好，总黄酮和牡荆素的平均回收率分别为 99.3%、100.47%，建立的方法适用于胡芦巴提取物中总黄酮和牡荆素的测定。

5. 液相色谱－质谱联用技术 (LC-MS)　LC-MS 以液相色谱作为分离系统，质谱为检测系统。样品通过质谱和流动相分离，被离子化后，经质谱的质量分析器将离子碎片按质量数分开，经检测器得到质谱图。液质联用体现了色谱和质谱的优势互补，将色谱对复杂样品的高分离能力，与质谱高选择性、高灵敏度及能够提供相对分子质量与结构信息的优点结合起来，在药物分析、食品分析和环境分析等许多领域得到了广泛的应用。

HPLC-MS 结合了液相色谱和质谱的优势，可以满足多指标测定要求：液相色谱可以达到有效分离，保证质谱检测所需的化合物纯度；质谱检测不受化合物理化性质的影响，灵敏度高、专属性强，适于复杂样品的定性、定量及样品中低含量组分的测定。王君花等采用 UPLC-Q-TOF 和内标法完成胡芦巴中主要化合物的成分鉴定及相对含量分析，鉴定出 36 种化合物，其中黄酮类化合物 12 种。胡芦巴黄酮准分子离子峰主要包括 m/z 593、m/z 563、m/z 557、m/z 461、m/z 431、m/z 447，胡芦巴黄酮的主要苷元为芹菜素和木樨草素。苷元为芹菜素的黄酮，其特征碎片为 m/z 385(apigenin+113)、m/z 353(apigenin+83)；苷元为木樨草素的黄酮，其特征碎片为 m/z 357(luteolin+71)、m/z 327(luteolin+41)。胡芦巴黄酮糖苷主要连接在 6 位和 8 位上，易发生糖环内部裂解，糖环内部裂解碎片丢失具有一定的规律性：戊糖出现 60Da、90Da、120Da 碎片丢失，己糖出现 90Da、120Da 碎片丢失，鼠李糖出现 74Da、104Da 碎片丢失，由此可判断糖的类型。同时可根据碎片离子相对丰度，推测糖苷所在位置：准分子离子 m/z 563 的碎片离子峰 m/z 473 相对丰度明显强于碎片离子峰 m/z 443 时，可推测戊糖连接在 6 位 C 上；准分子离子 m/z 447 的碎片离子峰 m/z 327 相对丰度明显强于碎片离子峰 m/z 357 时，可推测己糖连接在 C8 位。姜文月等采用超高效液相色谱－线性离子阱质谱联用 (UPLC-LTQ/MS) 对胡芦巴黄酮组分进行成分分析，95% 的组分峰被推断鉴定出来，为 19 个黄酮类化合物。Benayad 等采用 HPLC-DAD-ESI/MS 对脱脂的胡芦巴种子化学成分进行了检测分析，根据其紫外和质谱图并通过与文献数据和标准品对比检测鉴定出 32 种酚类化合物，其中各种黄酮苷和酚酸已初步确定。通过对所得质谱图的系统研究并观察碎片离子峰，鉴定出的化合物中有 24 种以芹菜素、木樨草素和山奈酚作为苷元的黄酮类化合物。

笔者结合前述胡芦巴黄酮的提取工艺，进一步采用 HPLC/MS 对青海地区胡芦巴黄酮类成分进行了组成分析及含量测定。在此列出研究方案和结果，以供相关研究人员参考。

利用 HPLC-MS 方法分析测定了胡芦巴中荭草素、异荭草素、牡荆素和异牡荆素 4 种黄酮类化合物的含量。建立的液相分析方法参数如表 3-11、表 3-12 所示。各种黄酮的检测限为 50.94~70.31ng/mL (S/N=3∶1)，定量限为 179.63~214.13ng/mL(S/N=10∶1)，各种黄酮的线性相关系数大于 0.9991，峰面积相对标准偏差（RSD）小于 2.36%，证明建立的方法稳定性好，能够满足 HPLC 定量分析的要求。

HPLC-DAD-MS 分析的条件。液相色谱条件：色谱柱为 Hypersil BDS C$_{18}$ 柱 (250 mm × 4.6 mm, 5μm)。流动相 A，水；B，甲醇。流速 1.0mL/min，进样量 10μL，柱温 30℃。检测波长为 340nm。洗脱梯度：0~30min，20%~30% (B)；30~33min，30%~40%(B)；33~50min，40%~50% (B)。质谱：电喷雾电离源 (ESI)，正离子模式，喷雾压力 35psi(0.24MPa)，干燥气流量 9L/min，干燥气温度 350℃，汽化温度 350℃，毛细管电压 3500V，电晕电流

4000nA (Pos)。

表 3-11　4 种黄酮类化合物的回归方程、相关系数、检出限和定量限

标准品	保留时间 (min)	回归方程	相关系数 (r)	线性范围 (μg/mL)	检出限 LOD(ng/mL)	定量限 LOQ(ng/mL)
荭草素	22.103	$y=7.8739x+0.4113$	0.9995	6.88~110	60.50	200.47
异荭草素	23.665	$y=8.3958x+0.8730$	0.9992	7.19~115	70.31	214.13
牡荆素	26.229	$y=15.2110x+0.7900$	0.9993	4.80~77	50.94	179.63
异牡荆素	30.107	$y=13.6230x+0.5072$	0.9991	6.56~105	65.72	208.85

注：x, 进样浓度 (injected concentration, μg/mL); y, 峰面积 (peak area)。

表 3-12　4 种黄酮类化合物的加样回收率

标准品	样品量 (mg)	加量 (mg)	检测量 (mg)	回收率 (%)	RSD(%)
荭草素	2.10	2.10	4.18	99.05	2.36
异荭草素	7.22	7.22	14.40	99.45	1.98
牡荆素	0.93	0.93	1.85	98.92	2.21
异牡荆素	1.70	1.70	3.41	100.59	1.68

注：回收率 (%)=(检测量 − 样品量)/ 添加量 ×100%。

　　按上述实验条件，4 种黄酮化合物获得完全分离，见图 3-11。各组分经液相色谱分离和 DAD 检测后，直接进入柱后质谱进行定性鉴定，各组分 MS 数据见图 3-12，对其质谱裂解模式进行分析见图 3-13，[M+H–150]⁺、[M+H–120]⁺ 和 [M+H–96]⁺ 这些碎片表明黄酮糖苷的键已经断裂。

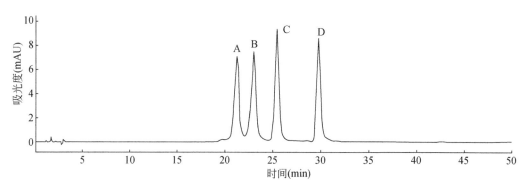

图 3-11　HPLC 标准黄酮的色谱分离图

A. 荭草素，B. 异荭草素，C. 牡荆素，D. 异牡荆素

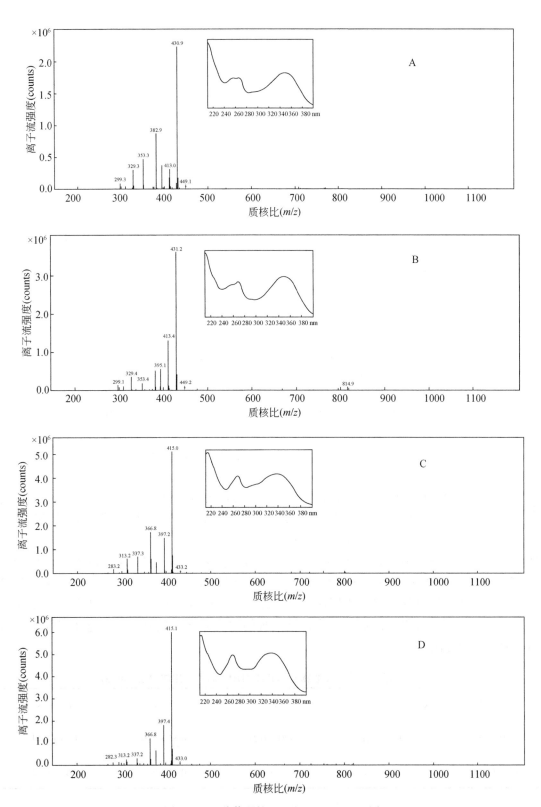

图 3-12 4 种黄酮的 UV 和 ESI–MS/MS 图

A. 荭草素，B. 异荭草素，C. 牡荆素，D. 异牡荆素

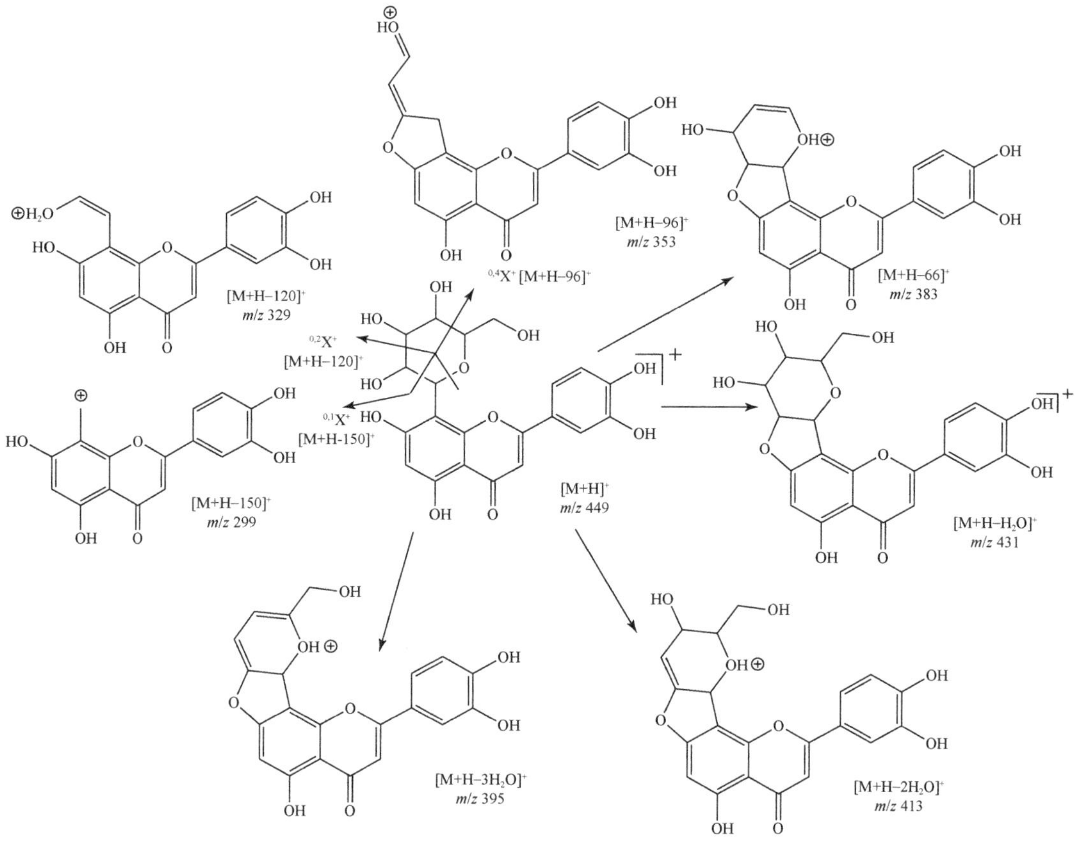

图 3-13 典型的荭草素质谱裂解模式 (MS 和 MS/MS)

按上述实验条件，对实际样品 [超声提取物 (a)、回流提取物 (b)] 进行色谱分离及质谱鉴定，同 HPLC 标准色谱图的保留时间和紫外光谱图进行了对比，确定了胡芦巴提取物中含有荭草素、异荭草素等 4 种黄酮化合物，通过分子离子峰和二级质谱分析，笔者确定了 A 为荭草素 ($[M+H]^+$(449.1) → 430.9)，B 为异荭草素 ($[M+H]^+$(449.2) → 431.2)，C 为牡荆素 ($[M+H]^+$(433.2) → 415.0) 和 D 为异牡荆素 ($[M+H]^+$(433.0) → 415.2)。从表 3-13 可以看出，超声提取的含量高于回流提取，超声提取中异荭草素含量最高为 4.81mg/g，说明超声提取法具有更高的提取效率，是一种简单、方便、低成本、快速和有效的样品制备和前处理方法。

表 3-13　不同胡芦巴提取物 (UAE 和 HRE) 的黄酮组成分析 (mg/g)

样品	荭草素	异荭草素	牡荆素	异牡荆素
超声提取 (UAE)	1.40 ± 0.17	4.81 ± 0.21	0.62 ± 0.04	1.13 ± 0.14
回流提取 (HRE)	0.54 ± 0.09	4.09 ± 0.24	0.44 ± 0.07	0.86 ± 0.12

本研究建立了 HPLC-DAD-MS 分离和测定 4 种黄酮的质谱快速鉴定方法，为黄酮的准

确定量提供了保证。通过建立的 HPLC-DAD-MS 分析方法对不同方法提取的胡芦巴黄酮进行分析，结果表明胡芦巴黄酮中含量由高到低是异荭草素、荭草素、异牡荆素和牡荆素。胡芦巴黄酮含量的分析为胡芦巴的进一步开发提供了科学依据。

第二节 胡芦巴中的生物碱类成分

一、生物碱概述

生物碱是存在于自然界中的一类含氮的碱性有机化合物，大多数有复杂的环状结构，氮元素多包含在环内，一般处于分子结构的核心位置。根据氮原子所处的状态，可将在自然界中存在的生物碱分为：①游离碱；②生物碱盐类；③酰胺类；④ N- 氧化物类；⑤氮杂缩醛类；⑥其他，如亚胺 (C=N)、烯胺 (—C=C—N) 和 N—CN 等。按照化学结构特征可将生物碱分为：①杂环衍生物类 (包括吡咯类、哌啶类、托品类、喹啉类、吖啶酮类、异喹啉类、吲哚类)；②有机胺类；③萜类生物碱；④甾体生物碱；⑤肽类生物碱。

大多数生物碱具有显著的生理活性，是许多药用植物的有效成分。2001 年，据 Cordell 报道，从植物、动物、微生物和海洋生物分离出的生物碱化合物有 26 900 多种，其中从植物中分离得到 1872 种骨架的 21 120 种生物碱。由此看来，生物碱广泛分布于植物界，许多植物如罂粟、黄连、麻黄、金鸡纳、番木鳖、汉防己、莨菪、延胡索、秋水仙、长春花、乌头等都含有生物碱成分。由于生物碱具有多种生物活性与药用价值，用其开发的药物占全部植物药的 40% 以上，这也是其他天然产物不可比拟的。在生物碱的化学研究中，发现并创立了不少新的方法、技术和理论，从而促进了生物碱化学的发展。有关生物碱的文献数目与日俱增，相关专著也日益增多。研究发现，吡啶或吡啶衍生的生物碱是胡芦巴中所含生物碱的主要结构类型。胡芦巴中含有龙胆碱 (gentianine)、龙胆定碱 (gentianadine)、番木瓜碱 (carpaine)、胆碱 (choline)、胡芦巴碱 (trigonelline) 等生物碱，结构见图 3-14。其中，胡芦巴碱占胡芦巴总生物碱的 40% 左右，是胡芦巴生物碱中唯一具有降血糖功效的活性成分。

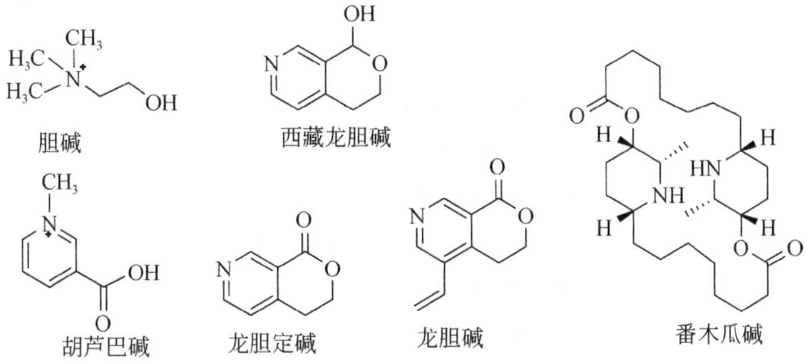

图 3-14 胡芦巴中生物碱的结构

二、胡芦巴碱概述

胡芦巴种子中的生物碱主要是胡芦巴碱。胡芦巴碱熔点为 218℃，分子式 $C_7H_8NO_2$，相对分子质量为 137.4，化学名为 N- 甲基烟酸内醇或 N- 甲基烟酸内盐，溶于水、甲醇、乙醇等极性溶剂中。胡芦巴碱是最初从胡芦巴干燥成熟的种子中所提取的一种生物碱，达到种子干重的 0.1%~0.15%。此后发现，胡芦巴碱还广泛存在很多植物的种子、根和叶中，含有胡芦巴碱的植物及其主要部位见表 3-14。此外，常见的中药方剂或制剂如保肝颗粒、双夏汤、沥其日甘 -17、益母草注射液和胡芦巴酊中常含有胡芦巴碱。胡芦巴碱在某些植物器官中起重要的作用，如胡芦巴碱是生咖啡豆中含量排第二的生物碱，在热降解过程中产生非挥发性烷基吡啶，从而提高烘焙咖啡的抗氧化能力。另外发现，当植物受到盐胁迫和水分胁迫时，体内胡芦巴碱会大量积累。除了广泛分布在植物界，在动物体内如海洋生物水母、海胆、甲壳类、海绵和鱼类的不同器官中也有胡芦巴碱。胡芦巴碱也是人体内色氨酸及烟酸的代谢产物。

从结构可知，胡芦巴碱由于其分子中同时存在带正负电荷的基团，所以是两性的季胺生物碱。D- 氨基酸氧化酶是一种以黄素腺嘌呤二核苷酸 (FAD) 为辅基的黄素蛋白酶类，可氧化 D- 氨基酸为相应的酮酸和氨，胡芦巴碱具有与 D- 氨基酸相似的两性离子结构，这一结构是 D- 氨基酸氧化酶的活性结合部位。胡芦巴碱在两性解离状态下与 FAD 的 3- 亚氨基的亲和力要比中性状态下要高。

表 3-14　含有胡芦巴碱的植物

序号	植物	拉丁名	部位
1	一把伞南星	*Arisaema erunescens* (Wall.) Schott	块茎
2	山珠半夏	*Arisaema yunnanense* Buchet	块茎
3	虎掌南星	*Pinellia pedatisecta* Schott	块茎
4	苜蓿	*Medicago sativa* L.	叶、种子
5	大豆	*Glycine max* (L.) Merr	叶、种子
6	喜马拉雅紫茉莉	*Mirabilis himalaica* (Edgew.) Heim	根
7	使君子	*Quisqualis indica* L.	果实
8	南瓜	*Cucurbita moschata* Duch.	果实
9	茄	*Solanum melongena* L.	叶
10	田皂角	*Aeschynomene indica* L.	全草
11	白皮云杉	*Picea glauca* Mast.	种子
12	小叶买麻藤	*Gnetum parvifolium* (Warb.) C.Y. Cheng	藤
13	臭味假柴龙树	*Nothapodytes foetida* (Wight) Sleum.	茎
14	兵豆	*Lens culinaris* Medic.	种子
15	相思子	*Aburs precatorius* L.	种子
16	冬瓜	*Benincasa hispida* (Thunb) Cogn.	种子
17	桑树	*Morus alba* L.	叶
18	大麻	*Cannabis sativa* L.	种子

三、胡芦巴碱的提取分离

随着人们对生物碱药用价值的认识不断提高，其应用和需求也日益增长。利用现代分离技术对生物碱进行分离、纯化，对于开发其药用价值，以满足天然药物和天然保健品日益高涨的需要，提高天然产物的经济和社会效益均具有非常重要的意义。

如何高效地提取、分离、纯化生物碱是中药质量控制的关键，生物碱的极性和溶解性是其提取、分离、纯化的重要依据。大多数生物碱能溶于乙醇、氯仿、乙醚、苯等有机溶剂，不溶或难溶于水；季铵型生物碱易溶于水、酸、碱，可溶于醇类溶剂，难溶于亲脂性有机溶剂；一些小分子生物碱既可溶于水，也可溶于氯仿。生物碱与某些特殊酸成盐后不溶于水。根据生物碱的极性和溶解性，人们从中药中分离出了多种生物碱。对近年来胡芦巴碱提取、分离方法的研究进展情况进行的归纳与总结如下。

1. 热水提取法 利用胡芦巴碱极性大、水溶性较强等特点，刘宏程等采用热水浸提咖啡中的胡芦巴碱，研究表明，浸提效果与超声波效果相当。但也有研究表明，随着受热时间的延长，热水提取法会造成胡芦巴碱的损失，受热时间越长，损失越严重；同时热水提取法具有时间长，无净化处理，易污染仪器，且不宜进行大量样品的回收与检测等缺点。

2. 回流提取法 用乙醇等易挥发的有机溶剂提取原料成分，将浸出液加热蒸馏，其中挥发性溶剂馏出后又被冷却，重复流回浸出容器中浸提原料，这样周而复始，直至有效成分回流提取完全。回流法一般在索氏提取器内完成，以易挥发的有机物质为溶剂，对浸出液进行加热蒸馏再次冷凝到索氏抽提器中继续参与浸取过程，醇溶–回流提取法是将有机溶剂与回流法有效地结合使用。徐雅琴等以南瓜为材料，研究乙醇回流提取法提取胡芦巴碱的工艺条件。在单因素试验的基础上，进行正交试验，确定乙醇回流提取法最优提取工艺条件。结果表明：乙醇回流提取法最优提取工艺条件为醇浓度 50%、提取时间 8h、浸提温度 60℃、液料比 20 ∶ 1（mL ∶ g）。南瓜中胡芦巴碱的提取量为 297.4μg/g。回流提取法较简单，但是提取液在蒸发锅中受热时间较长，故不适用于受热易遭破坏的原料成分的浸出。

3. 超声提取法 即将样品干燥粉碎后浸泡在水或有机溶剂中，利用超声波具有的机械效应、空化效应和热效应，通过增大介质分子的运动速度、增大介质的穿透力而常常用于药物中有效成分的提取。提取胡芦巴种子中的胡芦巴碱时，利用超声波空化效应产生的极大压力造成细胞壁及整个细胞瞬间破裂，同时超声波产生振动作用加强了胡芦巴碱的溶出、扩散及溶解，使胡芦巴碱快速渗透到溶剂从而提高提取率。刘广学等分别采用水、甲醇、无水乙醇及三种比例的甲醇–水为溶剂，考察了超声提取法、石油醚脱脂后，无水乙醇回流提取法和热水(100℃)提取法等对胡芦巴碱提取率的影响，同时建立了采用 HPLC 测定胡芦巴中胡芦巴碱含量的方法。结果表明，采用甲醇–水 (1 ∶ 1) 超声处理 40min 即能充分有效地提取胡芦巴碱。兰卫等采用超声提取法，以胡芦巴碱的提取率为指标，乙醇作为溶剂，采用正交试验考察各因素对其提取率的影响，优选出胡芦巴碱最佳超声提取工艺，同时设置热回流提取作为对比，发现超声波法提取得率 (0.588%) 高于回流提取法得率(0.467%)。在天南星、大麻、卢豆、桑树、紫茉莉等植物中均采用甲醇超声提取法可使胡芦巴碱提取率较高。超声提取法在中药化学成分提取中的应用已经显示出明显的优势，具有省时、节能、提取率高等优点，特别适合对热敏感的化学物质（如胡芦巴碱）的提取。这对于提取方法较落后、生产周期长的一些中药进行大规模生产，在提供更科学的工艺条件方面推广应用价值非常高。

4. 微波萃取法   微波萃取是利用微波能加热与样品相接触的溶剂，将所需化合物从样品基体中分离出来并进入溶剂，是在传统萃取工艺的基础上强化传热、传质的一个过程。通过微波强化，其萃取速度、萃取效率及萃取质量均比常规工艺好得多，因此在萃取和分离天然产物的应用中发展迅速。

植物中的天然产物往往包埋在坚硬或柔软表皮保护中的内部细胞中，使得提取非常困难。微波具有很强的穿透力，可以在反应物内外部分同时均匀、迅速加热，因此在较短时间内即可将植物的组织细胞壁破坏，形成微小的孔洞和裂纹，这样细胞外的萃取介质便非常容易地进入细胞内，溶解并释放细胞内的物质。王翀等采用微波辅助技术对南瓜中胡芦巴碱进行了提取，通过考察影响提取率的因素如微波功率、提取时间、微波温度、乙醇浓度、液料比，设计正交实验，优化了微波萃取工艺的方案，取得了满意的效果。

综上所述，任何一种萃取技术都是为了从基体中快速、高效地分离出待分析成分，但是由于药材中有效成分的性质差异及萃取技术的不同特点，常常在选取萃取方法时必须考虑到分析的目的、分析方法的费用、操作的繁简、时间等因素。

四、胡芦巴碱的检测分析

色谱法的基本原理是利用混合物中各组分在某一物质中的吸附或溶解性能的不同和（或）其他亲和作用性能的差异，使混合物的溶液流经该物质，进行反复吸附或分配等，从而将各组分分开。在天然产物化学发展中，以 HPLC 为代表的色谱学方法极大提高了分离纯化的效率，使一些往常难以分离的成分实现分离纯化。而波谱学方法如 MS、NMR、X-ray、CD 等，开创了新的结构鉴定的方法和思路，极大地加快了结构鉴定的周期。目前，可采用多种方法测定植物组织和血清样品中的胡芦巴碱，包括 TLC、HPLC、LC-MS、亲水作用色谱和超高效液相色谱 (ultra performance liquid chromatography，UPLC)。其中，HPLC 是目前应用广泛的方法。

1. TLC   Tyihák 等采用加压 TLC 测定了番茄叶片中胡芦巴碱和胆碱的含量，加压色谱能很好地将它们分离。Stennert 等采用 TLC 和 HPLC 测定了咖啡豆中胡芦巴碱含量，结果表明 HPLC 能同时测出咖啡豆中的胡芦巴碱和咖啡因等成分，而 TLC 法不能同时测出咖啡因等成分。因此，需进行多个成分的同时测定时，不能采用 TLC 同时测出咖啡因等成分。由此可见，虽然 TLC 具有速度较快、灵敏度较高、溶剂消耗量少、成本低等优点，但 TLC 的缺点是对生物大分子的分离效果不甚理想。

2. HPLC   高效液相色谱柱使用了细颗粒、高效率的固定相，C_{18} 为代表的高效反相液相色谱柱，以及 NH_2 为代表的正相液相色谱柱和均匀填充技术，流动相可根据所提取物质的特性选用溶剂，且可采用梯度洗脱装置。由于胡芦巴碱极性强，C_{18} 柱对胡芦巴碱吸附较弱，在文献报道的多种植物（如咖啡、掌叶半夏、冬瓜和南瓜）中胡芦巴碱的分离均采用 C_{18} 柱，因此流动相选择一种离子型的溶剂（如磷酸缓冲盐）以利于样品中胡芦巴碱的分离。2020 年版《中华人民共和国药典》中将胡芦巴碱作为胡芦巴指标性成分，其含量测定采用 HPLC，选用 C_{18} 色谱柱，流动相为甲醇 –0.05% 十二烷基磺酸钠溶液 – 冰醋酸 (体积比 20 ： 80 ： 0.1)。刘广学等采用 Zorbax XDB-C_{18} 分析柱，流动相为 0.37mmol/L 磷酸溶液 (pH=3.55)，流速 1mL/min，检测波长 265nm，柱温 25℃进行含量分析，通过对比色谱峰不同保留时间处紫外图谱和调整色谱条件以延长胡芦巴碱的保留时间，达到基线分离的目的，胡芦巴碱在 0.40~3.96μg 范围内呈良好的线性关系 (r= 0.9999，n=5)，其加样回收率均值为 98.18%，RSD=1.54% (n=6)。郭增喜等采用离子对色谱法，选用 C_{18} 为色谱柱，甲醇 – 冰醋酸 – 十二烷基磺酸钠溶液 (体积比 20 ： 1 ： 80) 为流动相，检测波长为 265 nm，柱温 30℃。结果表明胡芦巴碱进样量在 0.07968~1.1952μg 范围内有良好的线性关系，平均回收率为 102.44%。而刘衡、赵怀清等在对天南星、咖啡粉、速溶咖啡和消瘤化积散中胡芦巴碱含量进行测定时，均采用 NH_2 色谱柱。赵怀清采用石油醚 – 无水乙醇提取胡芦巴中的胡芦巴碱，固定相采用 Asahipak NH2P-50 色谱柱，流动相为乙腈 – 水 (75 ： 25)，检测波长 265nm，结果表明进样量在 3.68~73.60μg/mL 时线性范围良好 (r=0.9999)，加样回收率 97.4%，RSD=1.83%(n=6)。

　　UPLC 是在 HPLC 的基础上发展而来的一种新兴的液相色谱技术，具有超高效、超高分离度、超高灵敏度等特点，已被广泛应用于药物分析，如天然产物中复杂组分的分析、代谢组学研究、指纹图谱建立，与质谱等检测器联用测定未知化合物成分等。

　　程再兴等建立了亲水作用色谱（HILIC）-UPLC 联用分析法测定血浆中胡芦巴碱及在药代动力学研究中的应用。吴琴等通过制备胡芦巴标准汤剂，建立胡芦巴碱的含量测定方法及胡芦巴的 UPLC 特征图谱，进一步完善了胡芦巴标准汤剂的质量标准，同时为胡芦巴的产地鉴别提供了参考。

　　3. 色谱 – 质谱联用　Brμggink 等采用高效阴离子交换色谱 – 质谱法测定了菊苣咖啡中的胡芦巴碱，Perrone 等采用 HPLC-MS 法测定了咖啡中的烟酸、胡芦巴碱、咖啡因和蔗糖。陈勇等应用液相色谱 – 电喷雾离子阱串联质谱法研究了胡芦巴碱静脉注射给药后，在大鼠体内的代谢产物，研究了胡芦巴碱生物体内代谢转化过程，对于阐述该药物的药效机制及指导临床合理用药提供了重要的指导。HPLC-MS^n 联用技术集分离和检测于一体，对被测物不需复杂的分离或富集即可直接进样，获得被测物的分子结构信息，从而能够在没有对照品的情况下对未知物进行定性分析，该方法已成为药物代谢物研究的首选方法之一。

　　4. 亲水作用色谱 (HILIC)　是一种结合亲水固定相 (常以硅胶或衍生硅胶等极性填料为固定相) 和极性有机溶剂 – 水为流动相的色谱分离技术，对极性化合物能够实现有效分离。近年来，HILIC 已成为色谱领域研究的热点之一。卓荣杰等采用 Waters Atlantis HILIC Silica 色谱柱 (150 mm × 2.1mm，3μm)，以乙腈 – 乙酸铵溶液 (体积比为 70 ： 30，pH 4.4) 为流动相，流速 0.4mL/min，检测波长 265nm，建立了 HILIC 测定胡芦巴药材中胡芦巴碱含量的方法。在此条件下，胡芦巴碱的线性范围为 2.50~100mg/L (r=0.9996)，两个加标水平的平均加样回收率为 102%，RSD 分别为 4.17% 和 2.28%(n=3)。结果表明所建方法分离效果好、快速、简易，可以弥补离子对色谱法 (IPLC) 平衡时间过长的缺陷，适用于胡芦巴药材中强极性胡芦巴碱的测定，为胡芦巴的质量控制提供了有效的方法。程再兴等将半夏细粉经 50% 的甲醇超声提取后，采用 ACQUITY UPLC BEH HILIC 色谱柱 (2.1mm × 100mm，1.7μm)，流动相为乙腈 –10mmol/L 醋酸铵 (80 ： 20)，流速 0.4mL/min，检测波长 265nm，进样量 10μL

进行胡芦巴碱含量的测定，建立了半夏药材质量评价方法。结果显示，盐酸胡芦巴碱在1.125~72nmol/mL 线性关系良好 (r=0.9996, n=7)，平均回收率为 99.7%(RSD=1.4%)。Lang 等采用高精度 HILIC-MS/MS 联用技术测定饮用咖啡后吡啶类生物活性物质，包括胡芦巴碱、烟酸、烟酰胺和 N- 甲基吡啶二铵及其主要代谢产物烟酰胺 N- 氧化物、N- 甲基烟酰胺、吡啶甲基 -2- 酮 -5- 甲基甲酰胺、N-4- 吡啶酮 -5- 甲基吡啶酰胺、N-2- 甲基吡啶甲基 -5- 甲基吡啶酰胺和 N-2- 甲基吡啶二铵等的代谢动力学。结果显示，采用 HILIC-MS/MS 技术，能稳定、准确地定量检测同源代谢物质。

除了以上采用色谱法分析测定胡芦巴碱的含量外，毛细管电泳也常用于胡芦巴碱含量的测定。黄端华等采用毛细管电泳对白鲜皮中的胡芦巴碱、白鲜碱和胆碱同时进行了测定，建立了胡芦巴中胡芦巴碱、槲皮素和柚皮素的电泳分析方法，且回收率较高。Hernández 等采用毛细管电泳测定了大豆、向日葵和橄榄及其油中胡芦巴碱的含量。另外，NMR 也可用于胡芦巴碱含量的测定，Mantur 等采用 NMR 分别测定了辣木的荚、叶、茎、花和根中胡芦巴碱的含量；Campo 等采用 NMR 测定了速溶咖啡中咖啡因、甲酸 5- 羟甲基糠醛、胡芦巴碱的含量。Machado 等采用 NMR 测定了阿拉比卡咖啡树根中胡芦巴碱的含量，还采用 NMR 测定了 6 个番荔枝品种中胡芦巴碱的含量。

第三节　胡芦巴中的多糖成分

一、多糖类概述

多糖是由醛糖和 (或) 酮糖通过糖苷键连接成的一系列高分子化合物。因生物相容性、生物可降解性、无毒性和一些特定的治疗活性，多糖在生命过程中发挥多种作用并具有广泛的生物活性，在医疗保健、食品和化妆品行业中具有巨大的潜力。多糖在自然界中来源广泛，可从高等植物、真菌、藻类、细菌等中获得。

植物多糖主要存在于细胞壁中，部分存在于细胞内和细胞间质。根据结构特征不同可以将植物多糖分为中性多糖和酸性多糖。中性多糖主要包括淀粉、纤维素等葡聚糖，以及甘露聚糖、阿拉伯聚糖和阿拉伯半乳聚糖等，结构组成较为单一。酸性多糖主要是果胶类多糖，在结构和功能上是植物细胞壁中最复杂的多糖。

天然产物中多糖的主要结构复杂且多样，但其主链的基本结构通常是葡聚糖、果聚糖、木聚糖、甘露聚糖、半乳聚糖等，或者是两种或几种单糖的聚合物，如半乳甘露聚糖、果胶。

多糖在高等植物中的分布非常广泛，如五加科的人参、豆科的黄芪、茄科的枸杞、鼠李科的酸枣、蓼科的波叶大黄、小檗科的淫羊藿、百合科的芦荟、苋科的牛膝、商陆科的商陆、桔梗科的桔梗等都含有丰富的多糖，真菌类如茯苓、银耳、香菇、云芝、灵芝、猪苓等，海藻类如紫菜、红海藻、螺旋藻，甲壳类昆虫等体内也有大量的多糖。植物的根、茎、叶、花、果实（种子）中大多含有葡萄糖、果糖、淀粉、果胶、树胶、纤维素等糖类化合物。过去在多数情况下多糖被认为是无效成分，但近数十年来的研究表明许多补气类中药如人参、黄芪、党参、枸杞子、山药等，滋阴中药如沙参、麦冬、地黄、石斛、黄精、百合、银耳等均含有大量的多糖，而且这些多糖类成分与其药效作用有密切的关系。

种子多糖是食品工业中最重要的植物源胶类之一，在食品加工与改善食品口感和质构方面发挥着重要作用。多糖在植物种子中的存在主要有三种形式：作为非淀粉多糖食物储备物质（如瓜尔豆、刺槐豆等），作为种皮中的黏液（如车前子、亚麻籽、黄芥子等），以及作为种子子叶和胚乳的细胞壁物质（如罗望子和大豆）。这些多糖的化学组成、精细结构，以及物理和功能特性随植物来源、生长环境和生产方法的不同而变化很大。种子多糖（非淀粉）也是膳食纤维的重要来源，具有降低热量摄入、控制血糖和胰岛素水平、降低心脏病和结肠癌风险等生物活性。研究表明，多糖类化合物参与了细胞各种生命现象的调节，具有多种的生理活性，银耳多糖、香菇多糖、猪苓多糖、虫草多糖、枸杞多糖、螺旋藻多糖等已应用于临床。多糖类主要通过激活巨噬细胞、网状内皮系统、淋巴细胞，促进干扰素和白细胞介素生成来提高机体的免疫功能。

（一）半乳甘露聚糖

半乳甘露聚糖属于多糖类天然高分子化合物，分子式为 $(C_6H_{10}O_5)_n \cdot 2H_2O$。半乳甘露聚糖的骨架是 β-D-(1 → 4) 键合的 D-甘露聚糖，在一些 D-甘露糖残基 O-6 上有单个 α-D-半乳糖基侧链，甘露糖/半乳糖比例在 1：1~1.2：1，该比例因胡芦巴种子的地域差异而存在不同。半乳甘露聚糖主要由甘露糖和半乳糖两种单糖组成，它们的摩尔比不同，在很大程度上决定了它们的理化性质。

半乳甘露聚糖存在于豆科、车前科、旋花科和十字花科的植物中，豆科植物半乳甘露聚糖主要存在于内胚乳。目前已发现 70 多种豆科植物含有半乳甘露聚糖，如豆科的海红豆 (*Adenanthera pavonlna*)、神黄豆 [*Cassia agnes* (de Wit) Brenan]、白花洋紫荆 (*Bauhinia variegata* L.)、豆茶决明 (*Cassia pumila* Lam.)、腊肠树 (*Cassia fistula*)、望江南 (*Cassia occidentalis* L.)、江茫决明 (*Senna occidentalis*)、菽麻 (*Crotalaria juncea* L.)、决明 (*Cassia tora* L.)、瓜尔豆 (*Cyamopsis tetragonoloba* L.)、长角豆 (*Ceratonia siliqua* L.)、猪屎豆 (*Crotalaria pallida* Ait.)、大托叶猪屎豆 (*Crotalaria spectabilis*)、凤凰木 (*Delonix regia*)、格木 (*Erythrophleum fordii* Oliv.)、野皂荚 (*Gleditsia microphylla* Gordon ex Y. T. Lee)、皂荚 (*Gleditsia sinensis* Lam.)、日本皂荚 (*Gleditsia japonica* Miq)、肥皂荚 (*Gymnocladus chinensis* Baill)、刺田菁 [*Sesbania bispinosa* (Jacq.) W. F. Wight]、田菁 [*Sesbania cannabina* (Retz.) Poir.]、银合欢 [*Leucaena leucocephala* (Lam.),de Wit]、马棘 (*Indigofera pseudotinctoria* Matsum.)、洋槐 (*Robinia pseudoacacia* L.)、翅荚木 (*Zenia insignis* Chun)、紫云英 (*Astragalus sinicus* L.)、紫穗槐 (*Amorpha fruticosa* L.)、甘草 (*Glycyrrhiza uralensis* Fisch)、胀果甘草 (*Glycyrrhiza inflata* Batalin)、黄花苜蓿 (*Medicago falcata* L.)、紫花苜蓿 (*Medicago sativa* L.)、苦马豆 (*Sphaerophysa salsula*)、雄黄豆 (*Cassia javanica* L.)、白头银合欢 (*Leucaena leucocephala*)、红车轴草 (*Trifolium pratense*)。因植物或组织不同，半乳甘露聚糖类分子量也有所差异。李欣等分析了分属于豆科的 3 个亚科 16 个属的 24 种植物的半乳甘露聚糖的含量，发现半乳甘露聚糖中半乳糖和甘露糖的比例在不同种植物中差异较大，如槐树种子半乳甘露聚糖的半乳糖和甘露糖的比例为 1：8.5，而银合欢种子其比例为 1：1.7。非豆科植物如旋花科的三色旋花 (*Convolvulus tricolor*)、瘤梗番薯 (*Ipomoca muricata*)、蒺藜科的蒺藜 (*Tribulus terrestris* L.)、

罂粟科的地丁草 (*Corydalis bungeana* Turcz.) 等的种子也含半乳甘露聚糖。单子叶植物棕榈的未成熟种子中也含有半乳甘露聚糖，且其结构中甘露糖比例很大，如太卡棕榈 (*Phytelephas macrocarpa*) 半乳糖和甘露糖的比例为 1：50，底比斯叉茎棕 (*Hyphaene thebaica*) 半乳糖和甘露糖的比例为 1：19。

围绕着糖链结构及糖的生物学功能，科学家在天然产物中糖的分离纯化、糖链结构表征、糖的构效关系等方面开展了大量的工作，为糖类化合物的基础理论研究和应用研究奠定了基础。

（二）胡芦巴多糖

胡芦巴中的水溶性多糖主要为半乳甘露聚糖，从结构上看，胡芦巴多糖是一个以 β-D (1→4) 键连接的 D-甘露糖为主链的骨架，在几乎所有主链甘露糖基上以 $\alpha1→6$ 位置上连接半乳糖的支链，聚糖分子中半乳糖与甘露糖比例为 1：1.02~1：1.14，其平均相对分子质量为 1 400 000 Da。相当于每个分子中平均含有 180~190 个单糖（甘露糖＋半乳糖）单位，主链平均含 90~95 个由 β1→4 糖苷键连接的甘露聚糖基，每个主链的甘露糖上以 $\alpha1→6$ 糖苷键连接一个半乳糖，其结构如图 3-15 所示。

多糖结构的多样性赋予了其生物学功能的多样性。胡芦巴多糖具有中性的非离子性质，在冷水和热水中均能形成胶体溶液，较稀的胶体水溶液仍有较高的黏度，因此，常把半乳甘露聚糖称作种子黏质或种子胶。胡芦巴多糖主要存在于胚乳中，是胡芦巴胶的主要成分，胡芦巴胶的回转半径为 75nm，空间结构表现为典型的无规卷曲聚合物。

半乳甘露聚糖胶以其黏度高、剪切流动性好、胶液稳定、与其他胶复配效果好等优良的性能而被用作增稠剂、胶凝剂、絮凝剂、稳定剂等，在石油钻采、纺织印染、军工炸药、食品、轻工、造纸等多个行业有广泛应用，据统计，半乳甘露聚糖的工业用量分布：食品工业约占 40%，造纸工业占 30%，纺织工业占 20%，石油、涂料、炸药和胶黏剂约占 10%。目前我国年需求量在 6 万吨左右，且用量逐年增加。

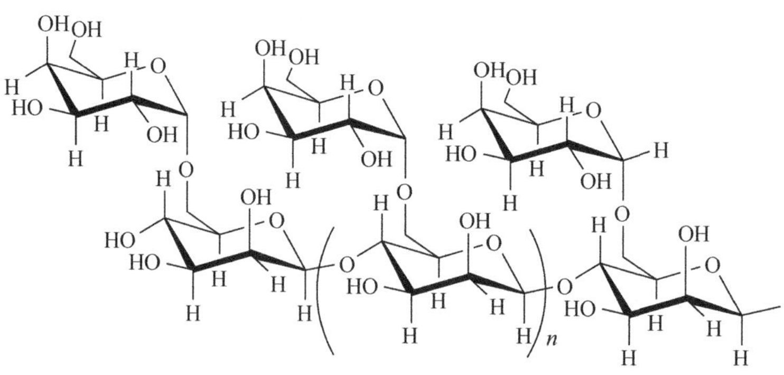

$$Man-\beta-1,4-(Man-\beta-1,4)_n-Man$$

|α-1,6 |α-1,6 |α-1,6

Gal   Gal   Gal

图 3-15　胡芦巴多糖结构

二、胡芦巴多糖的提取分离

植物多糖是构成生命的四大基本物质之一，因植物多糖复合物的低毒性，在医疗领域如治疗高血压、糖尿病等方面具有广泛的应用，而在一定程度上，多糖的纯度决定其生物活性，也影响结构–活性关系的研究。因此，选用高效的提取分离方法，获取稳定、均一的多糖可为后续多糖结构和生物活性的探索建立基础。植物多糖的来源广泛，选取的提取工艺也不尽相同。选择多糖分离方法的原则是在提取过程中保持多糖的内在特性不变。近年来，除传统溶剂提取方法外，微波、超声、酶法辅助等方法逐渐成为研究者的优先选择。用于提取胡芦巴多糖的方法目前主要有热水浸提法、酸碱提取法、酶解法、超声提取法、微波萃取法等。

（一）胡芦巴多糖的除杂

1. 除蛋白 蛋白质在水、醇中的溶解性与多糖相似，但蛋白质在特定条件下会变性，利用这一特点可以去除粗多糖中的大部分蛋白质。最常用的方法是 Sevag 法、三氟三氯乙烷法、三氯乙酸法，前两者多用于微生物多糖，后者多用于植物多糖。

（1）Sevag 法：按多糖水溶液 1/5 体积加入氯仿，再加入氯仿体积 1/5 的正丁醇或醇混合，剧烈振荡 20 ~ 30min，离心，蛋白质与氯仿–正丁醇（或戊醇）生成凝胶物而分离，分去水层和溶剂层交界处的变性蛋白质。此种方法在避免降解上有较好的效果，但效率不高，需重复 5 次左右才能除去蛋白质。先用蛋白质水解酶使多糖粗品中的蛋白质部分降解，再用 Sevag 法效果更佳。

（2）三氯乙酸法：在多糖水溶液中滴加 3% 三氯乙酸，直至溶液不再继续变浑浊为止，在 5 ~ 10℃放置过夜，离心除去胶状沉淀，上清液为无蛋白质的多糖溶液。此法会引起某些多糖的降解。

孙茜以蛋白质残余量及多糖损失量为指标，比较了 Sevag 法及三氯乙酸法脱除半乳甘露聚糖中蛋白质的效果，发现三氯乙酸法脱除蛋白效果优于 Sevag 法。

2. 除色素 对于植物来源的多糖，可能含有酚型化合物而颜色较深，这类色素大多呈负性离子，不能用活性炭吸收剂脱色，可用弱碱性树脂、DEAE 纤维素或 Duolite A-7 来吸附色素；若糖与色素结合易被 DEAE 纤维素吸附，不能被水洗脱，这类色素可进行氧化脱色，以浓氨水（或 NaOH 液）调至 pH 8.0 左右，50℃以下滴加 H_2O_2 至浅黄，保温 2h；发酵来源的多糖颜色一般较浅。对于动物、微生物等来源的多糖也可根据不同情况按上述方法处理。一般情况下，要避免用活性炭处理，防止活性炭吸附多糖而造成损失。孙茜采用乙醇回流法考察了胡芦巴种子中半乳甘露聚糖脱色效果的影响因素，并应用正交实验设计，选择脱色时间、料液比、脱色次数三因素作为考察对象，优化了脱色工艺条件。实验结果表明，在料液比 1∶12、脱色时间 120 min、脱色 3 次的条件下进行实验，脱色效果最好。

（二）胡芦巴多糖的提取

1. 酸碱浸提法 酸碱提取植物多糖的原理是通过酸碱液的作用使植物细胞和细胞壁充分吸水膨胀而破裂，从而使植物多糖游离出来，提高提取效率。Slavov 等通过热水、草酸盐、稀酸和碱连续分级提取，从玫瑰花渣中的醇不溶性残留物中首次提取和研究了不同的多糖组分，其多糖的总得率达 25.3%。Rashid 等采用 pH 3.0 的 5% NaCl 溶液将粉碎的胡芦巴种子粉末在 50℃条件下浸泡 24h，用纱布过滤得到胡芦巴多糖粗体物，然后用 90% 乙醇和 10% 异丙醇组成混合溶液与胡芦巴多糖粗体物按 3∶1 体积混合，剧烈搅拌，6000r/min离心 7min，重复上述步骤 3 次，将得到的白色絮状物真空或冷冻干燥得到胡芦巴多糖。酸碱浸提法的优点是酸碱介质能明显提高多糖的提取率，缩短生产周期，减少原材料和试剂消耗。但是，酸性条件下提取多糖会引起多糖降解及糖苷键的断裂，因此在稀酸提取时应该注意提取时间不宜过长且温度不宜太高。而含糖醛酸的多糖及酸性多糖较多的植物采用碱浸提法提取得到的多糖产品纯度较高，使用碱浸提法提取多糖时，多糖的糖苷键容易断裂，通常需要加入硼氢化钠、硼氢化钾或充氮气加以保护。

2. 酶法提取　利用生物酶解提取植物多糖，较热水提取和酸碱浸提法的提取效率提高。在酶解时使用纤维素酶、淀粉酶、蛋白酶等复合酶提取可以在相对缓和的条件下分解提取液中存在的纤维素、淀粉和蛋白质等杂质，使内部多糖快速放出，提高提取效率，得到的多糖产物纯度高。酶法提取高效、温和、简便、环保，提高目标化合物收率的效果显著。但生物酶解的缺点也较为显著，生物酶的价格较高，增加了多糖的提取成本，同时在反应过程中需要控制反应温度达到酶解反应的最适温度才能提高反应速率，多糖提取结束之后还需将提取液中的酶除去，且提取步骤烦琐。

近年来对高分子量的植物多糖进行水解或酶解等研究发现，水解后的低聚糖具有多种生理活性，如水溶性好、稳定性高、安全无毒等良好的理化特性。吴婷等采用酸水解和甘露聚糖酶水解胡芦巴多糖，分别得到分子量为 500 ~ 1000 的低聚糖和 7500 ~ 10 000 的半乳糖甘露聚糖片段。发现胡芦巴多糖的水解产物能够促进肠道中双歧杆菌、乳酸杆菌的生长，抑制大肠杆菌的生长，改善肠道菌群的平衡，对促进人体健康有重要的作用。缪月秋等采用甘露聚糖酶对胡芦巴多糖进行酶解反应，以还原糖得率为参考指标，采用 L9(34) 正交设计对反应温度、反应时间、酶量的参数进行优选。结果发现，反应温度 50℃、反应时间 9h 和酶量为 6%，最有利于胡芦巴中性杂多糖的酶解，其产物更有利于双歧杆菌增殖。然后将中性杂多糖酶解产物经 Sephadex G-150 柱层析，得到两个主要组分，其平均分子量分别为 45 000 和 7500，并证实分子量较小的多糖酶解片段更有利于青春双歧杆菌的增殖。陈挚等考察胡芦巴多糖及其纤维素酶酶解产物低聚糖的调血脂活性，结果提示两者的调脂机制可能与促进胆固醇胶束排出体外，从而抑制机体对胆固醇的摄取及与胆汁酸（TBA）的重吸收有关，且酶解产物低聚糖效果优于多糖。孙茜等采用正交实验法分别优选了盐酸、纤维素酶及普鲁兰酶对胡芦巴半乳甘露聚糖改性的最佳工艺条件。以黏均相对分子质量和还原糖得率为指标，对影响改性工艺的因素进行了研究。结果表明，盐酸浓度 5mol/L，70℃下酸解 120min 为最优酸解条件，所得产物的黏均相对分子质量为 7500，还原糖得率为 14.6%。纤维素酶降解最优条件为纤维素酶用量 1500U/g，在 pH 5.0 的缓冲溶液中，50℃下酶解 150min，所得产物的黏均相对分子质量为 120 000，还原糖得率为 5.1%。普鲁兰酶改性最优条件为普鲁兰酶用量 2000ASPU/g，在 pH 5.2 的缓冲溶液中 60℃下酶解 2h，所得产物的黏均相对分子质量为 120 000，还原糖得率为 39.5%。

3. 水提醇沉法　热水提取法因其操作简单、便捷而成为应用较为广泛的提取多糖的方法，其原理是利用了大多数多糖在加热的条件下溶解度增大，且加热条件下不会改变其结构特征，提取出的多糖具有生物活性和稳定的结构。利用植物多糖不易溶于乙醇等有机溶剂的特点，用乙醇将热水浸提得到的提取液进行醇沉分离。接下来利用离子交换柱层析的分离方法对得到的多糖复合物进行分离。隋宏等采用中心复合试验设计，以胡芦巴种子多糖的提取率为评价指标，选择水为提取溶剂，以提取时间、提取温度、料液比为考察因素，优选最佳提取工艺，并考察提取次数。发现最佳提取工艺为 45min、70℃、1：25（g：mL）时，多糖提取得率为 3.90%；提取 3 次后，胡芦巴种子多糖提取率为 95%。丁建海等用超声辅助水提醇沉法提取胡芦巴中多糖，考察提取时间、乙醇体积、乙醇浓度、料液比对多糖提取率的影响。结果表明，最佳提取工艺参数为料液比 1：40（g：mL）、乙醇浓度 90%、超声提取时间 1.5h。在最佳提取条件下，胡芦巴多糖提取得率为 1.34mg/g，多糖纯度达 67%。刘盈河等在单因素实验基础上采用两因素五水平的均匀设计法进行实验，对胡芦巴多糖的超声提取工艺条件进行优化。确定各因素的影响因子并预测和验证最佳工艺参数。结果显示，胡芦巴多糖的最佳超声提取工艺条件为料液比 1：40（g：mL），超声波提取时间 30min，提取 2 次。在此优化的工艺条件下，胡芦巴多糖的提取得率可达 4.42%。

由于热水浸提的温度、提取时间、料液比及乙醇浓度的不同会使多糖得率不稳定，且提取物中可能存在蛋白质、脂类和色素等其他水溶性的非糖物质，需要进一步对提取物除蛋白、脱色素等。热水浸提的缺点是耗时久、得率偏低，但因该方法成本低、操作简单及所得多糖复合物结构稳定等优点使其应用较为广泛。

笔者采用加热回流提取法，在单因素试验基础上，采用响应面法优化了提取工艺，得出了最优提取工艺条件为料液比 1：27（g：mL），提取时间 1.7h，提取温度 85℃。按上述最佳工艺提取胡芦巴种子多糖 (n=3) 以验证响应面法的可行性。结果表明平均提取得率为 19.89%，与预测值 20.25% 比较，基本吻合，比单因素平均提取得率高 4.87%。

（三）胡芦巴多糖的分离

1. 机械分离法　一般情况下胡芦巴种子内胚乳（含半乳甘露聚糖胶）比较坚硬、不易被粉碎，而种皮和子叶较易被破碎。根据种子中这三部分的不同特点，种子经粉碎（或研磨）、筛分即可分离得到内胚乳片，内胚乳葡聚糖含量超过 65%，总糖含量 >80%，所以分离出内胚乳片即进行了一次简单的纯化。内胚乳片经水合、磨粉、灭菌得成品胶粉。目前，绝大多数工厂均采用此法分离提取半乳甘露聚糖胶。根据种子品种不同，可选择采用火烤、烘炒、润湿、浸泡、破皮浸胀等方法进行预处理，以便更加完整地分离出内胚乳片，提高收率。据蒋建新等报道，采用机械分离法种子内胚乳片平均收率为 80%，内胚乳片再加工成胶粉的收率为 85% ~ 92%。

2. 分级沉淀法　利用多糖可溶于水、难溶于有机溶剂的特性，在多糖的浓缩水溶液中加入乙醇（丙酮）使之沉淀析出，反复用水 – 乙醇（丙酮）处理多次可得粗多糖。也可以在多糖的浓水溶液中，从小到大依次按比例加入乙醇或丙酮进行分步沉淀，从而进行多糖的初步分级。

3. 半湿法　不是所有的种子都可以用浸泡进行预处理，如有些种子即使浸泡 48h 或更长时间也不吸胀，而有些种子中的多糖胶能迅速溶于水。试验研究表明，胡芦巴、瓜尔豆、田菁和决明等种子可以用浸泡方式进行预处理，这4种种子的共同特点是种子千粒重<35g、种皮薄、种子易吸胀。由于半乳甘露聚糖胶易溶于水，浸泡时间越长胶损失越多，所以要求其浸泡时间要尽可能短。试验表明，浸泡时间<5min，不会有胶溶于水而造成损失，浸泡后的种子用手指挤压可将各部分分离即达到浸泡要求，浸泡时间可以通过调节水温来控制。浸泡后的种子应立即进行气流去湿和开片工序，气流去湿的目的是将种子表面的水分快速脱除，并使种皮变脆而易于粉碎，种子内胚乳含水量25%～30%，从而保证内胚乳有一定的韧性。半湿法植物胶分离提取流程：种子清杂→浸泡→脱水→气流去湿→一次开片→筛分→二次开片→筛分→选片→胶片→水合→增黏→烘干→制粉→杀菌→胶粉包装→成品入库。半湿法是采用锤击式作用力进行开片和选片，因而适用于各种形状的种子。胡芦巴种子小，表面有沟纹、凹凸不平，形状不规则，采用半湿法分离提取植物胶有独特的优势。蒋建新等研究发现胡芦巴胶干法生产收率平均为17%，半湿法生产平均收率约23%。除此之外，半湿法生产过程中由于种子经浸泡，避免了传统的研磨法或干法生产中车间内外粉尘排放，大大改善了操作环境。半湿法生产过程中不使用或不添加任何化学物质，因而无化学污染。浸泡用水可循环使用，无三废排放。

我国自20世纪70年代开始研制开发适合我国植物胶资源的生产工艺和生产装备，南京野生植物研究院开发了胡芦巴胶生产线，还有一些是植物胶厂家自行研制的提胶工艺和装备。

4. 透析法   利用半透膜允许小分子、无机离子通过，而大分子的多糖被截留的特性，将多糖溶液盛载于乙酸纤维素等半透膜中，通过逆向流水透析除去单糖、氨基酸、无机离子等小分子杂质。

5. 柱色谱法   目前，柱色谱技术已越来越多地应用于多糖的分离纯化。按分离原理主要有离子交换、分子筛和吸附三种类型。①阴离子交换凝胶柱色谱法：常用的阴离子交换凝胶有DEAE纤维素（二乙氨基乙基纤维素）、ECTEOLA-纤维素、DEAE Sepharose FF等。DEAE纤维素和ECTEOLA-纤维素，分为硼砂型和碱型，洗脱剂多为不同浓度的碱溶液、硼砂溶液、盐溶液，适合于分离酸性多糖、中性多糖和黏多糖。在pH=6时酸性多糖能吸附于交换剂上，中性多糖不能吸附，然后用pH相同、离子强度不同的缓冲液可将酸性多糖分别洗脱出来。中性多糖用硼砂型柱色谱分离，洗脱剂可用不同浓度的硼砂溶液。 DEAE Sepharose FF常用盐溶液作为洗脱剂。②分子筛凝胶柱色谱法：又称分子排阻凝胶色谱法(gel permission)、凝胶过滤色谱法(gel filtration)，是利用胶的分子筛性质根据多糖的分子量大小差别进行分离。常用的凝胶有葡聚糖凝胶(sephadex)、琼脂糖凝胶(sepharose)、聚丙烯酰胺凝胶(polyacrylamide gel)、DEAE-葡聚糖凝胶(DEAE Sephadex)、Toyopearl、Sephacryl等。一般使用小孔隙的Sephadex G-25、Sephadex G-10等除去无机盐和小分子化合物；使用Sephadex G-200等进行不同分子量多糖的分离。洗脱剂多为各种浓度的盐溶液及缓冲液，凝胶柱色谱法不用于黏多糖的分离。阴离子交换凝胶柱色谱法和分子筛凝胶柱色谱法的结合使用是获得均一多糖最为通用的实验手段。③纤维素柱色谱法：利用吸附与解吸附的原理分离、纯化多糖，将多糖的溶液流经预先以乙醇等混悬的纤维素柱，多糖在纤维素介质上析出沉淀，再以递减浓度的稀醇逐步洗脱，分离出各种多糖，一般是分子量小的物质先被洗脱，分子量大的物质后被洗脱。

6. 其他方法 在多糖分离和纯化中，超滤、超速离心、区带电泳、活性炭柱色谱、季铵盐沉淀法、金属离子（铅盐、铜盐等）沉淀法等均有使用。糖类的分离纯化较其他很多天然产物困难，多糖类常需要综合采取多种方法进行纯化。

三、胡芦巴多糖的检测分析

多糖的结构分为一级、二级、三级和四级结构：一级结构包含单糖组成、糖苷键连接方式、重复结构单元和分支度等；二级、三级和四级结构统称为高级结构，主要是多糖的构象。此外，多糖分子量的不均一性、组成多糖的单糖基种类（目前已知的有 200 多种）和连接方式的多样性、链内和链间氢键等因素的影响，使其形成复杂的一级结构或高级结构。多糖的生物活性不仅与其分子量、糖链的一级结构有关，而且与高级结构也有很密切的关系。多糖丰富的生物活性与其复杂的结构密不可分。因此，对植物多糖总糖含量、单糖组成、糖苷键类型、分子量大小及其分布、高级结构等方面的检测分析方法和技术的探索，可为多糖的综合利用和深入研究提供多元的思路和方法。

（一）化学检测法

1. 费林反应（Fehling 反应） 还原糖能使碱性酒石酸铜试剂还原，产生砖红色的氧化亚铜。多糖、苷水解后也可产生此类反应。

2. 银镜反应（Tollen 反应） 还原糖与氨性硝酸银试剂反应产生金属银，呈银镜或黑色沉淀。

3. Molish 反应 在糖或糖苷的水或乙醇溶液中加入 3% α - 萘酚乙醇溶液混合物，沿器壁滴加浓硫酸，两液层交界处呈现紫色环。

4. 苯胺 – 邻苯二甲酸试剂反应 糖类与邻苯二甲酸作用生成糠醛衍生物，再与苯胺缩合生成有色物质，可用于糖类化合物的检测或色谱显色剂。

5. Keller- Kiliani 反应 把样品溶于含少量 Fe 的冰醋酸中，沿管壁滴加浓硫酸，观察分界面和乙酸层颜色变化。如有 α - 去氧糖存在，乙酸层渐显蓝色或蓝绿色。此反应只对游离的 α - 去氧糖或 α - 去氧糖与苷元连接的苷类显色，乙酰化的 α - 去氧糖及 α - 去氧糖与羟基糖形成的二糖、三糖不显色，因为它们在此条件下不能水解出 α - 去氧糖，所以 Keller- Kiliani 反应阳性可以判断 α - 去氧糖的存在，但阴性却不能排除 α - 去氧糖的存在。

（二）色谱检测法

1. TLC 糖的极性较大，在硅胶薄层上进行分离时，点样量不宜过多（一般不多于 5pg），否则斑点就会明显拖尾，难以获得满意的分离。若硅胶用 0.03mol/L 硼酸溶液或无机盐的水溶液代替水调制涂布薄层，则样品承载量可明显增加，分离效果也有改善。常用极性较大的含水溶剂系统为展开剂，如正丁醇 – 乙酸 – 水（体积比 4 ：1 ：5，上层）、氯仿 – 甲醇 – 水（体积比 65 ：35 ：10，下层）等三元溶剂系统。反相硅胶 TLC 时，常用不同比例的甲醇 – 水、氯仿 – 甲醇、氯仿 – 甲醇水为展开剂。

2. 纸色谱法 进行纸色谱的检识时，多以含水量大的溶剂系统作为展开剂，其中以正

丁醇 - 乙酸 - 水 (体积比 4 ∶ 1 ∶ 5，上层)、正丁醇 - 乙醇 - 水 (体积比 4 ∶ 2 ∶ 1)、水饱和的苯酚最为常用。因为糖类的水溶性强，在一般含水量少的溶剂系统中进行色谱分离时，R_f 值很小。水饱和的正丁醇含水量较少，如加入乙酸或乙醇则可增加含水量，也就增大了 R_f 值。

色谱显色主要是利用糖的还原性或形成糠醛后引起的显色反应。常用的显色剂有苯胺 - 邻苯二甲酸试剂、对茴香胺 - 邻苯二甲酸试剂、蒽酮试剂，可用于纸色谱（PC）和 TLC 的显色，而茴香醛 - 硫酸试剂、α - 萘酚 - 硫酸试剂、间苯二酚 - 硫酸试剂因含有硫酸，则只能用于 TLC 的显色。

3. 紫外 - 可见分光光度法　紫外 - 可见分光光度法较为常用，显色剂分为硫酸 - 苯酚、硫酸 - 蒽酮及 3,5- 二硝基水杨酸等。姜明月等采用硫酸 - 苯酚法检测了胡芦巴多糖的含量，确定了炮制过程中炮制温度、炮制时间及盐量 3 个重要参数。

4. 气相色谱法 (GC)　GC 是一种主要用于表征和鉴定挥发性化合物的分析技术，是测定多糖的单糖组成的一种有效而灵敏的方法。植物多糖的单糖组成分析一般先进行酸水解，使多糖的糖苷键完全断裂，水解后有些需要经过中和、过滤、衍生化等处理，再利用化学方法、仪器分析技术进行测定。GC 的灵敏度很高，可同时进行分离和定性定量分析，在糖的鉴定上应用很普遍。但糖类化合物难挥发和易形成端基异构体，所以一般先将糖制备成三甲基硅衍生物以增加挥发性，将醛糖用 $NaBH_4$ 还原成多元醇，然后制成乙酰化物或三乙酰化物，可防止端基异构体的形成，再进行 GC 分析。

5. HPLC　HPLC 是构建单糖指纹图谱最常用的方法，其最大的优势是可以与不同的检测器联用，从而满足不同样品的测定需求。关于多糖中单糖组分的分析方法，通常是先用三氟乙酸将多糖水解成单糖，再利用发光试剂衍生后通过 HPLC 法进行分离和检测。由于单糖本身在紫外检测器上无吸收，所以 1- 苯基 -3- 甲基 -5- 吡唑啉酮 (PMP) 柱前衍生化 -HPLC 法在单糖组成测定中的优势非常明显。

王媛媛等建立了 PMP 柱前衍生化 -HPLC 法对麻黄、甘草、黄芪、川牛膝、黄酒、三七、苍术、淫羊藿、桑寄生等 9 种样品中多糖的单糖成分进行分析。首先 9 种多糖样品用 2mol/L 的 H_2SO_4 溶液水解后，利用 PMP 试剂进行柱前衍生化并进行 HPLC 分析，采用 Inertsil ODS-SP C_{18} 色谱柱 (260mm × 4.6mm, 5μm)，流动相为 20% 乙腈与 KH_2PO_4- 三乙胺缓冲溶液 (pH=6.9)，流速 1.0mL/min，检测波长 254nm，进样体积 10μL，柱温 30℃。色谱分析条件优化实验结果表明，流动相的配比及 pH 对各混合单糖的分离效果具有较大影响，最优流动相比例为 20% 乙腈 -KH_2PO_4 三乙胺缓冲溶液，最优流动相 pH 6.9 建立的 PMP 柱前衍生化 - HPLC 法对混合单糖标准品具有较好的分离效果，各种单糖在相应的线性范围内线性关系良好 (r=0.9999)，该方法的精密度、稳定性、重现性良好。

利用 HPLC 分析多糖的单糖组成及含量时多采用蒸发光散射检测器 (ELSD) 或示差折光检测器 (RID)，但 ELSD 灵敏度低、基线噪声大，且柱温对结果的影响较大，测定过程中易发生单糖的转化，而 RID 灵敏度低且无法进行梯度洗脱，使二者在多糖的单糖组成测定中具有很大的局限性，而紫外检测器 (UVD) 具有灵敏度高、线性范围宽、稳定性好等特点，是 HPLC 分析中应用最广泛的检测器，同时柱前衍生化方法可以使本身无发色团的单糖产生相应的紫外吸收，解决了紫外检测器不匹配的问题，扩大了其应用范围，所以柱前衍生

化 -HPLC-UVD 方法在多糖的单糖组成测定中具有显著的优势。

6. 傅里叶变换红外光谱 (FTIR) FTIR 是一种能够快速提供有机化合物官能团高分辨光谱信息的技术。FTIR 技术已成为获得生物高聚物的第一手资料和初步鉴定化合物结构的重要手段。张黎明等采用胡芦巴半乳甘露聚糖、纤维素酶改性半乳甘露聚糖、普鲁兰酶改性半乳甘露聚糖、双酶联用改性半乳甘露聚糖等 4 种胡芦巴多糖进行了 FTIR 分析，4 种样品均在 3415cm^{-1}、2828cm^{-1}、1595cm^{-1}、1402cm^{-1}、1077cm^{-1}、1028cm^{-1}、870cm^{-1}、818cm^{-1} 处有较强吸收峰。3415cm^{-1} 对应糖中—OH 的伸缩振动，2828cm^{-1} 对应 C—CH 伸缩振动，870cm^{-1}、818cm^{-1} 对应糖吡喃环吸收峰，并发现各水解产物与胡芦巴半乳甘露聚糖的红外谱图极为相似，只是 1595cm^{-1}、1402cm^{-1} 处的特征吸收峰变强，说明水解后胡芦巴半乳甘露聚糖单元基本结构没有发生明显变化，只是糖苷键断裂，OH 基数目增多。Rashid 等采用 FTIR 分析揭示了 3324cm^{-1}、2914cm^{-1} 和 1653cm^{-1} 区域的多糖代表峰。

7. 热分析法 示差扫描量热法 (DSC) 和热重分析 (TGA) 都是被用来研究材料的热稳定性和组分的技术。DSC 是研究在程序控制温度下测量输给物质和参比物的功率差与温度关系的一种技术。TGA 是研究在程序控制温度下测量待测样品的质量与温度变化关系的一种热分析技术。半乳甘露聚糖胶 DSC 谱图有两个广泛的吸热峰，65~140℃之间的峰和295~332℃之间的峰，说明在较高温度下半乳甘露聚糖胶有长时间保持水汽的能力，即使在较高温度下也有较大的稳定性。TGA 分析发现，半乳甘露聚糖在 29~100℃之间的初始重量损失是多糖脱失结合水或游离水所致，失重率约为 10%。半乳甘露聚合物的降解温度为296.45℃，失重率约为 10%，为样品熔融或分解所致。

8. X 射线衍射 X 射线衍射法是一种通过衍射现象分析物质晶体内部结构的方法。采用 X 射线衍射法对胡芦巴半乳甘露聚糖及其产物的晶态结构进行分析，结果显示，在 2θ=14.38°、16.74° 及 20.08° 处都有明显的衍射峰，在 2θ=5.38°、10.90° 处有较弱的衍射峰，在 2θ=40.48° 处出现了较宽弥散峰。利用计算机分峰计算得到半乳甘露聚糖样品的结晶度为 26.23%，高于其纤维素酶、普鲁兰酶及纤维素酶和普鲁兰酶双酶等的酶解产物的结晶度 (分别为 25.78%、21.49%、18.87%)，说明酶解反应对半乳甘露聚糖的结晶区结构具有一定的破坏作用，随着其相对分子质量的降低，结晶度呈下降趋势。

9. 扫描电镜分析 扫描电子显微镜已经成为许多科学家研究生物聚合物如多糖分子的表面形貌的首选工具。在放大 200 倍的条件下，胡芦巴半乳甘露聚糖颗粒形状不规则，表现为块状、片状、条状且大小不均一。在放大 5000 倍的条件下，胡芦巴半乳甘露聚糖颗粒结构致密，粗糙不平，呈多孔结构，其聚集体规整性很强。

第四节 胡芦巴中的皂苷类成分

皂苷（saponin）是一类由糖体与苷元缩合而成的结构复杂的天然产物。皂苷是苷类中结构比较复杂的化合物，广泛存在于植物体内，种类繁多，组成复杂。皂苷的分离纯化和结构解析一直是天然产物化学研究中的难点之一。国际上对皂苷的研究十分活跃，20 世纪70 年代中期已发现的结构明确的皂苷不到 200 种。20 世纪 80 年代人们对皂苷的研究进入一个高潮时期，不仅一些复杂皂苷的结构得到证实，而且纠正了以往结构鉴定中的一些错误，科学家系统研究了不少重要中草药中的皂苷，如人参皂苷、三七皂苷、重楼皂苷、黄芪皂苷等。近年来，随着现代分离纯化技术和近代波谱解析技术的应用，皂苷的分离纯化和结构解析取得了很大进展，已分离得到的三萜皂苷有 3000 余个，其中具有生物活性的有 300 余个；甾体皂苷 600 余个，其中具有生物活性的有 100 余个。

一、 皂苷的结构特点与分类

皂苷由皂苷元与糖构成。常见的组成皂苷的糖有葡萄糖、半乳糖、鼠李糖、阿拉伯糖、木糖、葡萄糖醛酸和半乳糖醛酸等。苷元为螺旋甾烷类 (C-27 甾体化合物) 的皂苷称为甾体皂苷，主要存在于薯蓣科、百合科和玄参科等，分子中不含羧基，呈中性。燕麦皂苷 D 和薯蓣皂苷为常见的甾体皂苷。苷元为三萜类的皂苷称为三萜皂苷，主要存在于五加科、豆科、远志科及葫芦科等，其种类比甾体皂苷多，分布也更为广泛。大部分三萜皂苷呈酸性，少数呈中性。皂苷元具有不同程度的亲脂性，糖链具有较强的亲水性，使皂苷成为一种表面活性剂，水溶液振摇后能产生持久性的肥皂样泡沫。一些富含皂苷的植物提取物被用于制造乳化剂、洗洁剂和发泡剂等。

皂苷有多种分类方法。按照皂苷元的化学结构不同，可将皂苷分为甾体皂苷和三萜皂苷；按照皂苷分子中糖链数目的不同，可分为单糖链皂苷 (只含 1 条糖链的皂苷)、双糖链皂苷 (含有 2 条糖链的皂苷) 和三糖链皂苷 (含有 3 条糖链的皂苷) 等；按照皂苷分子中是否含有酸性基团 (如羧基)，可将皂苷分成中性皂苷和酸性皂苷。甾体皂苷又分为螺旋甾烷类、呋喃甾烷类、呋喃螺旋甾烷类；三萜皂苷分为鲨烯类、四环三萜类、五环三萜类等。

（一）四环三萜类皂苷的结构特点与分类

四环三萜类 (tetracyclic triterpenoid) 大部分具有环戊烷骈多氢菲的基本母核，17 位上有 8 个碳原子组成的侧链，在母核上一般有 5 个甲基，即 4 位有偕二甲基，10 位和 14 位各有一个甲基，另一个甲基常连接在 13 位或 8 位上，如图 3-16 所示。天然的四环三萜类或其皂苷元主要有以下类型。①羊毛脂甾烷型。羊毛脂甾烷 (lanostane) 又称羊毛脂烷，是由环氧鲨烯经椅 – 船 – 椅构象式环合而成，其结构特点是 A/B、B/C、C/D 环均为反式稠合，C-20 为 R 构型，其 10、13 和 14 位分别连有 β -CH$_3$、β -CH$_3$、α -CH$_3$，17 位侧链为 β 构型。②大戟烷型。大戟烷 (euphane) 是羊毛脂甾烷的立体异构体，二者基本碳架相同，只是 13、14 和 17 位上的取代基构型不同，即 13α 、14β 、17α - 羊毛脂甾烷。③达玛烷型。达玛烷 (dammarane) 型的结构特点是 A/B、B/C、C/D 环亦均为反式稠合，8 和 10 位有 β 构型的角甲基，而 13 位连有 β -H，17 位侧链为 β 构型，C-20 构型为 R 或 S 构型。④葫芦烷型。葫芦烷 (cucurbitane) 型与羊毛脂甾烷型相似，但 C-19 甲基从 C-10 位迁移至 C-9 位，母核的 A/B、B/C、C/D 环分别呈反、顺、反式稠合，5-H、8-H、9-CH$_3$ 为 β 取向，10-H 为 α 取向。葫芦素烷型三萜主要分布于葫芦科植物中，在十字花科、玄参科、秋海棠科、杜英科、四数木科等高等植物及一些大型真菌中也有发现。⑤环菠萝蜜烷型。环菠萝蜜烷又称环阿屯烷 (cycloartane)，其基本碳架与羊毛脂甾烷相似，差别在于 10 位上的甲基与 9 位脱氢形成三元环，且母核的 A/B、B/C、C/D 环分别呈反、顺、反式稠合。从中药黄芪中分离的皂苷元绝大多数为环菠萝蜜烷型，环黄芪醇 (cycloastragenol) 为其主要苷元。⑥原萜烷型。原萜烷 (protostane) 型与达玛烷型相似，其结构特点是 10 位和 14 位上有甲基，但 8 位上为 α-CH₃，C-20 为 S 构型。⑦棟烷型。棟烷 (meliacane) 型由 26 个碳构成，存在于棟科植物果实及树皮中，具苦味，也称为棟苦素类。

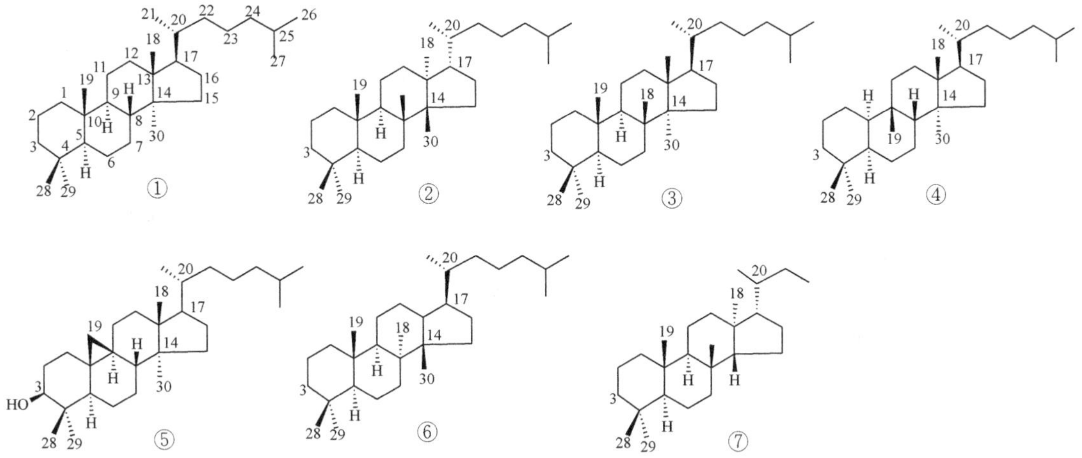

图 3-16　四环三萜类皂苷的结构类型

①羊毛脂甾烷型；②大戟烷型；③达玛烷型；④胡芦烷型；⑤环菠萝蜜烷型；⑥原萜烷型；⑦棟烷型

（二）五环三萜类皂苷的结构特点与分类

五环三萜类成分在中草药中较为常见，主要的结构类型如图 3-17 所示。①齐墩果烷型。齐墩果烷 (oleanane) 又称 β-香树脂烷 (β-amyrane)，在植物界分布广泛，主要分布在豆科、五加科、桔梗科、远志科、桑寄生科、木通科植物中。有的齐墩果烷呈游离状态，有的以酯或苷的结合状态存在，其基本碳架是多氢蒎的五环母核，A/B、B/C、C/D 环均为反式稠合，而 D/E 环为顺式稠合。母核上有 8 个甲基，其中 C-10、C-8、C-17 位上的甲基为 β 构型，而 C-14 位上的甲基为 α 构型，C-4 位和 C-20 位各有 2 个甲基。分子中还可能有其他取代基存在，如羟基、羧基、羰基等。一般在 C-3 位有羟基且多为 β 构型，也可为 α 构型，如 α-乳香酸 (α-boswellic acid)，若有双键，则多在 C-11 位或 C-12 位，若有羰基，则多在 C-11 位，若有羧基，则多在 C-24、C-28、C30 位。②乌苏烷型。乌苏烷 (ursane) 型又称 α-香树脂烷 (α-amyrane) 型或熊果烷型。其分子结构与齐墩果烷的不同之处是 E 环上 2 个甲基分别位于 C-19 位和 C-20 位。此类化合物大多是乌苏酸的衍生物。乌苏酸 (ursolic acid) 又称熊果酸，是乌苏烷型的代表性化合物，在植物界分布较广，如在熊果、女贞、车前草、白花蛇舌草、石榴等中均存在。③羽扇豆烷型。羽扇豆烷 (lupane) 型与齐墩果烷型的不同点是 E 环为五元碳环，且在 E 环 19 位有 α 构型的异丙基取代，同时 D/E 环的构型为反式，并有 Δ20 双键。例如，存在于羽扇豆种皮中的羽扇豆醇 (lupeol)、酸枣仁中的白桦脂醇 (betulin)、白桦脂酸 (betulinic acid) 等，桦树皮、石榴树皮、天门冬等植物中也含白桦脂酸。④木栓烷型。木栓烷 (friedelane) 由齐墩果烯经甲基移位演变而来，其结构特点是 A/B、B/C、C/D 环均为反式稠和，D/E 环为顺式稠和，C-4、C-5、C-9、C-14 位各有一个甲基取代 C-17 位且

多为 β 构型, 有时也为—CHO、—COOH 或—CH_2OH 取代, C-13 位有一个 α-CH_3, C-2、C-3 位常有羰基取代。⑤羊齿烷型。羊齿烷 (fernane) 型可认为是羽扇豆烷型的异构体, E 环上的异丙基从 C-19 位移至 C-22 位上, 而 C-8 位上的角甲基移至 C-13 位上。根据 C-13、C-14 位构型的不同, 又分为羊齿烷和异羊齿烷两种类型。前者 13 位的甲基为 α 构型, 14 位的甲基为 β 构型, 而后者 13 位甲基为 β 构型, 14 位的甲基为 α 构型。从禾本科植物白茅 (*Imperata cylindrica*) 的根茎中分得多种羊齿烷型和异羊齿烷型成分, 如芦竹素 (arundoin)、羊齿烯醇 (fernene) 和白茅素 (cylindrin) 等。前两者为羊齿烷型, 后者为异羊齿烷型。⑥何帕烷。何帕烷 (hopane) 型为羊齿烷型的异构体。两者的区别在于何帕烷型的 C-8 位有一个甲基, 而羊齿烷型 C-8 位甲基移至 C-13 位上。该类化合物根据 C-22 位异丙基构型的不同, 以及甲基 (Me)-28 的位置又分为何帕烷型、异何帕烷 (isohopane) 型和新何帕烷 (neohopane) 型。何帕烷型 C-22 位异丙基为 α 构型, 异何帕烷型 C-22 位异丙基为 β 构型, 而新何帕烷型 Me-28 迁移到 C-17 位上。也有 C 环为 7 元环的三萜类化合物, 如石松科植物东北石松中的石松素和石松醇。

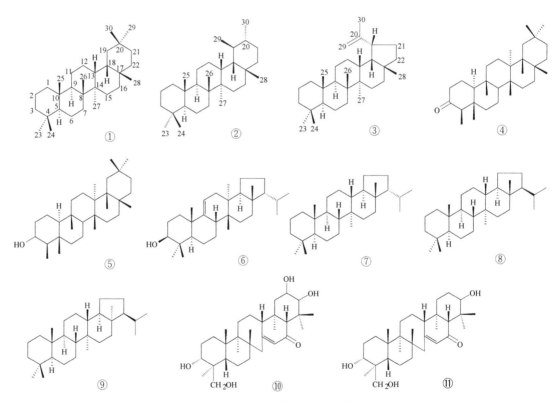

图 3-17　五环三萜类皂苷的结构
①齐墩果烷；②乌苏烷；③羽扇豆烷；④木栓酮；⑤木栓醇；⑥羊齿烯醇；⑦何帕烷；⑧异何帕烷；⑨新何帕烷；⑩石松素；⑪石松醇

（三）甾体皂苷的结构特点与分类

甾体皂苷 (steroidal saponins) 由螺甾烷 (spirostane) 类化合物与糖结合而成。甾体皂苷结构与三萜皂苷类似，都有亲脂部分（甾体和三萜）和亲水部分（糖链），故也具有与三萜皂苷相似的表面活性，其水溶液经振摇后能产生大量的泡沫。甾体皂苷在植物中分布广泛，主要存在于单子叶植物中，如百合科、薯蓣科、石蒜科、豆科、姜科、棕科等，双子叶植物玄参科、茄科中也有分布。中药麦冬、重楼、百合、玉竹、知母、薤白中都富含甾体皂苷，而甾体皂苷元是合成甾体避孕药和激素类药物的原料。

1. 甾体皂苷元的结构特点　①甾体皂苷元结构中含有 6 个环，由 27 个碳原子组成。除甾体母核 A、B、C 和 D 四个环外，E 环和 F 环以螺缩酮形式相连接，构成螺甾烷结构。②一般 B/C 和 C/D 环为反式稠合，而 A/B 环有顺式稠合也有反式稠合。③E 环和 F 环中有 C-20、C-22 和 C-25 三个手性碳原子。其中，C-20 位的甲基均处于 E 环的平面后，C-22 位的含氧侧链处于 F 环的平面后，C-25 的绝对构型依甲基取向的不同可能有 2 种：当 25 位上的甲基处于直立键时，为 β 构型，其 C-25 的绝对构型为 S 型，又称 L 型或 *neo* 型，为螺甾烷；当 25 位上的甲基处于平伏键时，为 α 构型，其 C-25 的绝对构型为 R 型，又称 D 型或 *iso* 型，为异螺甾烷，较螺甾烷稳定。④分子中含有多个羟基，大多数在 C-3 上有羟基，且多为 β 构型。⑤甾体皂苷分子结构中不含羧基，呈中性，故又称中性皂苷，如图 3-18 所示。

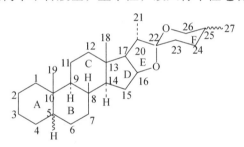

图 3-18　甾体皂苷元结构

螺甾烷型甾体皂苷是由螺甾烷型甾体皂苷元和一个糖链单元构成，糖链一般接在苷元的 3 位羟基上。对于苷元螺甾醇来说，位于 22 位上的螺缩酮是其典型特征。它的结构变化主要是 C-5 上的立体构型，即与 C-5 相连的氢是 5α-H 还是 5β-H(也就是 A/B 环是顺式还是反式）以及 C-25 上的甲基是 R 构型还是 S 构型。有时在 C-5 和 C-6 或 C-25 和 C-27 有双键形成。另外，在某些位置上可能存在 1~4 个羟基，最可能的位置是在 C-1、C-2、C-3、C-5、C-6、C-11、C-12 和 C-15，并且这些羟基还存在不同的构型。目前已经有超过 45 种螺环甾体皂苷元被确定。

C-6 或 C-12 有羰基，或在 C-26 形成内酯，这种类型的苷元则超过 100 种。如果考虑连接在 C-3 位羟基上糖链的变化，这类皂苷的数量则更多。

2. 甾体皂苷中糖的特点　组成甾体皂苷的糖种类较多，迄今发现已有 10 余种，其中以葡萄糖、半乳糖、木糖、鼠李糖和阿拉伯糖最常见，糖链一般连接在苷元的 3 位，也有的在 1 位和 2 位、6 位。皂苷元与糖可能形成单糖链皂苷或双糖链皂苷。

3. 甾体皂苷的分类　根据螺甾烷结构中 C-25 的构型和 F 环的环合状态，可将甾体皂苷分为 4 种类型。

（1）螺甾烷醇 (spirostanol) 型：由螺甾烷衍生的皂苷为螺甾烷醇型皂苷。例如，从中药知母中分得的知母皂苷 A-Ⅲ (timosaponin A-m)，其苷元是菝葜皂苷元 (sarsasapogenin)，简称螺旋甾 3- 醇。

（2）异螺甾烷醇 (isospirostanol) 型：由异螺甾烷衍生的皂苷为异螺甾烷醇型皂苷。例如，从薯蓣科薯蓣属植物根茎中分得的薯蓣皂苷 (dioscin)，其水解产物为薯蓣皂苷元 (diosgenin)，简称 Δ 5- 异螺旋甾烯 3 β - 醇，是合成甾体激素类药和甾体避孕药的重要原料。

（3）呋甾烷醇 (furostanol) 型：由 F 环裂环而衍生的皂苷称为呋甾烷醇型皂苷。呋甾烷醇型皂苷 C-26 位上的羟基多与葡萄糖成苷，但其苷键易被酶解。此外，C-3 位或其他位置也可以成苷。在 C-26 位上的糖链被水解下来的同时也随之环合，成为具有相应螺甾烷或异螺甾烷侧链的单糖链皂苷。例如，菝葜 (*Smilax* China L.) 根中的原菝葜皂苷 (sarsaparilloside) 属呋甾烷醇型双糖链皂苷，易被 β - 葡萄糖苷酶酶解，失去 C-26 位上的葡萄糖，同时 F 环重新环合，转变为具有螺甾烷侧链的菝葜皂苷。

（4）变形螺甾烷醇型 (pseudo-spirostanol)：由 F 环为呋喃环的螺甾烷衍生的皂苷为变形螺甾烷醇型皂苷。天然产物中这类皂苷较少。其 C-26 位上的羟基为伯醇基，且与葡萄糖成苷。在酸水解除去此葡萄糖的同时，F 环迅速重排为六元吡喃环，转化为具有相应螺甾烷或异螺甾烷侧链的化合物。

甾体皂苷代表性化合物结构如图 3-19 所示。

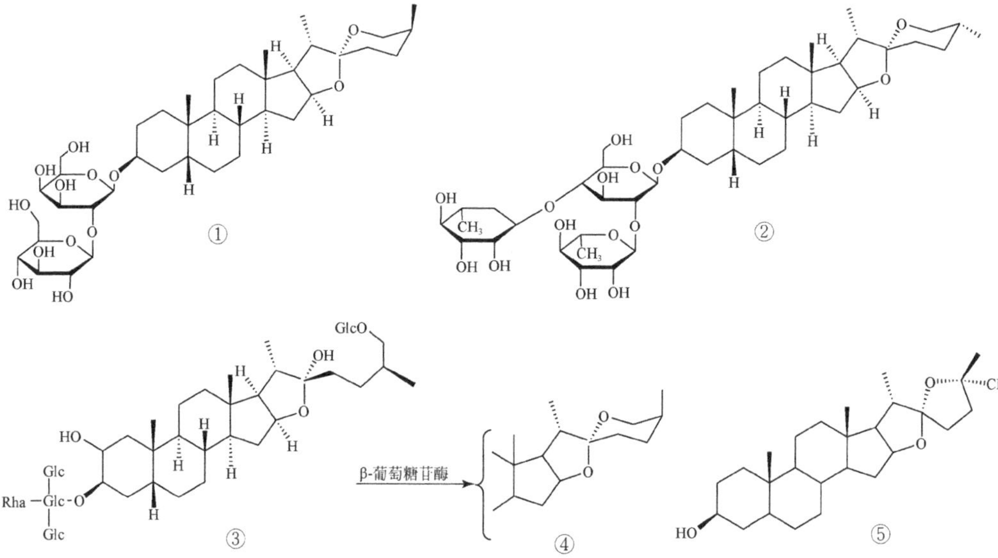

图 3-19　甾体皂苷结构

①知母皂苷 A- Ⅲ；②薯蓣皂苷；③原菝葜皂苷；④菝葜皂苷；⑤变形螺甾烷醇

二、皂苷的理化性质

（一）三萜皂苷的理化性质

1. 性状　游离三萜类化合物多为无色或白色结晶，而三萜皂苷类化合物由于糖分子的引入，极性增大，不易结晶，多为无色或白色无定形粉末，仅少数为晶体。皂苷多数具有苦而辛辣味，其粉末对人体黏膜有强烈刺激性，尤其鼻内黏膜最为灵敏，吸入鼻内能引起喷嚏。皂苷大多具有吸湿性。

2. 熔点与旋光度　游离三萜类化合物多有固定的熔点，有羧基者熔点较高。皂苷的熔点都较高，部分皂苷在熔融前已分解，因此可无明显熔点，一般测得的大多是分解点。三萜类化合物均有旋光性。

3. 溶解性　大多数皂苷极性较大，可溶于水，易溶于热水、烯醇、热甲醇和热乙醇中，难溶于苯、乙醚、丙酮等极性较小的有机溶剂，皂苷在含水丁醇或戊醇中溶解度较好，因此实验室中常用含水正丁醇作为提取皂苷的溶剂。次级苷在水中溶解度降低，易溶于低级醇、丙酮、乙酸乙酯中。皂苷元极性较小，不溶于水而易溶于石油醚、苯、三氯甲烷等极性小的溶剂。皂苷具有助溶性，可促进其他成分在水中的溶解。

4. 发泡性　由于皂苷可降低水溶液表面张力，皂苷的水溶液经强烈振摇能产生持久性的泡沫，且不因加热而消失，可与其他物质产生的泡沫进行区别。有些皂苷可作为清洁剂和乳化剂应用。皂苷的表面活性与分子内部亲水性和亲脂性结构的比例相关。某些皂苷由于亲水性强于亲脂性或亲脂性强于亲水性，就不呈现这种活性或振摇时只有微弱的泡沫。

5. 颜色反应　三萜类化合物在无水条件下，与强酸（硫酸、磷酸、高氯酸）、中等强酸（三氯乙酸）或 Lewis 酸（氯化锌、三氯化铝、三氯化锑）作用，产生颜色变化或荧光。其原理可能是分子中的羟基脱水、脱羧、氧化、缩合、双键移位等反应生成共轭双烯系统，在酸的继续作用下形成阳碳离子而显色。因此，饱和的无羟基或羧基的化合物多呈阴性反应。具有共轭双键的化合物呈色快，孤立双键的呈色较慢。

（1）乙酸酐－浓硫酸 (Liebermann-Burchard) 反应：将样品溶于三氯甲烷或乙酸中，加乙酸酐－浓硫酸 (20 : 1) 数滴，呈黄→红→紫→蓝等颜色变化，最后褪色。

（2）五氯化锑 (Kahlenberg) 反应：将样品三氯甲烷或醇溶液滴在滤纸上，喷 20% 五氯化锑的三氯甲烷溶液（或三氯化锑的饱和三氯甲烷溶液），干燥后 60～70℃加热，显蓝色、灰蓝色、灰紫色等多种颜色。

（3）三氯乙酸 (Rosen-Heimer) 反应：将样品溶液滴在滤纸上，喷 25% 三氯乙酸溶液，加热至 100℃，显红色且渐变为紫色。

（4）三氯甲烷－浓硫酸 (Salkowski) 反应：将样晶溶于三氯甲烷中，加入浓硫酸后，硫酸层呈红色或蓝色，三氯甲烷层有绿色荧光。

（5）冰醋酸－乙酰氯 (Tschugaeff) 反应：将样品溶于冰醋酸中，加乙酰氯数滴及氯化锌结晶数粒，稍加热，显淡红色或紫红色。

6. 沉淀反应　皂苷的水溶液可以和一些金属盐类如铅盐、钡盐、铜盐等产生沉淀。

7. 皂苷的水解　皂苷可采用酸水解、酶水解、乙酰解、Smith 降解等方法进行水解。选择合适的水解方法或通过控制水解的具体条件，可以使皂苷完全水解，也可使皂苷部分水解。

（1）酸水解：皂苷酸水解的速度与苷元和糖的结构有关，对于含有 2 个以上糖单元的皂苷，由于各个苷键对酸的稳定性不同，因而可通过改变酸的浓度或水解反应的温度和时间得到不同的次级皂苷。有些三萜皂苷在酸水解时，易引起皂苷元发生变化而得不到原始苷元，此时可采用两相酸水解、酶水解或 Smith 降解等方法以获得原苷元，如人参皂苷、黄芪皂苷的水解。

（2）乙酰解：将化合物的全乙酰化物在 BF_3 催化下应用乙酸酐使苷键裂解，得到全乙酰化糖和全乙酰化苷元。

（3）Smith 降解：其降解条件很温和，许多在酸水解条件下不稳定的皂苷元都可以用 Smith 降解获得真正的苷元，如人参皂苷的水解。

（4）酶水解：某些皂苷对酸碱均不稳定，用 Smith 降解也易被破坏，可采用酶水解。

（5）糖醛酸苷键的裂解：对难水解的糖醛酸苷除常规方法外，需采用一些特殊的方法，如光解法、四乙酸铅 – 乙酸法、微生物转化等。

（6）酯苷键的水解：含有酯键的皂苷，可用碱水解方法选择性地断裂苷键，而不影响醇苷键。皂苷的苷键一般可在 NaOH/H$_2$O 中回流一定时间使其水解，但在此条件下，水解得到的糖常伴有分解，因此一些较容易水解的键可以用 5mol/L 的氨水水解。

（二）甾体皂苷的理化性质

1. 性状　甾体皂苷大多为无色或白色无定形粉末，不易结晶，而甾体皂苷元多有较好的结晶形状。它们的熔点都较高，苷元的熔点常随羟基数目增加而升高。甾体皂苷和苷元均具有旋光性，且多为左旋。

2. 溶解性　甾体皂苷一般可溶于水，易溶于热水、烯醇，难溶于丙酮，几乎不溶于或难溶于石油醚、苯、乙醚等亲脂性溶剂。甾体皂苷元则难溶或不溶于水，易溶于甲醇、乙醇、氯仿、乙醚等有机溶剂。

3. 沉淀反应　甾体皂苷的乙醇溶液可与甾醇 (常用胆固醇) 形成难溶的分子复合物而沉淀。生成的分子复合物用乙醚回流提取时，胆固醇可溶于醚，而皂苷不溶。故可利用此性质进行分离精制和定性检查。甾体皂苷还可与碱式乙酸铅或氢氧化钡等生成沉淀。

4. 颜色反应　甾体皂苷在无水条件下，遇某些酸类可产生与三萜皂苷相似的显色反应。只是甾体皂苷在进行乙酸酐 – 浓硫酸反应时颜色变化最后出现绿色，三萜皂苷最后出现红色。在进行三氯乙酸反应时，三萜皂苷加热到 100℃才能显色，而甾体皂苷加热至 60℃即发生颜色变化，由此可区别三萜皂苷和甾体皂苷。

在甾体皂苷中，F 环开裂的双糖链皂苷对盐酸二甲氨基苯甲醛试剂 (Ehrlich 试剂，简称 E 试剂) 能显红色，对茴香醛 (anisaldehyde) 试剂 (简称 A 试剂) 则显黄色，而 F 环闭环的单糖链皂苷和螺甾烷衍生皂苷只对 A 试剂显黄色，对 E 试剂不显色。以此可区别两类甾体皂苷。

三、胡芦巴中的皂苷

甾体皂苷是胡芦巴中一类重要的化学成分，具有多种生物活性，主要存在以下几种形式。

（一）原生甾体皂苷

胡芦巴中皂苷的质量分数高达 4%~8%，胡芦巴中的皂苷主要是甾体皂苷，相对分子质量 800~1600。胡芦巴皂苷的苷元共有 7 种类型，常以一对非对映异构体 (25*S/R*) 的形式存在，如 (25*R/S*)- 呋甾 -5- 烯 -3β,22,26- 三醇, 5,25(27)- 二烯 - 呋甾 -3β,22,26- 三醇, (25*R/S*)- 呋甾 -5-烯 -2,3β,22,26- 四醇, 25(27)- 烯 -5α- 呋甾 -2α,3β,22,26- 四醇, (25*R/S*)-5α- 呋甾 -2,3β,22,26- 四醇, (25*R/S*)-5α- 呋甾 -3β,22,26- 三醇和 (25*R/S*)-5β- 呋甾 -3β,22,26- 三醇。

　　胡芦巴中原生甾体皂苷的结构多样性主要来源于：①组成糖链的单糖种类的多样性。组成甾体皂苷的糖种类较多，其中以葡萄糖、半乳糖、木糖、鼠李糖和阿拉伯糖最为常见。②组成糖链的单糖的多样性。胡芦巴甾体皂苷中糖链可以是单糖，也可以是由以上单糖组成二糖、三糖等，见图3-20。③糖链数量和连接位置的多样性。胡芦巴甾体皂苷的糖链既可连接在皂苷元骨架的3位，也可连在26位，还可在两个位置同时连接。皂苷裂解时糖环依次脱落，由中性丢失顺序可以推断糖基连接顺序，同时，通常将最后1个丢失的糖基位置归于26位羟基。并且C-3位所连接的葡萄糖还可作为一个枢纽通过C2→1键连鼠李糖(结

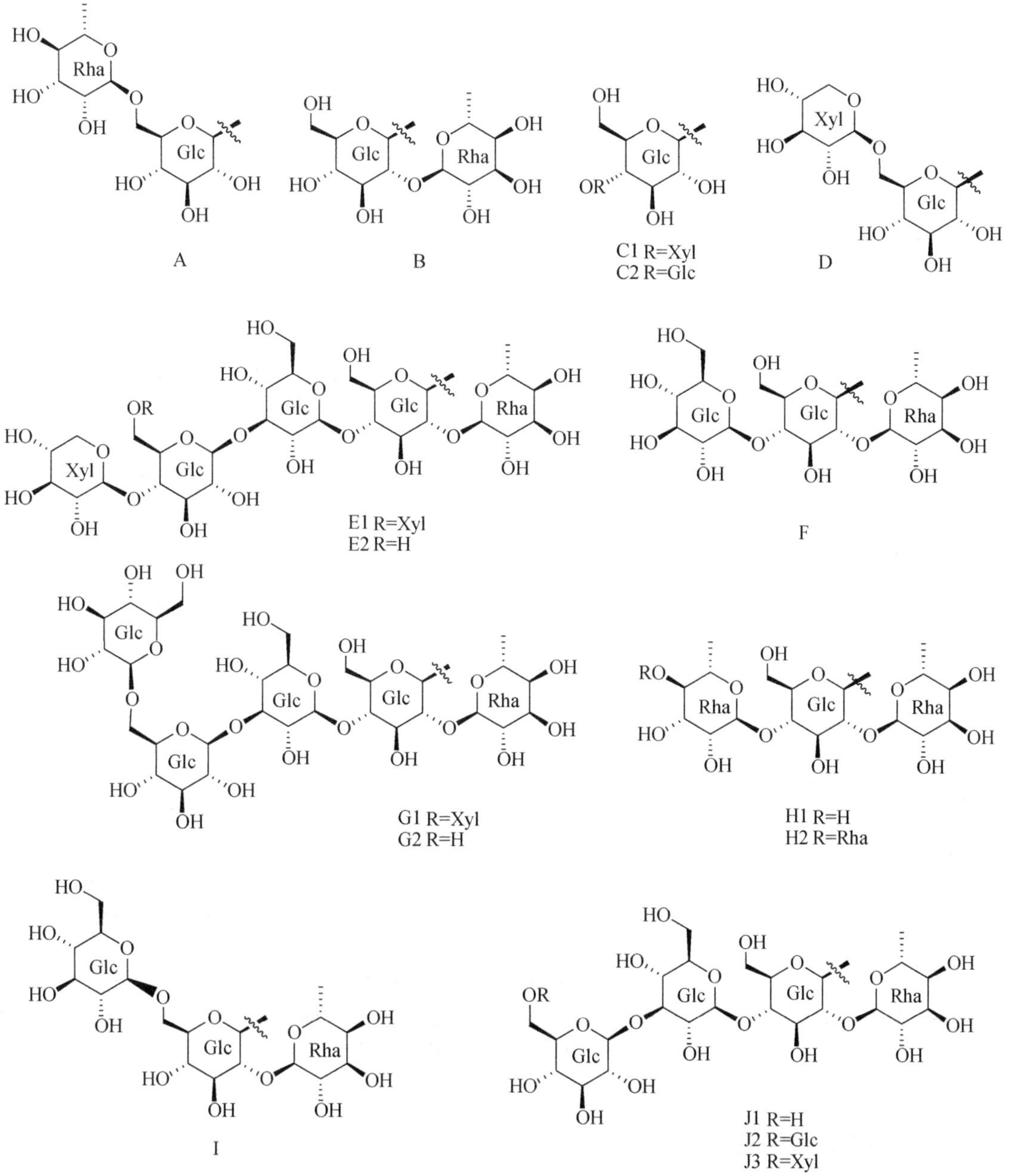

图 3-20　胡芦巴中组成皂苷的糖类

构见图 3-20B, 3-20E～J), 通过 C6→1 键连鼠李糖 (结构见图 3-20A), C4→1 键连鼠李糖 (结构见图 3-20H), C6→1 键连葡萄糖 (结构见图 3-20I)。④ C-5 或 C-4 和 C-25/27 位的双键的引入。⑤ C-25 的手性, 可产生不同的构型 (25R/S)。

　　呋甾烷醇型皂苷 C-26 位羟基多与糖链连接成苷, 但其苷键易被酶解。此外, C-3 位或其他位置也可以成苷。在 C-26 位上的糖链被水解下来的同时也随之环合, 成为具有相应螺甾烷或异螺甾烷侧链的单糖链皂苷。图 3-21 中列出了胡芦巴中的常见甾体皂苷。

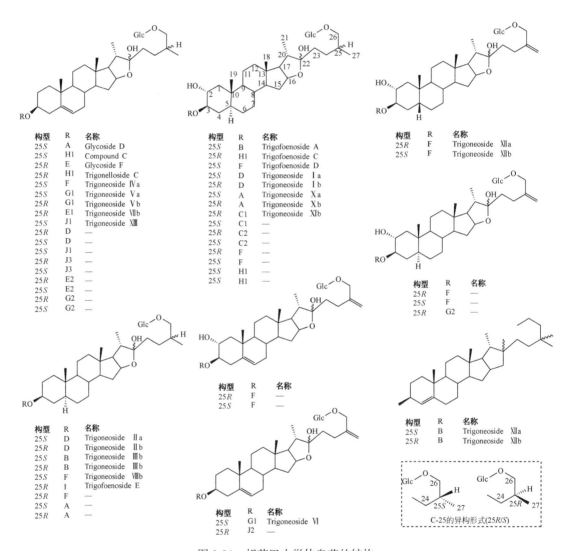

图 3-21　胡芦巴中甾体皂苷的结构

R 为图 3-20 中对应的糖单元; —无英文名称。上述结构中, 胡芦巴皂苷 (Trigoneoside) Xa 结构中 C-26 的 -OGlc 换为 -OH 则生成胡芦巴苷 (Trigofoenoside) B

(二) 次生甾体皂苷

　　综上, 胡芦巴中次生甾体皂苷结构多样性的来源: ①酶解, 植物中皂苷的结构多样

性也来自 β - 葡萄糖苷酶的酶促呋甾烷醇型皂苷转化为螺甾烷醇型皂苷。图 3-22 所示为胡芦巴中呋甾皂苷通过酶解得到的 5 种皂苷元骨架，以及 C-3 糖链的差异和 C-25 构型的差异产生的多种皂苷结构。②水解，胡芦巴中的其他甾体成分是皂苷元，它们是由皂苷水解而得，如存在于胡芦巴种子中的雅姆皂苷元 (yamogenin)、薯蓣皂苷元 (diosgenin)、塞普屈姆苷元 (sceptrumgenin) 和剑麻叶皂苷元 (tigogenin) 等皂苷元，见图 3-23。③甲醇解，如胡芦巴皂苷 V a 和 V b 可以分离出雅姆皂苷元和薯蓣皂苷元，而胡芦巴皂苷Ⅶ b 甲醇解可生成薯蓣皂苷元。

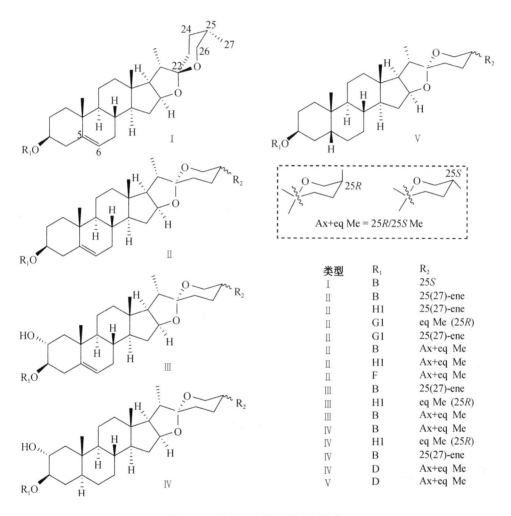

类型	R₁	R₂
Ⅰ	B	25S
Ⅱ	B	25(27)-ene
Ⅱ	H1	25(27)-ene
Ⅱ	G1	eq Me (25R)
Ⅱ	G1	25(27)-ene
Ⅱ	B	Ax+eq Me
Ⅱ	H1	Ax+eq Me
Ⅱ	F	Ax+eq Me
Ⅲ	B	25(27)-ene
Ⅲ	H1	eq Me (25R)
Ⅲ	B	Ax+eq Me
Ⅳ	B	Ax+eq Me
Ⅳ	H1	eq Me (25R)
Ⅳ	B	25(27)-ene
Ⅳ	D	Ax+eq Me
Ⅴ	D	Ax+eq Me

图 3-22 胡芦巴中次生皂苷的结构
R₁ 为图 3-20 中对应的糖类单元

Ghosal 等发现了一种结构独特的 C-27 甾体皂苷元肽酯，命名为胡芦巴素 (fenugreekine)，该化合物经水解可得到薯蓣皂苷元、雅姆皂苷元、25R- 螺甾烷 -3,5- 二烯、2 个二肽和 4-羟基亮氨酸的同分异构体混合物及其内酯，见图 3-24。

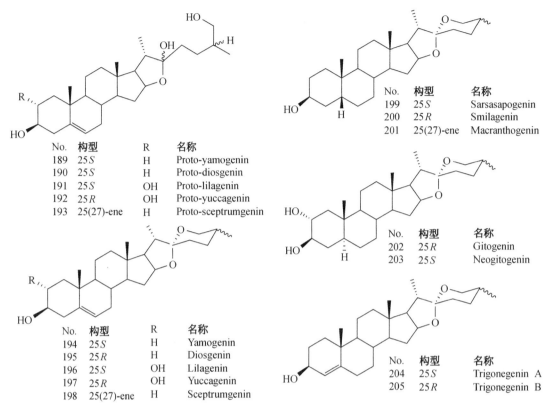

图 3-23　胡芦巴中皂苷元的结构

No.|构型|R|名称
189|25S|H|Proto-yamogenin
190|25S|H|Proto-diosgenin
191|25S|OH|Proto-lilagenin
192|25R|OH|Proto-yuccagenin
193|25(27)-ene|H|Proto-sceptrumgenin

No.|构型|名称
199|25S|Sarsasapogenin
200|25R|Smilagenin
201|25(27)-ene|Macranthogenin

No.|构型|R|名称
194|25S|H|Yamogenin
195|25R|H|Diosgenin
196|25S|OH|Lilagenin
197|25R|OH|Yuccagenin
198|25(27)-ene|H|Sceptrumgenin

No.|构型|名称
202|25R|Gitogenin
203|25S|Neogitogenin

No.|构型|名称
204|25S|Trigonegenin A
205|25R|Trigonegenin B

图 3-24　胡芦巴素及其水解产物的结构

Fenugreekine → 25R-spirosta-3,5-diene

四、皂苷的提取与分离

（一）三萜皂苷的提取

通常可根据三萜类化合物的溶解度不同而采用极性不同的溶剂进行提取。例如，游离三萜类化合物可用极性小的溶剂如三氯甲烷、乙醚等提取，而三萜皂苷则用极性较大的溶剂如甲醇、乙醇等进行提取，三萜酸类可用碱溶酸沉法提取等。三萜类化合物可采用沉淀法进行分离，如分段沉淀法、胆固醇沉淀法等，但目前应用最多且分离效果较好的仍是色谱法。

1. 醇类溶剂提取法　三萜皂苷常用醇类溶剂提取。若皂苷含有羟基、羧基等极性基团较多，亲水性强，用烯醇提取效果较好。该法为目前提取皂苷的常用方法。张黎明等以胡芦巴甾体皂苷的得率为指标,研究了超声辅助提取胡芦巴种子甾体皂苷的工艺,在考察单因素对提取得率影响的基础上设计正交实验,优化提取胡芦巴甾体皂苷的最佳工艺条件,结果表明影响超声辅助提取胡芦巴甾体皂苷因素的顺序为乙醇体积分数>料液比>超声时间>超声功率,其最佳提取工艺参数为乙醇体积分数 50%,料液比 1:20(g:mL),超声时间 40min,超声功率 60W,在此条件下皂苷得率为 3.07%。

2. 酸水解有机溶剂萃取法 将植物原料在酸性溶液中加热水解,过滤,药渣水洗后干燥,然后用有机溶剂提取出皂苷元。也可先用醇类溶剂提取出皂苷,然后加酸水解,滤出水解物,再用有机溶剂提取出皂苷元。

3. 其他提取方法 如半仿生提取法、超临界流体萃取法(SFE)、超声循环技术等。半仿生提取法即将药材先用一定 pH 的酸水提取,继以一定 pH 的碱水提取,提取液分别滤过、浓缩,然后直接制成制剂。通过比较水、不同浓度的乙醇、碱水提取及半仿生提取法对齐墩果酸提取率的影响,结果证明半仿生提取法较传统方法得率高,成本也较低。将超临界二氧化碳萃取技术应用于提取熊果酸取得了一定的进展,该法在提取率基本相同的前提下,不仅避免了有机溶媒的使用,而且易于实现工业化生产。

(二)三萜类化合物的分离

由于三萜皂苷的极性较大,亲水性较好,不易与杂质分离,且有些皂苷结构比较相似,因此目前普遍采用色谱分离法以获得三萜皂苷类化合物的单体。用色谱法分离三萜类化合物通常采用多种色谱法组合的方法,即一般先通过硅胶柱色谱进行分离,再结合低压或中压柱色谱、薄层制备色谱、制备 HPLC 或凝胶色谱等方法进一步分离。在进行硅胶柱色谱分离前,多先用大孔树脂柱进行初步分离。对于连接糖链较多的皂苷,多用凝胶柱色谱,如 Sephadex LH-20 等。此外,还可用分段沉淀法、胆固醇沉淀法、HSCCC 等方法进行分离。

(三)甾体皂苷的提取与分离

甾体皂苷的提取分离方法基本上与三萜皂苷相似,只是甾体皂苷一般不含羧基,呈中性,亲水性相对较弱,在提取分离时应加以注意。

1. 甾体皂苷提取 甾体皂苷一般不含羧基,呈中性,亲水性较三萜皂苷弱,多采用浓度大的醇-水系统或单一的醇溶剂提取。提取液减压浓缩,获得的浸膏以石油醚等亲脂性溶剂脱脂,脱脂后的浸膏溶于或悬浮于水中,以水饱和的正丁醇萃取,回收正丁醇得到粗皂苷。也可将醇提液减压回收后,通过大孔树脂处理等方法,得到粗皂苷。杜海胜等通过对 11 种大孔吸附树脂的对比研究,筛选出了一种对胡芦巴中总皂苷具有最佳吸附解吸性能的树脂,并对该树脂的静态和动态吸附性能进行了研究,确定了树脂纯化总皂苷的工艺参数。结果表明,HPD-400A 型树脂对总皂苷有良好吸附分离性能,Freundlich等温吸附模型较 Langmuir 模型更适宜描述树脂对胡芦巴总皂苷的吸附,吸附分离总皂苷的工艺条件为树脂柱径高比为 1:10,上柱液质量浓度为 1.358mg/mL,流速为 2BV/h,解吸流速 1BV/h,解吸液为体积分数 60% 的乙醇,洗脱剂用量为 1.5BV,经大孔树脂纯化前总固物中总皂苷质量分数为 11.38%,纯化后总固物中总皂苷质量分数为 42.76%,纯度提高了 2.76 倍。

2. 皂苷元的提取　可根据其难溶或不溶于水、易溶于有机溶剂的性质，以有机溶剂进行萃取。此外，实验室中常先从原料中提取粗皂苷，将粗皂苷加酸、加热水解，然后用苯、三氯甲烷等有机溶剂自水解液中提取皂苷元。工业生产常将植物原料直接在酸性溶液中加热水解，水解物水洗、干燥后，再用有机溶剂提取。唐璇等采用超声波法对胡芦巴中薯蓣皂苷元的提取工艺过程进行了研究，在单因素实验基础上根据中心组合实验设计原理，采用四因素五水平的响应面分析法对提取工艺进行了优化。通过响应面分析实验及回归分析得出最佳工艺条件：原料粒径 50 目，料水质量比 1 ∶ 16.2，浸泡 7h 后，在频率 20kHz、功率 200W 超声强度下提取 35min，胡芦巴中薯蓣皂苷元的提取率可达 87.65%。李季文等采用超滤法分离技术纯化胡芦巴中总皂苷，以浸膏得率和薯蓣皂苷元的含量为评价指标进行正交实验设计，对操作压力、滤膜的膜孔径、药液浓度、药液温度 4 个因素进行优选，最终选择的最佳工艺条件：操作压力 2kg/m^2，膜孔径 (以截流分子量计)10 000，药液浓度 1.0g/mL，药液温度 25℃。Taylor 等采用毛细管气相色谱法联用质谱和火焰离子化检测器对从胡芦巴种子、地上部分 (叶子) 中分离出的甾体皂苷混合物进行了检测。结果发现，薯蓣皂苷元是胡芦巴种子和叶子提取物盐酸水解后的主要成分。还检测出了雅姆皂苷元。从提取物中鉴定出剑麻皂苷元、新剑麻皂苷元 (neotigogenin)、知母皂苷元 (smilagenin) 和菝葜皂苷元等 4 种皂苷成分。从种子提取物的水解产物中检测到二羟基甾体皂苷元，初步鉴定为丝兰皂苷元 (yuccagenin)、芰脱皂苷元 (gitogenin)、和新芰脱皂苷元 (neogitogenin)。同时采用 GC(内标法) 测定胡芦巴中薯蓣皂苷元的含量。以干重计算，种子中薯蓣皂苷元平均含量为 0.54%。播种后 9、15、19 周，田间生长植株叶片中薯蓣皂苷元含量分别为 0.16%、0.07% 和 0.07%。

3. 甾体皂苷的分离　分离甾体皂苷的方法与三萜皂苷相似，常采用溶剂萃取法、胆固醇沉淀法、硅胶柱色谱法 (洗脱剂多采用 $CHCl_3$-MeOH-H_2O 系统)、大孔吸附树脂法、葡聚糖凝胶 Sephadex LH-20 柱色谱法等进行分离。有时对部分极性较大的皂苷，在上述分离的基础上需用反相制备色谱等手段分离。杨卫星等采用大孔树脂及硅胶色谱分离，通过物理、化学和光谱学方法鉴定化合物的结构。结果发现，分离纯化得到的 2 个呋甾烷型的甾体皂苷分别为甲基原薯蓣皂苷 (methylprotodioscin) 和甲基原翠雀皂苷 (methyl-protodeltonin)。徐学民等用大孔吸附树脂法提取、纯化总皂苷，并应用硅胶 H 柱层析、干柱层析等方法分离出单一皂苷成分，通过 ^{13}CNMR、FAB-MS、DEPT 等光谱及部分水解获得的次生苷的方法进行了结构测定。结果表明从总皂苷中分出一个新皂苷 A，为测定其结构将其部分水解并获得次生苷Ⅰ、Ⅱ。经测定皂苷 A 的化学结构为薯蓣皂苷元 -3-O-α-L-鼠李吡喃糖 (1 → 4)β-D 葡萄吡喃糖 (1 → 4)-β-D- 葡萄吡喃糖苷，次生苷Ⅰ结构为薯蓣皂苷元 -3-O-β-D- 葡萄吡喃糖苷，次生苷Ⅱ结构为薯蓣皂苷元 -3-O-β-D- 葡萄吡喃糖 (1 → 4)-β-D- 葡萄吡喃糖苷，随后其又从胡芦巴种子总皂苷中分出两个新皂苷 B 和皂苷 C，均为薯蓣皂苷元的四糖苷。经测定，皂苷 B 的结构为薯蓣皂苷元 -3-O-α-L- 鼠李吡喃糖 (1 → 3)-α-L-鼠李吡喃糖 (1 → 4)-β-D- 葡萄吡喃糖 (1 → 4)-β-D- 葡萄吡喃糖苷；皂苷 C 的结构为薯蓣皂苷元 -3-O-β-D- 葡萄吡喃吡喃糖 (1 → 4)-α-L- 鼠李吡喃糖 (1 → 4)-β-D- 葡萄吡喃糖 (1 → 4)-β-D- 葡萄吡喃糖苷。

五、皂苷的检测分析

（一）三萜皂苷的检测分析

1. 理化检测分析

（1）泡沫试验：皂苷水溶液经强烈振摇能产生持久性泡沫，此性质可用于皂苷的鉴别。方法是取皂苷粉末 1g，加水 10mL，煮沸 10min 后滤出水液，振摇后产生持久性泡沫（15min 以上），则为阳性，有的皂苷没有产生泡沫，而有些化合物（如蛋白质）的水溶液等亦有发泡性，但其泡沫加热后即可消失或明显减少。因此，利用此法鉴别皂苷时应该注意可能出现的假阳性或假阴性反应。

（2）显色反应：通过 Liebermann-Burchard 等颜色反应和 Molish 反应，可初步推测化合物是否为三萜或三萜皂苷类化合物。利用显色反应检识皂苷虽然比较灵敏，但其专属性较差。吴芬等以紫花苜蓿（*Medicago sativa* L.）为主要对象，建立了利用皂苷元特征显色测定苜蓿总皂苷含量的定量方法。以香草醛 – 高氯酸为显色剂，乙酸为溶剂，使皂苷元显色，用分光光度法在波长为 560nm 处测定苜蓿皂苷元的含量。以苜蓿皂苷酸水解后的苷元为标准品建立回归曲线，线性和稳定性可靠。

（3）溶血试验：皂苷的水溶液大多能破坏红细胞而有溶血作用，若将其水溶液注射进入静脉中，毒性极大，低浓度水溶液也能产生溶血作用，因此又称为皂毒类。皂苷的水溶液肌内注射易引起组织坏死，口服则无溶血作用，可能与其在肠胃不被吸收有关。各类皂苷的溶血作用强弱不同，可用溶血指数表示。溶血指数是指在一定条件下使同一动物来源的血液中红细胞完全溶血的最低浓度，如甘草皂苷的溶血指数为 1 ∶ 4000，薯蓣皂苷的溶血指数为 1 ∶ 400 000。皂苷的溶血作用是因为皂苷可与红细胞膜上的胆固醇或无胆固醇的磷脂双分子层结合，导致细胞膜的通透性改变，红细胞吸水胀破、崩解，从而导致溶血现象。但并不是所有的皂苷都具有溶血作用，如程大任等研究了几种单体人参皂苷溶血、抗溶血作用，发现原人参皂苷三醇型人参皂苷 Re、Rg1、20(*R*)-Rg2、20(*S*)-Rg2 和 Rh1 都具有抗溶血作用，但 20(*R*)-Rg2、20(*S*)-Rg2 和 Rh1 在较高浓度时表现出溶血作用；原人参皂苷二醇型人参皂苷 Rb1、Rb2、Rc 和 Rd 均表现出抗溶血作用，Rd 在浓度较高时还表现出溶血作用。齐墩果酸型人参皂苷 Ro 在较低浓度便表现出抗溶血作用，未见溶血作用。此外，中药提取液中一些其他成分也有溶血作用，如某些植物的树脂、脂肪酸、挥发油等可产生溶血作用，鞣质则能凝集血细胞而抑制溶血。判断由皂苷引起的溶血，除进一步提纯后再进行试验外，还可以结合胆固醇沉淀法，如沉淀后的滤液无溶血现象，而沉淀分解后有溶血活性，则表示确系由皂苷引起的溶血作用。一般试验方法如下：取试液 1mL，于水浴上蒸干，用 0.9% 的生理盐水溶解，加入数滴 2% 的红细胞悬浮液，如有皂苷类成分存在，则发生溶血现象，利用溶液由混浊变为澄明这一性质不仅可用于皂苷的检识，还可以推算样品中皂苷的粗略含量。宁利华等认为重楼皂苷 Ⅱ（PP Ⅱ）体外溶血的机制可能与葡萄糖通道和阴离子通道蛋白相互作用有关，即 PP Ⅱ 以葡萄糖转运体（GLUT）1 为主要的竞争性作用位点，通过改变阴离子通道转运活性，引起胞内渗透压升高、红细胞破裂。

2. 色谱检测分析
对于三萜皂苷类化合物，常采用 TLC 进行检识，常用硅胶为吸附剂，常用展开剂有三氯甲烷 – 甲醇 – 水（65 ∶ 35 ∶ 10，下层）、正丁醇 – 乙酸 – 水（4 ∶ 1 ∶ 5,

上层）、乙酸乙酯 – 吡啶 – 水 (3 ∶ 1 ∶ 3)、乙酸乙酯 – 乙酸 – 水 (8 ∶ 2 ∶ 1) 等，也可用反相 TLC。在分离酸性皂苷时可在展开剂中滴加少量的甲酸或乙酸防止拖尾。显色剂可用10% 的硫酸乙醇溶液、三氯乙酸、香草醛 – 硫酸试剂等。对于亲水性强的皂苷也用纸色谱法，纸色谱可用水为固定相，展开剂的亲水性也相应增大，显色剂有三氯乙酸、五氯化试剂等。也可用 HPLC-MS 技术进行皂苷的检识和初步鉴定。杨红等采用硅胶 H 薄层板，三氯甲烷 ∶ 甲醇 ∶ 醋酸 ∶ 水 (25 ∶ 12 ∶ 2 ∶ 2) 为展开剂，在碘蒸气中定位，用高氯酸显色、325nm 波长处检测，点样量在 35 ~ 385μg 范围内呈现良好的线性关系，以此建立了薄层层析 – 比色法测定降糖安胶囊中胡芦巴皂苷 B 含量的方法。

（二）甾体皂苷的检测分析

1. 理化检测分析　甾体皂苷的理化检识方法与三萜皂苷相似，主要是利用皂苷的理化性质，如显色反应、泡沫试验、溶血试验等。王文苹等用 D101 大孔吸附树脂分离胡芦巴总皂苷，选用薯蓣皂苷元为对照品，采用分光光度法、高氯酸显色，在 407nm 处测定吸光度，计算胡芦巴总皂苷含量，发现胡芦巴总皂苷主要集中在 30% 的乙醇洗脱液中，薯蓣皂苷元的含量在 0.05~0.25mg 范围内与吸光度值呈良好线性关系 (r=0.9994)，该方法的平均回收率为 98.7%(n=9)，RSD 为 0.46%。

2. 色谱检测分析　甾体皂苷的色谱检识可采用吸附 TLC 和分配 TLC。常用硅胶做吸附剂或支持剂，用中性溶剂系统展开。亲水性强的皂苷用分配色谱分析效果较好。若采用吸附 TLC，常用的展开剂有三氯甲烷 – 甲醇 – 水 (65 ∶ 35 ∶ 10，下层）、正丁醇 – 乙酸 – 水 (4 ∶ 1 ∶ 5，上层) 等，亲脂性皂苷和皂苷元常用甲苯 – 甲醇、三氯甲烷 – 甲醇、三氯甲烷 – 甲苯等。TLC 常用的显色剂有三氯乙酸、10% 浓硫酸乙醇溶液、磷钼酸和五氯化锑等，喷雾后加热，不同的皂苷和皂苷元显示不同的颜色。Barbara 采用高效薄层色谱法（HPTLC）建立了胡芦巴中薯蓣皂苷的快速检测方法，首先通过石油醚、三氯甲烷、甲醇作为溶剂进行依次萃取，获得提取物，然后用 2mol/L 硫酸水解甲醇萃取液，然后在 HPTLC Si60$_{F254}$ 薄层板上进行色谱分离，以正庚烷 / 乙酸乙酯 (7 ∶ 3, v/v) 为展开剂，改性茴香醛为显色剂进行检测。

陈帅等采用 Kromasil C$_{18}$(250mm × 4.6mm, 5μm)、乙腈 -0.2% 磷酸溶液 (83 ∶ 17) 为流动相，流速 1.0mL/min，DAD 检测器，检测波长 203nm，对胡芦巴中胡芦巴皂苷 B 含量进行测定，在该条件下能将胡芦巴皂苷 B 与杂质分开，胡芦巴皂苷 B 在 1.60 ~ 11.20μg 范围内峰面积与浓度的线性关系良好 (R=0.9996)，样品的平均加样回收率为 99.83%，RSD 为 1.47%(n=6)。余淑娴等采用 HPLC 法测定胡芦巴中原薯蓣皂苷的含量，色谱柱为 Lichrospher C$_{18}$(4.6mm × 250mm, 5μm)，流动相为乙腈 – 水 (8 ∶ 92)，检测波长为 203nm。结果表明含量测定的线性范围为 0.108~1.296μg，回收率为 96.37%，RSD 为 1.78%(n=6)。文迪等对胡芦巴中甾体皂苷进行了系统研究，包括原生呋甾皂苷及其酶解产物的分离鉴定，利用 HPLC-MS 对甾体皂苷类成分进行快速表征与结构分析，以及利用超临界流体色谱技术对螺甾皂苷 C-25R/S 异构体进行分析、制备、分离。总结甾体皂苷在正、反相色谱中的规律并在分离过程中合理运用，有利于对该类物质快速、有效的分离。文迪等还根据化合物的结构并结合其色谱行为，总结了甾体皂苷在正相、反相色谱上的一般规律：在正相硅胶色谱中，甾体皂苷元结构对其色谱行为的影响远弱于糖基的影响，一般糖基多的甾体皂苷 R_f 值较小，糖基少的则其 R_f 值较大，糖链相同或差别很小的甾体皂苷在硅胶上 R_f 值极其相近，利用硅胶则难以分离，若糖链差异明显则在硅胶上 R_f 值差别较大，可以达到较好的分离。在反相 ODS 柱上，苷元上羟基对甾体皂苷保留时间影响大，糖基个数和双键的有无亦会影响其色谱行为。一般苷元上存在羟基则其保留时间相对较短，且数目越多保留时间越短，而当苷元相同或相似时（除羟基个数差别），糖基数目多则保留时间短。只具有双键差别的甾体皂苷，含有双键的保留时间较短。另外，Wang 等采用 UPLC-MS 分析了胡芦巴种子中的皂苷，发现在 ODS 柱上，C-25S 异构体比 C-25R 异构体更早被洗脱。

秦玉华等采用超高效液相色谱 – 四极杆飞行时间质谱法对胡芦巴的醇提组分和除糖后的水提组分进行定性分析，并以甘草苷为内标，对鉴定出的成分进行半定量分析，采用 Unitary C$_{18}$ 色谱柱 (250mm × 4.6mm, 5μm) 以乙腈 –0.1% 甲酸 – 水为流动相进行线性梯度洗脱，流速 0.5mL/min，电喷雾离子源（ESI）负离子模式检测，定性分析结果表明，胡芦巴的醇提组分和水提组分的总离子流图相似，共鉴定出 36 种化合物，包括 12 种黄酮类成分和 24 种皂苷类成分，其中皂苷类化合物在乙醇提取物中的相对含量之和是水提物中的 1.32 倍。

第五节　胡芦巴中的挥发油成分

挥发油 (olatile oil) 又称精油，是存在于植物体中的一类具有挥发性、可随水蒸气蒸馏出来的油状液体的总称。这类成分大多具有香气，具有生物活性，是一类常见而重要的中药成分。挥发油广泛分布于植物界，我国野生与栽培的含挥发油的芳香药用植物有 56 科 136 属数百种之多，特别是菊科、芸香科、唇形科、木兰科、樟科、姜科、马兜铃科、桃金娘科、伞形科、马鞭草科等植物都富含挥发油。此外，松科、柏科、杜鹃花科、木樨科、蔷薇科、瑞香科、檀香科、天南星科等的某些植物也含有丰富的挥发油。

挥发油存在于植物的腺毛、油室、油管、分泌细胞或树脂道，大多呈油滴状，有些与树脂、黏液质共存，还有少数以苷的形式存在，如冬绿苷。挥发油存在部位常随品种不同差异较大，有的全植株都含有，有的集中于根、茎、叶、花、果或某一器官。挥发油在植物中的含量一般在 1% 以下，也有少数达 10% 以上，如丁香中含丁香油达 14% 以上。同一植物的不同药用部位，所含挥发油的含量和成分亦不相同，如樟科植物的树皮挥发油多含桂皮醛，叶中则主要含丁香酚，而木质部主要含樟脑。同一品种的植物因生长环境不同或采收期不同，所含挥发油的含量和品质也有可能存在差异。全草类药材一般以开花前期或含苞待放时含挥发油量最高；而根茎类药材则以秋天成熟后含挥发油量最高。

挥发油多具有多重功效，如止咳、消炎、抗菌、杀虫、降压等。例如，小叶枇杷挥发油等在止咳、平喘、祛痰、消炎方面有显著疗效；豆蔻油、木香油具有祛风健胃功效；柴胡挥发油制备的注射液有较好的退热效果。挥发油不仅在医药上有重要的用途，在香料工业、日用食品工业及化学工业上也是重要的原料。《青海经济植物志》记载："胡芦巴茎叶干后香气甚浓，我省群众将其磨粉后做蒸馍、烤饼和花卷的调色和香料，具有独特的乡土气息，其茎、叶、种子可提取芳香油，做食品和烟叶的香精"。

一、挥发油的组成

（一）挥发油的基本组成

挥发油是一种混合物，化学组成复杂，一种挥发油多含有数十种乃至数百种化学成分，如 Riadh 等采用固相微萃取和 GC 相结合的方法对产于突尼斯的胡芦巴种子挥发性成分进行了研究，共鉴定出 67 种成分。胡芦巴种子的胚芽、子叶中含有 8% 以上的油脂和丰富的蛋白质，油脂中含有的不皂化物、不饱和脂肪酸含量达 84.91%，其中主要是亚油酸和亚麻酸，利用价值很高。

按化学结构将挥发油中的化学成分分为萜类化合物、芳香族化合物、脂肪族化合物及它们的含氧衍生物。此外，在少数挥发油中还存在一些含硫和含氮的化合物。

1. 萜类化合物　挥发油的成分主要是单萜、倍半萜及其含氧衍生物。含氧衍生物是挥发油具有生物活性和芳香气味的主要组成成分，如 α - 蒎烯、薄荷醇、柠檬烯、桉油精等。单萜及倍半萜类化合物。

2. 芳香族化合物　在挥发油中，芳香族化合物仅次于萜类，存在相当广泛。挥发油中的芳香族化合物，有些是苯丙烷类衍生物，多具有 C6-C3 骨架，如桂皮醛 (cinnamylaldehyde)、丁香油酚 (eugenol)、茴香脑 (anethole)、α - 细辛醚和 β - 细辛醚，有些是萜源化合物，如百里香酚 (thymol)、α，β - 姜黄烯，还有一些具有 C6-C2 或 C6-C1 骨架的化合物，如苯乙烯、苯乙醇、花椒油素、茴香醛、牡丹酚等。

3. 脂肪族化合物　在挥发油中也存在某些小分子脂肪族化合物，如甲基正壬基甲酮 (methyl-*n*-nonyl ketone)、正壬醇 (*n*-nonyl alchol)、正庚烷 (*n*-heptane) 等。在胡芦巴叶挥发油中鉴定出了正十三烷、1,19- 二十碳二烯、9- 二十炔等脂肪族化合物。

4. 其他类化合物　除以上三类化合物外，还有一些挥发油样物质，也能随水蒸气蒸馏获得，故也称之为"挥发油"。黑芥子油是芥子苷酶解后产生的异硫氰酸烯丙酯，挥发杏仁油是苦杏仁苷水解后产生的苯甲醛，大蒜油则是大蒜中大蒜氨酸经酶解后产生的物质，如大蒜辣素 (allicin)。此外，川芎嗪 (tetramethylpyrazine)、烟碱 (nicotine) 等生物碱也有挥发性，可随水蒸气蒸馏获得，但一般将它们归入生物碱，不作为挥发油成分。

（二）胡芦巴挥发油的组成

根据史料记载，胡芦巴在烹饪中用作调味剂的历史可以追溯到公元前 1500 年。胡芦巴是印度咖喱和亚地区菜肴的一种原料，制作面包和其他烘焙食品时胡芦巴常被当作香料使用。而在欧洲，胡芦巴常用于奶酪蛋糕及枫糖浆调味品和苦味朗姆酒的生产中。胡芦巴在东非和印度被种植用作蔬菜，被新鲜食用。然而，在西方国家，人类食用胡芦巴并不常见。例如，有报道称，牛食用胡芦巴后，其牛肉和牛奶会出现一种不愉快的气味；而人食用胡芦巴后其汗液和尿液中会有类似于"枫糖浆味"，或许正是由于这种不愉快气味限制了它的大规模开发和利用。例如，枫糖尿病 (maple syrup urine disease) 是一种遗传性支链氨基酸代谢障碍疾病，因细胞线粒体基质内支链 α - 酮酸脱氢酶 (BCKD) 多酶复合体功能有缺陷而致病。这种疾病因在患者尿中代谢产物气味类似"枫糖浆味"而得名。因此，食用胡芦巴后会被误诊。许多研究表明，胡芦巴中能发出"枫糖浆味"的化学物质是胡

芦巴内酯 (sotolone)、3- 羟基 -4,5- 二甲基 -2(5H)- 呋喃酮，可能的前体是 4- 羟基异亮氨酸 (4-hydroxyisoleucine, 4-OHIL) 及其环状衍生物。Blank 等发现，热诱导 4-OHIL 使其氧化脱氨可生成胡芦巴内酯。以 3- 氨基 -4,5- 二甲基 -3,4- 二氢 -2(5H)- 呋喃酮 [3-amino-4,5-dimethyl-3,4-dihydro-2(5H)-furanone] 为原料也可合成胡芦巴内酯 (图 3-25)，产率较高。而食用胡芦巴后产生的所谓"枫糖浆味"是由于胡芦巴内酯在体内没有被代谢完全而剩余的残留物的气味。

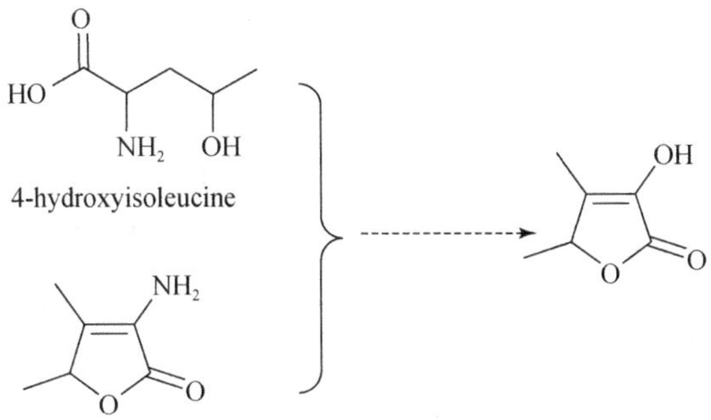

图 3-25 胡芦巴内酯的生成

除此之外，胡芦巴中的其他一些化合物包括芳樟醇 (linalool)、丁二酮 (diacetyl)、乙酸 (acetic acid)、丁酸 (butanoic acid)、己酸 (caproic acid)、异戊酸 (isovaleric acid)、丁香酚 (eugenol)、香芹酚 (carvacrol)、二氢猕猴桃内酯 (dihydroactinidiolide)、桂酸桂酯 (cinnamyl cinnamate)、α - 异甲基紫罗酮 (α -iso-methylionone)、柏木脑 (cedrol) 和 β - 紫罗兰酮 (β -ionone) 等 (图 3-26)，也能发出芳香味。

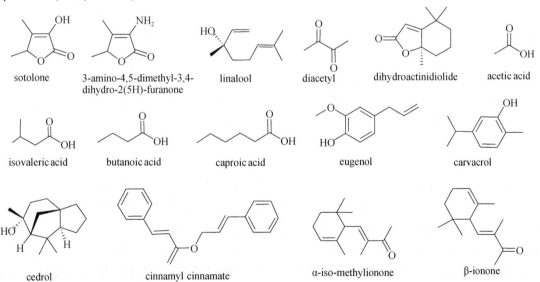

图 3-26 胡芦巴挥发油中主要成分的结构

sotolone, 胡芦巴内酯；3-amino-4,5-dimethyl-3,4-dihydro-2(5H)-furanone, 3- 氨基 -4,5- 二甲基 -3,4- 二氢 -2(5H)- 呋喃酮；linalool, 芳樟醇；diacetyl, 丁二酮；acetic acid, 乙酸；butanoic acid, 丁酸；caproic acid, 己酸；isovaleric acid, 异戊酸；eugenol, 丁香酚；carvacrol, 香芹酚；dihydroactinidiolide, 二氢猕猴桃内酯；cinnamyl cinnamate, 桂酸桂酯；α -iso-methylionone, α - 异甲基紫罗酮；cedrol, 柏木脑；β -ionone, β - 紫罗兰酮

脂肪酸是挥发油的重要组成部分，按照脂肪酸的饱和程度，脂肪酸可分为饱和脂肪酸和不饱和脂肪酸。目前认为，饱和脂肪酸摄入量过高是导致血胆固醇、甘油三酯、低密度脂蛋白胆固醇 (LDL-C) 升高的主要原因，继发引起动脉管腔狭窄，形成动脉粥样硬化，增加冠心病的风险。不饱和脂肪酸主要包括单不饱和脂肪酸和多不饱和脂肪酸，它们都对人体健康有很大益处。人体所需的多不饱和脂肪酸，可以合成二十二碳六烯酸 (DHA)、二十碳五烯酸 (EPA)、花生四烯酸 (AA)，它们在体内具有降血脂、改善血液循环、抑制血小板凝集、阻抑动脉粥样硬化斑块和血栓形成等功效，对心脑血管病有良好的防治效果等。研究表明，一些药用植物和芳香植物在不同的生长阶段脂肪酸的含量不同。Ciftci 等分析了 9 个不同基因型胡芦巴中的脂类、脂肪酸、三酰基甘油、生育酚和甾醇的组成和含量。结果显示，胡芦巴种子中油脂含量在 5.8%~15.2%。主要脂肪酸为亚油酸 (45.1%~47.5%)、α - 亚麻酸 (18.3%~22.8%)、油酸 (12.4%~17.0%)、棕榈酸 (9.8%~11.2%) 和硬脂酸 (3.8%~4.2%)。n-6 和 n-3 脂肪酸的比值为 2.1~2.7。胡芦巴籽油中生育酚含量高，其中 α - 生育酚和 PC-8(plastochromanol-8) 是胡芦巴脂质抗氧化剂的主要成分，α - 生育酚占生育酚总量的 84%，其含量在 620~910mg/kg，胡芦巴种子的油脂中有一种 γ - 三烯生育酚的衍生物，含量在 63~121mg/kg。β - 谷甾醇是样品中的主要甾醇，含量在 1420~18 833mg/kg。其他主要甾醇类化合物有菜油甾醇和环阿屯醇。胡芦巴种子脂质主要由三不饱和甘油三酯 (56.9%~66.5%) 和二不饱和甘油三酯 (32.2%~41.6%) 组成。其中，以甘油三亚油酸酯 (12.9%~20.5%) 为主。

Erman 采用化学计量的方法研究了不同采收期对胡芦巴种子脂肪酸组成的影响。主要测定了了 3 个不同的种子成熟期 (未成熟期、早熟期和完全成熟期)，共设 9 个不同的采收期。采收后测定株高、单株重、原油含量和脂肪酸组成。结果在胡芦巴种子中分别鉴定出 9 种脂肪酸成分，其中亚油酸 (C18:2) 是主要成分。其次为亚麻酸 (C18:3)、油酸 (C18:1)、棕榈酸 (C16:0) 和硬脂酸 (C18:0)。在不同的采收时期，亚油酸 (C18:2) 含量在 39.62%~43.68%，其含量随种子成熟度的增加而增加，在成熟期含量达到最大值。亚麻酸 (C18:3) 含量在 26.11%~29.89%，其含量随着种子成熟度的增加而有规律地降低。油酸 (C18:1) 含量在 11.60%~14.10%，棕榈酸 (C16:0) 含量在 8.94%~9.50%，硬脂酸 (C18:0) 含量在 4.67%~5.55%。棕榈酸 (C16:0) 和硬脂酸 (C18:0) 含量随着种子成熟度的增加而降低。此外，胡芦巴种子中饱和脂肪酸含量在 15.49%~17.12%。胡芦巴种子中不饱和脂肪酸含量在 82.88%~84.51%。

刘世巍等采用超声 – 索氏提取组合法得到胡芦巴中的挥发油，利用 GC-MS 分析其化学成分，共鉴定出 26 种化合物，其中胺类、酸类、醇类、酯类、酮类分别占挥发油含量的 0.54%、0.18%、66.32%、12.13%、0.61%。谷令彪等分别采用亚临界丁烷、亚临界二甲醚、超临界 CO_2 萃取及乙醇浸提方法制备了胡芦巴种子挥发油，从 4 种挥发油中共鉴定出 47 种化合物，主要包括脂肪酸类、烯类、酯类及酮类等；然后分别对亚临界丁烷和二甲醚萃取的挥发油进行热裂解研究，在 2 种挥发油的热裂解产物中共鉴定出 138 种化合物，其中亚临界丁烷萃取挥发油的热裂解产物 77 种，亚临界二甲醚 100 种，主要为醛类、醇类、酸类、芳烃类、酮类及烯类等物质；在此基础上，对挥发油的致香机制进行了简单的分析探讨。Sweeta 等通过 GC-MS 分析，在胡芦巴种子油中共检出 23 种化合物，占总油量的 99%。油脂主要成

分为亚油酸 (54.13%)、棕榈酸 (16.21%)、蒎烯 (4.56%)、4- 戊基 -1-(4- 丙基环己基)-1- 环己烯 (3.87%) 和亚油酸甲酯 (3.19%) 等。还发现胡芦巴油脂的自由基清除能力较强，对 1,1- 二苯基 -2- 三硝基苯肼 (DPPH) 和 2,2'- 联氮 - 双 -3- 乙基苯并噻唑啉 -6- 磺酸 (ABTS)2 种自由基的 IC50 分别为 172.6μg/mL ± 3.1μg/mL 和 161.3μg/mL ± 2.21μg/mL。

Skakovskii 等通过结合 NMR 和 GC-MS 分析，发现胡芦巴种子含有 5.5%~6.8% 的油脂，主要由不饱和脂肪 (68.2%~82.1%)、亚油酸 (31.3%~46.8%)、亚麻酸 (15.1%~36.6%) 和油酸 (11.6%~21.3%) 组成。Liu 等发现了胡芦巴中亚油酸、亚麻酸和油酸等多种脂肪酸及其酯类的结构，如图 3-27 所示。

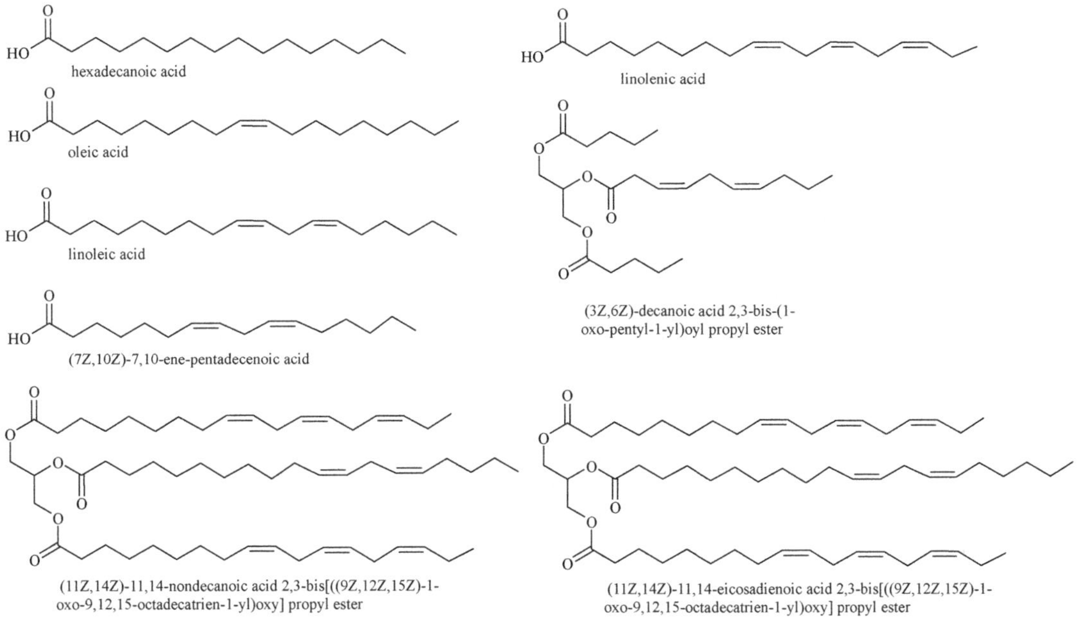

图 3-27　胡芦巴中常见的脂肪酸及其酯类的结构

hexadecanoic acid, 棕榈酸；linolenic acid, 亚麻酸；oleic acid, 油酸；linoleic acid, 亚油酸；(3Z,6Z)-decanoic acid 2,3-bis-(1-oxo-pentyl-1-yl)oyl propyl ester, 1,3- 戊酸 -2-(3Z,6Z)- 癸二烯酸甘油三酯；(11Z,14Z)-11,14-eicosadienoic acid 2,3-bis[((9Z,12Z,15Z)-1-oxo-9,12,15-octadecatrien-1-yl)oxy] propyl ester, 1,3-(9Z,12Z,15Z)- 十八碳三烯酸 -2-(11Z,14Z)- 十九碳二烯酸甘油三酯；(11Z,14Z)-11,14-nondecanoic acid 2,3-bis[((9Z,12Z,15Z)-1-oxo-9,12,15-octadecatrien-1-yl)oxy] propyl ester, 1,3-(9Z,12Z,15Z)- 十八碳三烯酸 -2-(11Z,14Z)- 二十碳二烯酸甘油三酯

何彦峰等采用超临界 CO_2 萃取法从胡芦巴叶中提取出挥发油，并采用 GC-MS 分析了挥发油的主要成分，鉴定出 52 种成分。结果表明在萃取温度为 50℃，萃取时间 89min，萃取压力 35MPa 条件下，挥发油平均萃取得率为 1.72%，约为水蒸气蒸馏法 (萃取得率为 1.14%) 的 1.5 倍。通过与对照品的保留时间对比、分析 GC-MS 的碎片离子信息并参考现有文献，从胡芦巴挥发油中鉴定出 52 种成分，占挥发油总量的 93.39%。主要有油酸 (9.65%)、香芹酚 (9.41%)、棕榈酸 (9.1%)、亚油酸 (6.95%)、亚麻酸甲酯 (5.4%)、岩芹酸 (5.3%)、睾酮 (3.4%)、胡芦巴内酯 (1.75%) 等。研究发现，胡芦巴叶挥发油中的化合物分属 11 类 (图 3-28)，其中烷烃数目最多，共 12 种，相对含量达 12.31%，而脂肪酸只有 4 种，但其含量最高，达 31%，其他化合物有酯类 (8 种，11.76%)，酮类 (9 种，9.73%)，醇类 (7 种，9.43%)，烯、

炔类 (5 种，3.1%)，酚类（2 种，6.05%）、醚类 (2 种，6.05%)，芳香类 (2 种，6.71%)，醛类 (1 种，1.42%)。其中，油酸是胡芦巴叶挥发油中含量最高的化合物，占峰面积的 9.65%。其次是香芹酚 (9.41%)、棕榈酸 (9.1%)、亚油酸 (6.95%)、亚麻酸甲酯 (5.4%)、岩芹酸 (5.3%)、睾酮 (3.4%)、正二十一烷 (2.66%)、1- 甲基 -4- (4,5- 二羟基苯基)- 六氢吡啶 (2.48%)、正二十烷 (2.38%)、邻苯二甲酸二丁酯 (2.21%)，植醇 (2.09%)、8- 甲基八氢香豆素 (1.91%)、胡芦巴内酯 (1.75%)、(3Z,13Z)-2- 甲基 -3,13- 十八碳二烯 -1- 醇 (1.73%)、2,4- 二甲基环戊醇 (1.42%)、9,17- 十八二烯醛 (1.42%)、八氢 -1,1,8a- 三甲基 -2,6- 萘二酮 (1.4%)、正十八烷 (1.39%)、角鲨烯 (1.38%)、植酮 (1.18%) 等。

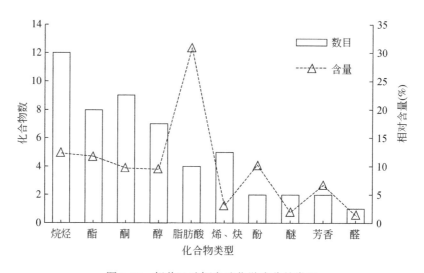

图 3-28　胡芦巴叶挥发油化学成分的类型

二、挥发油的理化性质

挥发油在常温下大多为无色或微淡黄色，也有少数具有其他颜色，如洋甘菊油因含有类化合物而显蓝色，苦艾油显蓝绿色，香草油显红色。挥发油多具有浓烈的香气或其他特异气味，有辛辣烧灼感。气味往往是其品质的重要标志。挥发油在常温下为透明液体，有的在冷却时其主要成分结晶析出，这种析出物习惯称为"脑"，如薄荷脑、樟脑等，滤去析出物的油为"脱脑油"。

此外，挥发油难溶于水而易溶于有机溶剂中，如石油醚、油脂等。在高浓度的乙醇中能全部溶解，而在低浓度乙醇中只能溶解一部分。挥发油的沸点一般在 70 ~ 300℃，具有随水蒸气蒸馏的特性，多数挥发油的比重＜1，也有少数＞1，如丁香油的比重在 0.85 ~ 1.065，挥发油几乎均有光学活性，比旋度在 +97° ~ 177°，且具有强的折光性，折光率在 1.43 ~ 1.61，折光率是挥发油品质鉴定的重要依据之一。挥发油经常与空气、光线接触会逐渐氧化变质，使之比重增加，颜色变深，失去原有香味，并能形成树脂样物质，不能随水蒸气蒸馏。因此，挥发油应储于棕色瓶内，装满、密塞、避光并低温保存。

三、胡芦巴挥发油的提取与分离

（一）胡芦巴挥发油的提取

1. 水蒸气蒸馏法　是从中药中提取挥发油最常用的方法，根据操作方式的不同，分为共水蒸馏和通入水蒸气蒸馏两种方法。前者是将已粉碎的药材放入蒸馏器中，加水浸泡直接加热，使挥发油与水蒸气一起蒸出。此法操作简单，但因受热温度过高，有可能使挥发油中的某些成分分解或焦化，影响品质。通入水蒸气蒸馏法是将水蒸气通入待提取的药材中使挥发油和水蒸气一起蒸出，可避免过热或焦化，但设备稍复杂。馏出液水油共存，形成乳浊液，可采用盐析法促使挥发油自水中析出，然后用低沸点有机溶剂（如乙醚、30～60℃沸程的石油醚）萃取，低温蒸去萃取溶剂即得挥发油。李建芳以胡芦巴为研究对象，采用通入水蒸气蒸馏法和共水蒸馏法提取精油，采用 GC-MS 对精油进行成分分析并比较。结果显示，通入水蒸气蒸馏法和共水蒸馏法所得精油颜色均为浅黄色，其得率分别为 0.24% 和 0.37%，GC-MS 分析结果显示，通入水蒸气蒸馏法分离所得成分有 27 种，匹配度较高的有 19 种化合物，精油中含量较高化合物占精油总物质的 64.99%。共水蒸馏法所得成分为 25 种，匹配度较高的有 23 种化合物，精油中含量较高化合物占精油总物质的 89.45%。对两种方法得到的精油综合比较，共水蒸馏法在得率、相同物质含量上都超过通入水蒸气蒸馏法，并且共水蒸馏法操作更简单，更节省试剂。

2. 溶剂提取法　用低沸点的有机溶剂如乙醚、石油醚（30～60℃）等连续回流或冷浸提取，提取液可经蒸馏或减压蒸馏除去溶剂，然后得到粗制挥发油。此法所得到的挥发油含杂质较多，因为其他脂溶性杂质如树脂、油脂、蜡、叶绿素等也同时被提出，故必须进一步精制提纯。其方法是将挥发油粗品加适量的浓乙醇浸渍，冷冻放置（一般在 −20℃ 左右），滤除析出物后，再减压除去乙醇，也可将挥发油粗品进行水蒸气蒸馏，以得到较纯的挥发油。

雍建平等用乙醚作为溶剂，采用索氏提取法从胡芦巴种子中提取了挥发性物质，并采用 GC-MS 联用技术对挥发油中的成分进行分析鉴定，用色谱峰面积归一化法计算各成分的相对含量。结果发现，从宁夏胡芦巴种子挥发油中鉴定了 82 个化合物，其中含量最大的是 2-甲基戊醇（2-methyl-pentanol）(3.45%)。常陆林等以正己烷应用响应面法优化了超声波辅助提取胡芦巴种子油脂工艺，确定最佳超声波辅助提取胡芦巴种子油脂工艺参数为液固比 7.5∶1（mL/g），超声波功率 250W，提取时间 100min，超声温度 52℃。在该条件下，胡芦巴种子油脂提取得率为 7.92%。

3. 超临界 CO_2 萃取法　随着生活水平的提高，人们对食品安全和食品污染等问题日益关注。然而，采用传统提取分离技术得到的产品往往难以满足消费者的要求，这就促使食品企业不断寻求更先进的食品工艺技术。利用超临界技术从植物中提取生物活性物质或精油等也是近年来的一个热点，且更多的研究集中在对植物功能性油脂的提取上。

超临界流体萃取 (supercritical fluid extraction，SFE) 通过调节超临界流体的温度和压力，使超临界流体具有良好的穿透性，将目标分子从原料中提取出来，然后降低流体溶液的压力或升高流体溶液的温度，使溶解于超临界流体中的溶质因其密度下降、溶解度降低而析出，从而实现对特定溶质的萃取。

SFE 具有许多的传统提取方法不具有的显著优点。在日益严格的食品安全要求下，SFE 得到了广泛的研究和应用。对 SFE 效率的影响因素有很多，通过多种模型的优化，能获得相对最优的提取条件。SFE 同 GC、HPLC 联用，建立样品提取 – 分离 – 鉴定体系，有助于处理复杂基质，发现新的痕量化合物。

马建龙等以胡芦巴子叶为原料，采用超临界 CO_2 萃取法，经皂化、甲酯化后，用 GC-MS 进行分析测定。结果表明，当粉碎度 60~80 目，提取时间 3h，提取釜压力为 30MPa，CO_2 的体积流量为 20L/h 时胡芦巴子叶中油脂的提取得率为 10.3%。谷令彪等分别采用亚临界丁烷、亚临界二甲醚、超临界 CO_2 萃取及乙醇浸提方法制备胡芦巴种子挥发油。超临界 CO_2 萃取的得率最高，为 0.41%，其次为亚临界二甲醚 (0.38%) 和亚临界丁烷 (0.33%)，传统乙醇浸提的得率最低 (0.24%)。亚临界二甲醚和亚临界丁烷所得胡芦巴种子挥发油与超临界 CO_2 萃取所得挥发油具有十分接近的外观和香味品质，并优于乙醇浸提；4 种方法提取的挥发油中共鉴定出 47 种化合物，主要包括脂肪酸类、烯类、酯类及酮类等；4 种方法提取的挥发油在卷烟加香及感官评价中均表现出比较好的效果；分别对亚临界丁烷和亚临界二甲醚提取的挥发油进行在线热裂解研究，在 2 种挥发油的热裂解产物中共鉴定出 138 种化合物，其中亚临界丁烷提取挥发油的热裂解产物为 77 种，亚临界二甲醚则为 100 种，主要成分为醛类、醇类、酸类、芳烃类、酮类及烯类等物质；在此基础上研究者还对挥发油的致香机制进行了简单的分析探讨。

笔者采用超临界 CO_2 萃取法对胡芦巴种子和胡芦巴叶中挥发油进行了提取，在单因素试验基础上，采用响应面法优化了提取工艺。通过回归拟合方程优化得出最佳提取工艺条件为萃取压力 28.5MPa、萃取温度 41℃、萃取时间 118min，并通过 3 次验证实验进行验证，实测值很接近预测值，与模型比较吻合。对胡芦巴叶挥发油的超临界 CO_2 萃取工艺进行优化，得到最佳条件：萃取温度 50℃，萃取时间 89min，萃取压力 35MPa，在此条件下进行 3 次重复实验，平均得率为 1.720%，与预测值吻合。

（二）胡芦巴挥发油的分离

从植物中提取得到的挥发油是混合物，欲得到单一化学成分必须进一步分离。常用的分离方法有冷冻法、分馏法、化学法和色谱分离法等。

1. 冷冻法　将挥发油置于 0℃ 以下，必要时可将温度降至 –20℃，继续放置。取出析出的结晶，再经重结晶可得纯品。例如，将薄荷油冷至 –10℃，放置 12h 析出第一批粗薄荷脑，将薄荷油再放置在 –20℃ 冷冻 24h，又析出第二批粗薄荷脑，粗薄荷脑加热熔融，在 0℃ 冷冻即得较纯的薄荷脑 (薄荷醇)。此法优点是操作简单，但有时分离不完全，且大部分挥发油冷冻后仍不能析出结晶。

2. 分馏法　由于挥发油的组成成分类别不同，它们的沸点也有差别。挥发油的萜类成分中碳架的碳原一般相差 5 个，此外双键的数目、位置和含氧基团的不同，它们的沸点有一定差距，而且还有一定的规律性。一般情况下，碳数增多沸点升高，单萜中沸点随着双键的增多而升高，即三烯＞二烯＞单烯，含氧单萜的沸点随着官能团的极性增大而升高，即醚＜酮＜醛＜醇酸，但酯比相应的醇沸点高。

3. 色谱分离法　由于挥发油组成成分相当复杂，一般先用分馏法、化学法做适当的分离后，再用色谱法分离。硅胶和氧化铝吸附柱色谱的应用最广泛。试样一般溶于石油醚或己烷等极性小的溶剂，使其通过硅胶或氧化铝吸附柱，依次用石油醚、己烷、乙酸乙酯等按一定比例组成的混合溶剂进行洗脱，分段收集，结合 TLC 鉴定而达到分离。尚明英等采用硅胶色谱柱分离了胡芦巴种子中的化学成分，分离并鉴定了 7 个化合物，为双咔唑、单棕榈酸甘油酯、硬脂酸、β-谷甾醇、吡喃葡萄糖苷、葡萄糖乙醇苷、D3-甲氧基肌醇和蔗糖等。王国荣等采用硅胶色谱从胡芦巴种子中分离了羽扇豆醇、白桦脂醇、单棕榈酸甘油酯、β-谷甾醇等化合物。

4. 固相微萃取法　固相微萃取 (solid-phase microextraction, SPME) 技术是 20 世纪 90 年代兴起的一项新颖的、集采样、萃取、浓缩和进样于一体的无溶剂样品微萃取技术。董丽文等利用自由基交联和溶胶-凝胶技术涂制的乙烯基单苯并-15-冠-5(AB15C5) 新型固相微萃取涂层对胡芦巴浸膏的挥发性化学成分进行了分离。

四、挥发油成分的检测分析

（一）理化检测分析

可以通过测定物理常数，如相对密度、比旋度、折光率和凝固点等，或酸值、酯值、皂化值等化学常数来确定植物中的挥发油成分。研究发现，胡芦巴种子油的酸值为 4.75(mg·KOH/g 油)，皂化值为 195(mg·KOH/g 油)，酯值为 190.25(mg·KOH/g 油)，游离脂肪酸 (FFA) 含量为 2.38(油酸 /100g 油)，折射率为 1.464。

此外，还可以通过一些化学反应来判断挥发油中是否有某些特定化学基团的成分。例如，测定挥发油的 pH，如呈酸性表示挥发油中含有游离酸性成分，如呈碱性则表示挥发油中含有碱性化合物；将挥发油少许溶于乙醇中，加入三氯化铁的乙醇溶液，如产生蓝色、蓝紫色或绿色反应，表示挥发油中有酚类成分；用硝酸银的氨溶液检查挥发油，如发生银镜反应，表示有醛类等还原性化合物；如挥发油的乙醇溶液与苯肼或苯衍生物、氨基、羟胺等试剂作用，产生结晶性沉淀，表明有羰基类化合物；在挥发油的吡啶溶液中，加入亚硝铁氰化钠试剂及氢氧化钠溶液，如出现红色并逐渐消失，则判断有内酯类化合物。

（二）色谱检测分析

GC 具有分析灵敏度高、样品用量少、分析速度快等优点，现已广泛用于挥发油的定性和定量分析。GC 用于定性分析主要是解决挥发油中已知成分的鉴定，即利用已知成分的对照品与挥发油在同一条件下，进行相对保留值对照测定，以初步确定挥发油中的相应成分。对于挥发油中许多未知成分，同时又无对照品时，则应选 GC-MS 联用技术进行分析鉴定。GC/MS 联用技术的应用，大大提高了挥发油分析鉴定的速度和研究水平。分析时，首先将样品注入气相色谱仪内，经分离后得到的各组分依次进入质谱仪。质谱仪对每个组分进行检测和结构分析，得到每个组分的质谱，通过与数据库中的标准谱进行比对，根据质谱碎片规律进行分析，并参考文献数据，最终确定各组分。

尚明英等应用 GC-MS 技术对国内胡芦巴油脂成分进行分析，鉴定出了 5 种脂肪酸甲酯和 17 种油脂类成分，其中 15 种成分为首次从胡芦巴中测得。张慧等采用 GC-MS 技术对胡芦巴种子油中的脂肪酸进行了定性分析，结果发现不饱和脂肪酸含量为 83.88%，首次分离得到花生酸、花生烯酸。刘涵等采取 GC-MS 对超临界萃取胡芦巴种子油的脂肪酸进行分析，鉴定出了 12 个化合物。姚健等采用通入水蒸气蒸馏与溶剂萃取相结合的方法对未发酵和发酵后的胡芦巴茎叶挥发性成分进行提取，运用 GC-MS 法分析测定了其成分，发现发酵前后胡芦巴茎叶的挥发油成分不同，发酵后胡芦巴挥发油产率明显提高；胡芦巴的胚芽子叶中含有 8% 以上的油脂和丰富的蛋白质，油脂中含有的不皂化物、不饱和脂肪酸含量达 84.91%，其中主要是亚油酸和亚麻酸，利用价值很高。

脂肪酸在紫外 – 可见光区吸收较弱，分光光度法难以准确测定。已报道胡芦巴种子油的脂肪酸测定方法主要为 GC-MS。但该法的缺点是灵敏度欠佳、稳定性差、衍生重现性不够理想等。高效液相色谱荧光质谱法 (HPLC-FLD-MS) 分析药物中脂肪酸组成的报道已较多，这是因为其具有较高的灵敏度和重现性。笔者采用苯并 [b] 吖啶酮 -5- 乙基对甲苯磺酸酯 (BAETS) 作为柱前荧光衍生试剂，建立了 18 种脂肪酸衍生物的同时分析测定的 HPLC-FLD-MS 方法，并应用于胡芦巴种子油中脂肪酸的分析。同时，笔者采用 GC-MS 对超临界 CO_2 萃取得到的胡芦巴叶挥发油进行了成分分析，在此列出研究方案和结果，以供相关研究人员参考。

1. HPLC/MS 测定胡芦巴籽油脂肪酸组成及含量测定

（1）HPLC 标品衍生及标准曲线制作：准确取定量脂肪酸标品，用光谱纯乙腈配成 1.0×10^{-2} mol/L 的溶液 (长链脂肪酸需加入少量 DMF 助溶)。称取 6mg BAETS 用 DMF 定容至 2mL，浓度为 3mg/L。低浓度的脂肪酸标准液 (1.0×10^{-4} mol/L) 用光谱纯乙腈稀释而成。

BAETS 对脂肪酸的衍生按最优化条件进行：向有 50mg 无水 K_2CO_3 的 2mL 安培瓶中依次加入 150μL DMF，20μL 混合脂肪酸 (1.0×10^{-4} mol/L)，130μL 衍生试剂溶液 (3mg/L)，封口后于 90℃恒温水浴下振荡反应 40min，衍生过程如图 3-29 所示。进样 10μL 进行液相色谱荧光检测分析，依次稀释 2 倍 (稀释液 ACN/DMF=1 ： 1, v/v) 并进样测定，以进样量和峰面积制作 18 种脂肪酸的线性方程，以此实现对胡芦巴籽油样品中脂肪酸的定量分析。

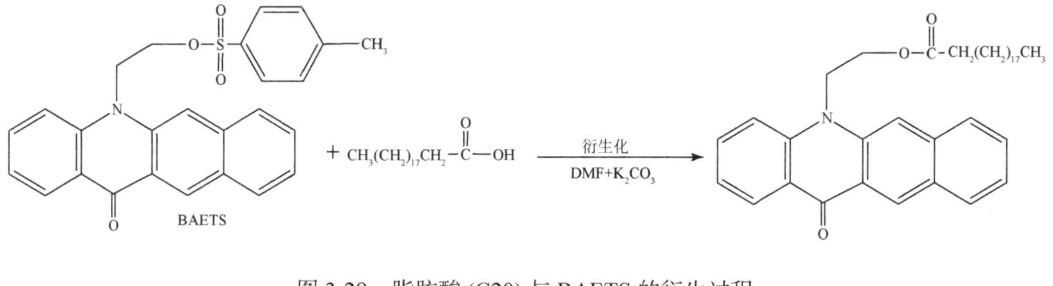

图 3-29　脂肪酸 (C20) 与 BAETS 的衍生过程
DMF: 二甲基甲酰胺

（2）油样 HPLC 供试液制备

皂化油样 (测总脂肪酸)：分别称取 10mg 响应面法优化的胡芦巴最佳工艺所得的超临界萃取和索式提取油样，置于 2mL 安培瓶中，加入 500μL 2mol/L 的 KOH/ 甲醇溶液，封口后置于 90℃恒温水浴中皂化 2h，转入离心管中，加入 500μL 水，用 6mol/L 盐酸调至 pH 7.0，然后用三氯甲烷提取 (1mL×2 次)，合并提取液后在氮气下挥干溶剂，用 2mL DMF 定容待衍生。

（3）HPLC-FLD-MS 分析鉴定

液相色谱：Hypersil BDS-C$_8$ 色谱柱 (200mm × 4.6mm, 5μm)。流动相A：30% 乙醇（含 0.1% 甲酸铵），B：100% 乙腈。流速为 1.0mL/min，进样量为 10μL，柱温 30℃。荧光激发和发射波长分别为 272nm 和 505nm。洗脱梯度：0~35min，52%~85% (B)；35~45min，85%~100% (B)；45~50min，100% (B)。质谱：大气压化学电离源（APCI），正离子模式，喷雾压力 413kPa，干燥气流量为 5L/min，干燥气温度 450℃，气化温度 350℃，毛细管电压 3500 V，电晕电流 4000nA (Pos)。

按上述实验条件，18 种标准脂肪酸衍生物获得完全分离，代表图谱见图 3-30。各组分经液相色谱分离荧光检测后，直接进入柱后串联的质谱进行定性鉴定，各组分一级质谱数据见表 3-15。代表性的 BAETS-C$_{20}$ 脂肪酸的 MS/MS 分析见图 3-31。

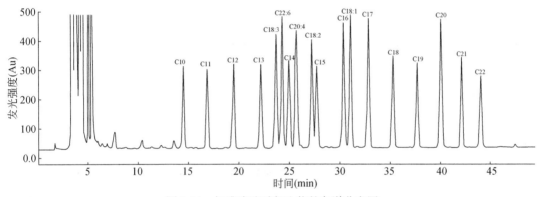

图 3-30　标准脂肪酸衍生物的色谱分离图

峰标注：C10（癸酸，decoic acid）；C11（十一酸，undecanoic acid）；C12（十二酸，dodecanoic acid）；C13（十三酸，tridecanoic acid）；C18:3（亚麻酸，linolenic acid）；C22:6 (2,5,8,11,14,17- 二十碳六烯酸，2,5,8,11,14,17-docosahexenoic acid)；C14（十四酸，tetradecanoic acid）；C20:4（二十碳四烯酸，arachidonic acid）；C18:2（亚油酸，linoleic acid）；C15（十五酸，pentadecanoic acid）；C16（十六酸，hexadecanoic acid）；C18:1（油酸，oleic acid）；C17（十七酸，heptadecanoic acid）；C18（十八酸，octadecanoic acid）；C19（十九酸，nonadecanoic acid）；C20（二十酸，eicosoic acid）；C21（二十一酸，heneicosoic acid）；C22（二十二酸，docosanoic acid）

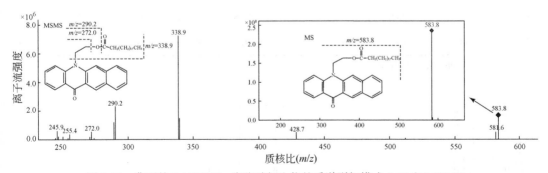

图 3-31　典型的 BAETS-C$_{20}$ 脂肪酸衍生物的质谱裂解模式 (MS 和 MS/MS)

（4）胡芦巴籽油脂肪酸组成分析

按上述实验条件，对实际样品衍生后进行色谱分离及质谱鉴定，色谱分离见图 3-32。对最优条件 (33.4MPa，42.5℃和90min) 的超临界萃取籽油和索式提取籽油的脂肪酸进行组成分析,脂肪酸组成见表 3-16。胡芦巴超临界萃取籽油中不饱和脂肪酸占总脂肪酸的 69.88%,含量由高到低分别是 C18:2、C18:3 和 C18:1,饱和脂肪酸主要是 C16、C18、C20 和 C22。超临界萃取籽油不饱和脂肪含量、多不饱和脂肪酸含量均大于索式提取。

表 3-15　脂肪酸衍生物的线性方程、相关系数、检出限、保留时间和峰面积的重现性 (n=6)

脂肪酸	分子式	脂肪酸衍生物 [M + H]⁺	分子量	回归方程	相关系数	检出限 (fmol)	保留时间 RSD(%)	峰面积 RSD(%)
C10	$C_{10}H_{20}O_2$	443.8	172.27	$Y=20.50X+75.51$	0.9996	21.3	0.072	0.33
C11	$C_{11}H_{22}O_2$	458.0	186.33	$Y=20.46X+98.94$	0.9990	18.9	0.037	0.27
C12	$C_{12}H_{24}O_2$	471.8	200.32	$Y=21.80X+93.08$	0.9994	17.6	0.041	0.19
C13	$C_{13}H_{26}O_2$	486.1	214.34	$Y=24.47X+99.96$	0.9997	19.1	0.035	0.11
C18:3	$C_{18}H_{30}O_2$	552.3	278.43	$Y=30.88X+135.29$	0.9991	20.8	0.029	0.14
C22:6	$C_{22}H_{32}O_2$	600.3	328.49	$Y=28.65X+61.54$	0.9995	22.2	0.027	0.19
C14	$C_{14}H_{28}O_2$	500.1	228.37	$Y=21.80X+102.10$	0.9994	17.9	0.019	0.18
C20:4	$C_{20}H_{32}O_2$	576.3	304.46	$Y=26.67X+106.41$	0.9995	24.4	0.037	0.20
C18:2	$C_{18}H_{32}O_2$	554.3	280.46	$Y=30.48X+146.07$	0.9992	17.9	0.021	0.19
C15	$C_{15}H_{30}O_2$	514.2	242.40	$Y=21.58X+55.01$	0.9993	21.5	0.045	0.40
C16	$C_{16}H_{32}O_2$	528.5	252.42	$Y=28.65X+125.51$	0.9997	21.6	0.088	0.52
C18:1	$C_{18}H_{34}O_2$	555.6	282.46	$Y=34.31X+76.53$	0.9993	23.1	0.072	0.88
C17	$C_{17}H_{34}O_2$	542.1	270.45	$Y=29.33X+113.73$	0.9998	19.6	0.095	1.25
C18	$C_{18}H_{36}O_2$	556.4	284.48	$Y=24.32X+76.03$	0.9994	18.7	0.180	1.14
C19	$C_{19}H_{38}O_2$	570.0	298.50	$Y=22.03X+116.71$	0.9993	22.6	0.120	1.38
C20	$C_{20}H_{40}O_2$	583.8	312.54	$Y=40.01X+116.71$	0.9992	19.6	0.190	1.92
C21	$C_{21}H_{42}O_2$	598.0	326.56	$Y=23.40X+71.62$	0.9997	21.7	0.240	2.30
C22	$C_{22}H_{44}O_2$	613.5	340.59	$Y=24.38X+50.78$	0.9995	20.1	0.230	2.96

注:X: 进样量 (pmol);Y: 峰面积。

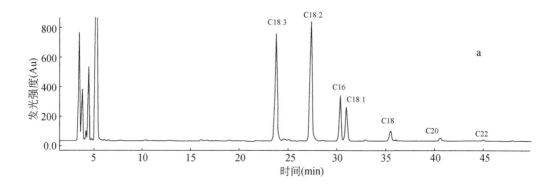

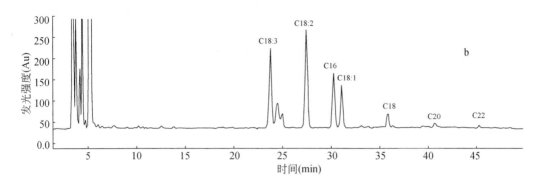

图 3-32 不同胡芦巴籽油提取物的脂肪酸组成色谱图

表 3-16 不同胡芦巴籽油提取物 (SFE 和 SE) 的脂肪酸组成分析 (mg/100mg)

脂肪酸	超临界萃取（SFE）	索式提取（SE）	脂肪酸	超临界萃取（SFE）	索式提取（SE）
C18:3	28.31 ± 0.47	9.91 ± 0.59	C20	0.71 ± 0.15	0.40 ± 0.11
C18:2	33.43 ± 0.79	17.56 ± 0.65	C22	0.61 ± 0.12	0.41 ± 0.10
C16	9.89 ± 0.41	6.40 ± 0.25	不饱和脂肪酸 (UFA)	69.88 ± 1.84	32.25 ± 1.41
C18:1	8.14 ± 0.58	3.68 ± 0.63	多不饱和脂肪酸 (PUFA)	61.74 ± 1.26	27.47 ± 1.24
C18	4.78 ± 0.17	2.22 ± 0.23	饱和脂肪酸 (SFA)	14.28 ± 1.31	9.43 ± 0.69

采用柱前衍生 HPLC-FLD-MS 分析了超临界 CO_2 萃取和索式提取的胡芦巴籽油中脂肪酸的成分。以 BAETS 作为柱前衍生化试剂对 18 种脂肪酸标品进行衍生，经梯度洗脱实现了 18 种脂肪酸衍生物的完全分离。使用外标法定量，建立了同时测定 18 种脂肪酸含量的方法，对响应面法优化超临界 CO_2 萃取籽油样品及索式提取籽油中的脂肪酸进行了定量分析，在最佳条件下进行衍生，保留时间 RSD 小于 0.24%，峰面积 RSD 小于 2.96%。各种脂肪酸的检测限为 17.6~24.4fmol。各脂肪酸的线性回归系数大于 0.9990。

2. 胡芦巴叶挥发油 GC-MS 分析

（1）GC-MS 检测：取挥发油用甲醇稀释至 10mg/mL，经 0.45μm 微孔滤膜过滤，取 0.5μL 进样，进行 GC-MS 分析。GC 分析条件：色谱柱为 Agilent 19091s-433 弹性石英毛细管柱 (30.0m × 0.25mm × 0.25μm)，进样口温度 250℃，温度程序初始温度为 60℃，保持 1min，以 2℃/min 速度升至 150℃，保持 5min，以 6℃/min 速度升至 190℃，保持 1min，再以 3℃/min 速度升至 300℃，保持 5min；载气为 He；流量 1mL/min。MS 分析条件：电子轰击 (EI) 离子源，正离子模式采集数据，离子源温度 230℃，四极杆温度 150℃，传输温度 280℃，电子能量 70eV，质量 (m/z) 扫描范围：50.0~550.0 全扫描。质谱检索标准库为 NIST08 质谱库。

（2）成分分析：对胡芦巴叶挥发油样品进行 GC 分析，得总离子流图（图 3-33），所得分离组分的色谱和质谱数据经计算机数据处理系统自动检索和 NIST08.L 质谱库对照，并经文献对照和人工检索解析，鉴定出胡芦巴叶挥发油中的化学成分，用面积归一化法确定各成分的质量分数。结果显示，超临界 CO_2 法萃取的胡芦巴叶挥发油中鉴别出 52 个化合物，占挥发油总量的 93.39%。结果见表 3-17。

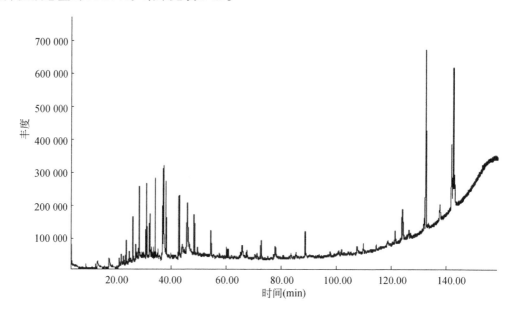

图 3-33　胡芦巴叶挥发油总离子流图

表 3-17　胡芦巴叶挥发油的化学成分分析结果

序号	保留时间 (min)	分子式	化合物名称	分子量	峰面积占比（%）
1	3.22	$C_{14}H_{14}O_3$	7- 羟基 -3-(1,1- 二甲基烯丙基) 香豆素	230.26	0.48
2	12.39	$C_{13}H_{28}$	正十三烷	184.36	0.65
3	17.22	$C_6H_8O_3$	胡芦巴内酯	128.13	1.75
4	21.78	$C_7H_{13}NO$	1,3- 二甲基 -4- 哌啶酮	198.39	0.59
5	23.46	$C_{13}H_{20}O$	β - 紫罗酮	192.30	0.14
6	24.67	$C_{11}H_{16}O_2$	二氢猕猴桃内酯	180.24	0.43
7	26.07	$C_{16}H_{34}$	正十六烷	226.44	0.78
8	28.34	$C_{17}H_{36}$	正十七烷	240.47	1.04
9	28.46	$C_{19}H_{40}$	姥鲛烷	268.52	0.94
10	29.62	$C_{28}H_{58}O$	二肉豆蔻醚	410.76	0.27
11	30.96	$C_{18}H_{38}$	正十八烷	254.49	1.39
12	31.22	$C_{20}H_{42}$	植烷	282.55	0.72

续表

序号	保留时间 (min)	分子式	化合物名称	分子量	峰面积占比（%）
13	32.17	$C_{20}H_{40}O$	植醇	296.53	2.09
14	32.41	$C_{18}H_{36}O$	植酮	268.48	1.18
15	32.98	$C_{20}H_{38}$	1,19- 二十碳二烯	278.52	0.37
16	33.60	$C_{14}H_{22}O$	α- 异甲基紫罗酮	206.32	0.33
17	34.23	$C_{19}H_{40}$	8- 甲基八氢香豆素	268.52	1.91
18	35.29	$C_{17}H_{34}O_2$	棕榈酸甲酯	270.45	0.41
19	36.85	$C_{16}H_{22}O_4$	邻苯二甲酸二丁酯	278.34	2.21
20	37.26	$C_{16}H_{32}O_2$	棕榈酸	256.42	9.1
21	38.25	$C_{20}H_{42}$	正二十烷	282.55	2.38
22	43.04	$C_{21}H_{44}$	正二十一烷	296.57	2.66
23	44.26	$C_7H_{14}O$	2,4- 二甲基环戊醇	114.19	1.42
24	45.06	$C_{10}H_{20}O$	2,6- 二甲基 -7- 辛烯 -2- 醇	156.27	0.31
25	46.06	$C_{19}H_{32}O_2$	亚麻酸甲酯	292.46	5.4
26	46.87	$C_{19}H_{34}O_2$	1,3,12- 十九碳三烯 -5,14- 二醇	294.47	0.39
27	59.69	$C_{18}H_{32}O$	9,17- 十八二烯醛	264.45	1.42
28	60.35	$C_{14}H_{26}O$	1- 乙烯基 – 环十二醇	210.32	0.57
29	60.94	$C_{24}H_{50}$	正二十四烷	338.65	0.36
30	65.42	$C_{20}H_{38}$	9- 二十炔	278.52	0.76
31	65.90	$C_{22}H_{38}O_2$	9,12,15- 十八碳三烯酸丁酯	334.54	0.85
32	66.10	$C_{18}H_{32}O_2$	亚油酸	280.45	6.95
33	67.53	$C_{25}H_{52}$	正二十五烷	352.68	0.33
34	71.25	$C_{20}H_{34}O_2$	γ- 亚麻酸乙酯	306.48	0.3
35	77.49	$C_{18}H_{16}O_2$	桂酸桂酯	264.32	0.32
36	78.35	$C_{19}H_{36}O$	(3Z,13Z)-2- 甲基 -3,13- 十八碳二烯 -1- 醇	280.46	1.73
37	83.64	$C_9H_{17}N_3$	6- 氨基 -5- 甲基 -1,3- 二氮杂金刚烷	167.21	0.34
38	88.83	$C_{30}H_{50}$	角鲨烯	410.72	1.33
39	89.20	$C_{15}H_{26}O$	柏木脑	222.37	0.15
40	102.04	$C_{19}H_{38}$	(Z)-5- 十九碳烯	266.51	0.33
41	107.81	$C_{29}H_{50}O_2$	维生素 E	430.71	0.77
42	114.69	$C_{19}H_{34}$	4-(4- 乙基环己基)-1- 戊基 – 环己烯	262.00	0.31

续表

序号	保留时间 (min)	分子式	化合物名称	分子量	峰面积占比（%）
43	118.93	$C_{29}H_{48}O$	β- 扶桑甾醇氧化物	213.36	0.3
44	123.58	$C_{18}H_{34}O_2$	蒎烷	282.46	0.26
45	124.16	$C_{19}H_{28}O_2$	睾酮	288.42	3.4
46	126.56	$C_{20}H_{38}$	(E)- 双环 [10.8.0] 二十烷	278.00	0.8
47	132.67	$C_{18}H_{34}O_2$	油酸	282.47	9.65
48	137.89	$C_{13}H_{20}O_2$	八氢 -1,1,8a- 三甲基 -2,6- 萘二酮	208.15	1.4
49	142.12	$C_{19}H_{36}$	5- 丁基 -6- 己基 – 八氢化茚	264.00	4.23
50	142.76	$C_{10}H_{16}O$	亚油酸	152.23	9.41
51	153.29	$C_{13}H_{19}NO_2$	1- 甲基 -4- (4,5- 二羟基苯基)– 六氢吡啶	221.30	2.48
52	157.47	$C_{18}H_{34}O_2$	岩芹酸	282.46	5.3

其中，油酸是胡芦巴叶挥发油中含量最高的化合物，占峰面积的 9.65%，其后依次是香芹酚 (9.41%)、棕榈酸 (9.1%)、亚油酸 (6.95%)、亚麻酸甲酯 (5.4%)、岩芹酸 (5.3%)、睾酮 (3.4%)、正二十一烷 (2.66%)、1- 甲基 -4- (4,5- 二羟基苯基)- 六氢吡啶 (2.48%)、正二十烷 (2.38%)、邻苯二甲酸二丁酯 (2.21%)、植醇 (2.09%)、8- 甲基八氢香豆素 (1.91%)、胡芦巴内酯 (1.75%)、(3Z,13Z)-2- 甲基 -3,13- 十八碳二烯 -1- 醇 (1.73%)、2,4- 二甲基环戊醇 (1.42%)、9,17- 十八二烯醛 (1.42%)、八氢 -1,1,8a- 三甲基 -2,6- 萘二酮 (1.4%)、正十八烷 (1.39%)、角鲨烯 (1.38%)、植酮 (1.18%) 等。

第六节　胡芦巴中的氨基酸

一、胡芦巴中含多种氨基酸

　　氨基酸是广泛存在于生物界的含氮化合物，除用于合成蛋白质外，通过其代谢作用还可合成许多人体必需物质，如核酸、激素、神经递质、牛磺酸及卟啉等。胡芦巴中含有多种氨基酸及蛋白质。尚明英等测定了胡芦巴中 17 种氨基酸的含量，总氨基酸含量为 19.05mg/g，以天冬氨酸含量最高 (3.36mg/g)，其次为谷氨酸 (2.97ng/g)、甘氨酸 (2.62mg/g) 及酪氨酸 (2.26mg/g)。其中，有 7 种为人体必需氨基酸，占总氨基酸含量的 21.57%，含量最高的为赖氨酸 (1.18mg/g)，其次为苯丙氨酸、异亮氨酸和缬氨酸。据 Nour 等报道，胡芦巴种子含水量为 6.87%，粗蛋白质为 28.4%，粗脂肪为 7.14%，粗纤维为 9.3%，灰分为 3.28%，碳水化合物为 47.4%。100g 胡芦巴种子约含 49.3mg 钠、1306mg 钾、22.5mg 铁、158mg 钙、415mg 磷、1550mg 锰、9.9mg 锌和 331mg 铜。1g 胡芦巴种子蛋白质约含 38mg 异亮氨酸、53.5mg 亮氨酸、51.4mg 赖氨酸、5.6mg 蛋氨酸、58mg 甲硫氨酸、26.6mg 苏氨酸、50mg 缬氨酸、19.6mg 组氨酸、24.5mg 酪氨酸、29.7mg 丙氨酸、82.2mg 天冬氨酸、115mg 谷氨酸、39.8mg 甘氨酸、32.1mg 脯氨酸、35.3mg 磷丝氨酸、3.1mg 鸟氨酸和 10.8mg 磷酸氨酸。杨仁明选用高灵敏度的 2-[2-(7H- 二苯并 [a, g] 咔唑)- 乙氧基] 乙基氯甲酸酯（DBCEC-Cl）为标记，建立了胡芦巴种子中氨基酸的 HPLC-FLD 有效分离方法，并通过标准曲线法对青海产胡芦巴种子中氨基酸的含量进行测定，同时采用 ASS 和 CS 等评分标准和方法对胡芦巴种子中的氨基酸组成进行分析和评价。结果发现，胡芦巴种子中的氨基酸种类丰富，含有 18 种不同的氨基酸，其中亮氨酸含量最高（为 1.21%），色氨酸和酪氨酸的含量最低，8 种必需氨基酸的含量也比较丰富。笔者发现检测方法不同，取材不同，文献中所示的氨基酸含量和矿质元素含量数据存在差异。

二、4- 羟基异亮氨酸

4- 羟基异亮氨酸 (4-hydroxyisoleucine, 4-OHIL) 是存在于胡芦巴属植物中的一种非蛋白氨基酸，这种氨基酸主要存在于胡芦巴种子中，约占种子中游离氨基酸总量的 80%。4-OHIL 因具有促胰岛素分泌活性，可作为糖尿病治疗药物，近年来被广泛研究。

1973 年 Fowden 首次从胡芦巴种子中分离出 4-OHIL，并确定为 2S, 3R, 4R 构型。1989 年，Alcock 等利用化学、波谱、X 射线单晶衍射等方法确定了 4-OHIL 分子有 3 个手性中心，其绝对构型为 2S, 3R, 4S。已从胡芦巴种子中得到 4-OHIL 的两种非对映异构体，主要的构型是 2S, 3R, 4S，它约占种子中总 4-OHIL 含量的 90%，另一种较少的构型是 2R, 3R, 4S，见图 3-34。4-OHIL 的其他非对映异构体几乎很少存在于植物中。1974 年，Ghosal 从胡芦巴中分离得到 C27 甾体皂苷肽酯，该化合物经酸水解后得到 4-OHIL 内酯 3 个异构体的混合物：(3S, 4R, 5R)-、(3S, 4R, 5S)-、(3S, 4S, 5R)-4-OHIL 内酯。1989 年，Babady 等从 Heinsia crinata 的根中分离得到皂苷混合物，经 HClO$_4$ 水解后则产生 3 个主要的配基，其中 2 个分别为环阿屯烷型和羊毛脂烷型三萜，它们共同的特征是 27- 位羧基与 4-OHIL 内酯的氨基成酰胺键，其中 4-OHIL 内酯的构型为 3S, 4R, 5S。1984 年，Raffauf 等从植物葬礼树 (Quararibea funebris) 的花中分离出 3 种生物碱，它们均包含 4-OHIL 内酯，构型为 3S, 4S, 5R。

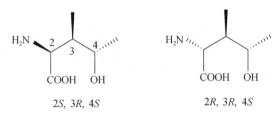

$2S, 3R, 4S$　　　　　$2R, 3R, 4S$

图 3-34　4-OHIL 的两种异构体

（一）4- 羟基异亮氨酸的提取分离

离子交换层析是根据物质带电状态 (或极性) 的差别进行分离。电荷不同的物质对离子交换剂有不同的亲和力。亲和力小的移动得快，亲和力大的移动得慢，这样通过分段收集洗脱液，就可使混合物分离。氨基酸混合物经常使用强酸型阳离子交换树脂分离。在交换柱中，树脂先处理成钠型，将氨基酸混合液上柱。在 pH 2~3 时，氨基酸主要以阳离子形式存在，与树脂上的钠离子发生交换而被吸附在树脂上。氨基酸在树脂上结合的牢固程度和氨基酸与树脂间的亲和力有关，主要决定于它们之间的静电吸引作用，其次是氨基酸侧链与树脂基质聚苯乙烯的疏水相互作用。在 pH 3.0 左右，氨基酸与阳离子交换树脂之间的静电吸引作用大小次序是碱性氨基酸＞中性氨基酸＞酸性氨基酸。因此，氨基酸的洗出顺序大体上是酸性氨基酸、中性氨基酸、碱性氨基酸。为了使氨基酸从树脂上洗脱下来，需要降低它们之间的亲和力，有效的方法是逐步提高洗脱剂中盐浓度，这样各种氨基酸将以不同的速度被洗脱下来。Fowden 等采用 20% 的乙醇提取胡芦巴种子中的氨基酸，然后采用 Zeokarb-225 离子交换（磺化聚苯乙烯阳离子交换树脂）柱 (100cm × 10cm，H^+ 型)、Dowex 50W-X8(NA) 离子交换树脂 (100cm × 5cm)、Dowex50 离子交换柱 (100cm × 5cm，NH_4^+ 型) 等从胡芦巴种子中分离 4-OHIL。Sauvaire 等将正己烷脱脂的胡芦巴粉末用 70% 的乙醇提取，真空浓缩后用 Amberlite IR-120 阳离子交换树脂分离，2mol/L $NH_3 \cdot H_2O$ 洗脱。将洗脱液浓缩得到的氨基酸冷冻干燥，再用硅胶柱层析分离，$CHCl_3$-MeOH-H_2O(10 : 5 : 1) 洗脱，用 TLC 检测并将含有 4-OHIL 的洗脱液合并，纯化，重结晶得 4-OHIL(图 3-35)。存在于胡芦巴种子中的 4-OHIL 的两种异构体形式均可用高效液相色谱半制备柱 (Ultrabase C_{18}，150mm × 10mm) 分离。刘玲等根据 4-OHIL 容易内酯化，在 1mol/L HCl 下不发生差向异构化的特点，将其转化为 4-OHIL 内酯，利用 4-OHIL 内酯与其他氨基酸性质的差别，采用硅胶柱层析，采用三氯甲烷 - 甲醇洗脱；或以丙酮为溶剂通过固液萃取分离得到内酯，并且 2S,3R,4S-4-OHIL 内酯在丙酮中优先结晶析出。4-OHIL 内酯在碱性条件下又可水解成 4-OHIL 且构型不发生变化，利用这一性质，可以大量、简便地得到高纯度的 2S,3R,4S-4-OHIL。

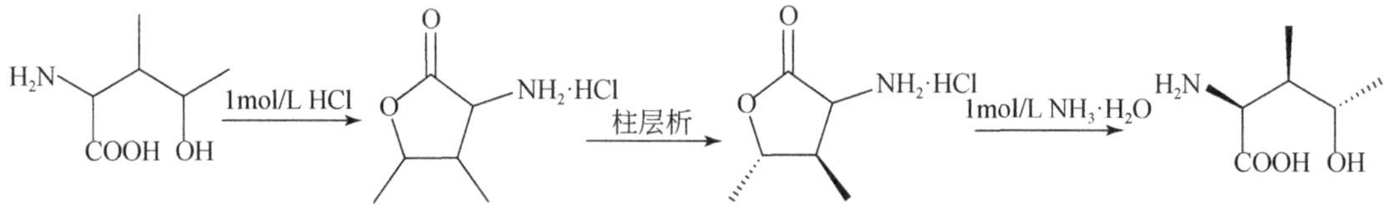

图 3-35　4-OHIL 的分离原理

戴宇等以胡芦巴提取物中 4-OHIL 含量为评价指标，采用柱前衍生 -HPLC 检测 24 种型号大孔树脂静态吸附试验前后 4-OHIL 含量来考察其纯化效果。结果显示，ADS-5 型大孔树脂适用于胡芦巴提取物中 4-OHIL 的初步纯化。

（二）4- 羟基异亮氨酸检测分析

4-OHIL 本身无紫外吸收，可通过 HPLC-EISD 法测定胡芦巴及胡芦巴提取物中 4-OHIL 的含量，或者采用氨基酸柱前衍生化法测定。冯欢等采用异硫氰酸苯酯作为衍生化试剂，通过反相 IIPLC 测定不同产地胡芦巴中 4-OHIL 的含量。色谱柱采用 Zorbax Eclipse XDB C_{18} 柱 (150mm × 4.6mm, 5μm)，乙腈 – 磷酸 – 水流动相梯度洗脱，检测波长 254nm，结果显示 4-OHIL 在质量浓度 4.2~20.9μg/mL 范围内线性关系良好 (r=0.9993)，平均回收率为 96.8%，RSD 为 1.7%。惠玉虎等采用 HPLC-ELSD，选用 0.1% 冰醋酸水溶液 – 乙腈 (90 : 10)

作为流动相，4-OHIL 与杂质达到了很好的分离。

第七节 胡芦巴中的其他成分

一、酚类成分

目前，已从胡芦巴种子中分析鉴别出了多种莽草酸衍生的酚类化合物，其结构见图 3-36。Kenny 等利用 UPLC-MS 对胡芦巴种子进行分析，鉴别出了奎尼酸 (quinic acid)、原儿茶酸 (protocatechuic acid)、没食子酸 (gallic acid)、邻苯二酚 (pyrocatechol)、绿原酸 (chlorogenic acid)、咖啡酸 (caffeic acid)、毛蕊花糖苷 (verbascoside)、阿魏酸 (ferulic acid)、3-香豆酸 (3-coumaric acid) 和 4- 香豆酸 (p-coumaric acid)。Kholeet 等也在萌发的种子中也发现了这些化合物的存在，其中咖啡酸和 4- 香豆酸及其衍生物是这一发育阶段中的主要成分。王栋等从胡芦巴茎叶中分离出了 γ- 五味子素 (schisandrin) 和东莨菪内酯 (scopoletin)。何彦

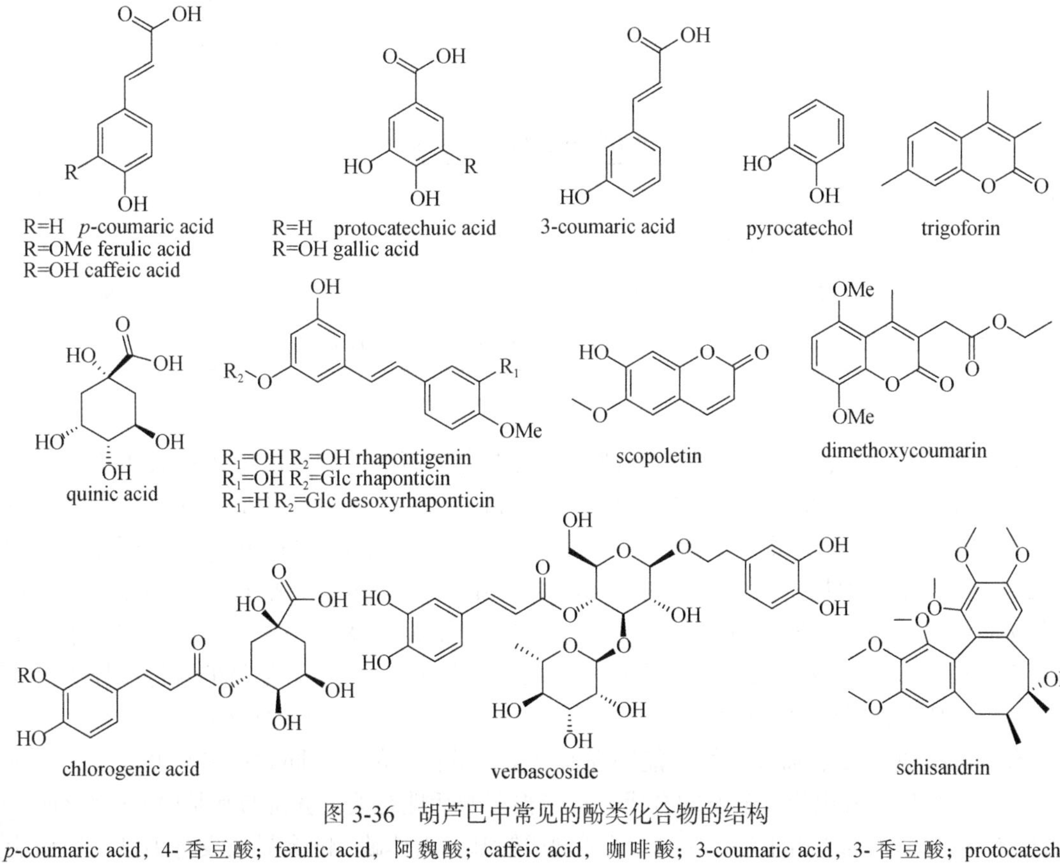

图 3-36 胡芦巴中常见的酚类化合物的结构

p-coumaric acid, 4- 香豆酸；ferulic acid, 阿魏酸；caffeic acid, 咖啡酸；3-coumaric acid, 3- 香豆酸；protocatechuic acid, 原儿茶酸；gallic acid, 没食子酸；pyrocatechol, 邻苯二酚；quinic acid, 奎尼酸；chlorogenic acid, 绿原酸；rhaponticin, 土大黄苷；desoxyrhaponticin, 脱氧土大黄苷；dimethoxycoumarin, 3-(乙氧羰基) 甲基 -4- 甲基 -5,8- 二甲氧基香豆素；verbascoside, 麦角甾醇；rhapontigenin, 丹叶大黄素；trigoforin, 3,4,7- 三甲基香豆素；phlorizin, 根皮苷；scopoletin, 东莨菪素；lignin, 木质素；schisandrin, 五味子醇甲

峰等通过高速逆流色谱法从胡芦巴种子中分离得到 3 种二苯乙烯类化合物，包括土大黄苷、去氧土大黄苷和丹叶大黄素。

二、矿质元素

胡芦巴叶也是蛋白质、矿物质、维生素 A 和维生素 C 的良好来源，它们含有 86.19% 的水分、4.49% 的蛋白质、0.99% 的脂肪、6.09% 的碳水化合物、1.19% 的纤维和 1.59% 的总灰分。100g 胡芦巴叶含有 51mg 磷 (P)、76.1mg 钠 (Na)、360mg 钙 (Ca)、17.2mg 铁 (Fe)、51mg 钾 (K)、167mg 硫 (S)、165mg 氯 (Cl)、6450IU 维生素 A、0.05mg 维生素 B_1、54mg 维生素 C 和 13mg 草酸。

何彦峰等采用电感耦合等离子体发射光谱法 (ICP-AES) 和电感耦合等离子体质谱法 (ICP-MS) 联合测定胡芦巴叶、茎和种子中 13 种矿质元素的含量，并考察了 13 种元素在胡芦巴不同部位的分布情况。结果表明，胡芦巴中 13 种矿质元素在各部位中的加合量 (μg/g) 由高到低的顺序依次：叶 (527 644.60)> 茎 (382 441.80)> 种子 (108 389.20)。各元素在不同部位的分布也不同，其中 Ca、K、Mg、Mn、Zn、Se 在叶中含量相对较高；而 P、Cu、Cr 在种子中含量较高，其他元素在三个部位的含量差异不大。此外，种子中 Zn/Cu 仅为 5.30，有利于调节人体中胆固醇的异常代谢，与其他研究中胡芦巴降血脂活性部位在种子中的结论一致。

表 3-18 胡芦巴不同部位 13 种元素的含量 ($n=6$)

部位	Ca*	K*	Mg*	Na*	P*	Fe*	V	Cr	Mn	Cu	Zn	Ge	Se
种子	27.60	53.60	23.40	15.50	47.20	3.00	255.00	74.20	174.00	90.90	482.00	6.53	0.12
茎	131.70	33.00	32.90	138.70	12.20	3.00	255.00	70.50	137.00	58.10	368.00	5.95	0.58
叶	218.30	130.00	53.80	80.80	41.10	2.40	249.00	73.90	209.00	53.70	583.00	8.19	0.80

* 以 mg/g 记，其他以 μg/g 记。

由表 3-18 可以看出：胡芦巴不同部位的元素含量不同，胡芦巴中含有人体所必需的的常量元素 Ca、K、Mg、Na、P 和微量元素 Fe、V、Cr、Mn、Cu、Zn、Ge、Se。13 种元素在叶中的加合量最高，为 527 644.6μg/g，茎中为 382 441.8μg/g，种子中为 108 389.2μg/g；常量元素加合量叶中为 526.4μg/g，茎中为 381.5μg/g，种子中为 107.3μg/g。各元素在胡芦巴叶、茎和种子中分布不同，其中 Ca、K、Mg、Mn、Zn、Ge、Se 在叶中含量总体相对较高，而 P、Cr、Cu 在种子中含量较高，其他元素在 3 个部位的含量差异不大。各元素总量从高到低依次为 Ca> Na > K >Mg > P > Fe >Zn >V >Mn >Cr >Cu >Ge。

有研究报道，Fe 和血红素结合能增强血红蛋白的携氧能力，同时还参与血红蛋白、肌红蛋白、细胞色素氧化酶及触酶的合成，且与很多酶活性有关，贫血通常是由 Fe 缺乏所引起的。Mn 是多种生物酶的活性中心、激活剂或辅基，人体缺 Mn 会导致发育不良、性功能衰退、食欲缺乏、机体衰老等疾病。Cr 是耐糖因子 (GTF) 的一种活跃成分。从实验结果看出，所测胡芦巴各部位的矿物质元素中 Fe、Zn、V、Mn、Cu、Cr 含量较高。胡芦巴所含的这些元素既可以补充人体必需的营养物，又具降血糖、降血脂，保肝护肝、增强机体免疫等作用。

有研究发现，在缺 Cu 大鼠模型中，与对照组相比，Cu 缺乏的大鼠血浆胆固醇（TC）浓度明显升高。而健康志愿者低 Cu 饮食 3 个月后，其血 TC 升高了 320mg/L，这是由于缺 Cu 导致脂蛋白脂酶等参与脂质代谢的酶活性降低。Zn 可通过激活羧化酶促进胰岛素原转变为胰岛素，并提高胰岛素的稳定性，缺 Zn 可致胰岛素易变性，可见缺 Zn 可能是糖尿病发生的原因之一，补 Zn 对于糖尿病患者控制血糖具有显著作用，胡芦巴叶中 Zn 的含量高达 583μg/g，且叶中与 Zn 具有拮抗作用的 Cd 的含量较低，因此，胡芦巴叶可作为补 Zn 的营养食品原料。研究表明，药材中 Zn/Cu 比值较低时，有利于调节人体中胆固醇的异常代谢。在绿色植被中 Zn/Cu 平均值为 11.4，从表 3-19 可以看出，胡芦巴种子和茎中的 Zn/Cu 值分别为 5.30、6.33，远低于绿色植被中的平均值，这与胡芦巴种子降血脂药理活性较高是一致的。

表 3-19 胡芦巴不同部位的 Zn/Cu、Zn/Mn、Cd/Zn 比值

部位	Zn/Cu	Zn/Mn	Cd/Zn
种子	5.30	2.77	1.39×10^{-3}
茎	6.33	2.20	1.79×10^{-3}
叶	10.86	2.78	3.24×10^{-3}

从元素的角度研究胡芦巴资源的降血糖、降血脂活性发现，胡芦巴叶中 Ca、K、Mg、Mn、Zn、Se 含量高于种子和茎中，且种子中具有较低的 Zn/Cu 比值，因此，胡芦巴资源的营养和药用价值具有开发潜力。

参 考 文 献

常陆林，豆康宁，2016. 响应面优化超声波辅助提取胡芦巴籽油脂工艺研究. 粮食与油脂，29(5): 54-57.

陈帅，罗森，杨红，等，2007. RP-HPLC 法测定胡芦巴中胡芦巴皂苷 B 的含量. 天然产物研究与开发，19(5): 841-843.

陈帅，王慧竹，钟方丽，等，2015. 胡芦巴总黄酮提取工艺及其体外抗氧化活性. 青岛科技大学学报（自然科学版），36(6): 628-634.

陈勇，沈少林，陈怀侠，等，2006. HPLC-MSn 法鉴定葫芦巴碱及其在大鼠体内的主要代谢产物. 药学学报，41(3): 216-220.

陈挚，雷亚亚，黑晶，等，2015. 胡芦巴多糖及低聚糖调血脂活性研究. 中草药，46(8): 1184-1189.

陈玉昆，2009. 萜类天然产物的提取及生产工艺. 北京：科学出版社.

程大任，付锐，窦德强，等，2007. 人参皂苷溶血及抗溶血作用研究. 中国现代中药，9(4): 19-23.

程再兴，吴锦俊，刘中秋，等，2013. 建立 HILIC-UPLC 联用分析法测定血浆中胡芦巴碱及在药动学研究中的应用. 中国天然药物，11(2): 164-170.

程再兴，严通萌，陈红，等，2011. UPLC 测定半夏中胡芦巴碱的含量. 中国实验方剂学杂志，18(4): 85-87.

戴宇，宋川霞，陈红梅，等，2015. 大孔吸附树脂纯化胡芦巴提取物中 4-羟基异亮氨酸的研究. 世界科学技术-中医药现代化，17(1): 283-287.

帝玛尔·丹增彭措，2012. 晶珠本草. 上海：上海科学技术出版社.

丁建海, 刘世巍, 常辉, 等, 2017. 胡芦巴中总黄酮回流提取工艺研究. 应用化工, 11: 139-140+144.

丁建海, 王成, 赵亚博, 等, 2017. 超声辅助提取胡芦巴中多糖的工艺研究. 应用化工, 46(10): 1952-1954.

董丽, 蔡凌霜, 朱书奎, 等, 2004. 固相微萃取与气相色谱/质谱法联用分析胡芦巴浸膏的挥发性成分. 武汉大学学报 (理学版), 50(2): 20-25.

杜海胜, 李稳宏, 唐璇, 等, 2009. 大孔吸附树脂分离纯化胡芦巴中总皂苷工艺. 化学工程, 37(10): 5-9.

冯欢, 李新霞, 冯崴, 等, 2016. 柱前衍生化 HPLC 法测定不同产地胡芦巴中 4- 羟基异亮氨酸的含量. 西北药学杂志, 31(2): 136-138.

谷令彪, 2017. 亚临界萃取胡芦巴籽油及其籽粕的开发利用研究 (博士学位论文). 郑州: 郑州大学.

国家药典委员会. 2015. 中华人民共和国药典. 一部. 北京: 中国医药科技出版社.

国家中医药管理局中华本草编委会, 2005. 中华本草 (维吾尔药卷). 上海: 上海科学技术出版社.

何彦峰, 王瑞楠, 张璐璐, 等, 2020. 胡芦巴叶挥发油的萃取工艺、成分分析及抗氧化和抑菌活性研究. 中国中药杂志, 45(13): 3161-3168.

何彦峰, 杨仁明, 胡娜, 等, 2013. ICP-AES/ICP-MS 测定胡芦巴不同部位矿质元素. 光谱实验室, 30(1): 42-45.

何彦峰, 杨仁明, 胡娜, 等, 2012. 响应面法优化胡芦巴种子多糖提取工艺. 天然产物研究与开发, 24(10): 1463-1467.

黄端华, 童萍, 何聿, 等, 2011. 毛细管电泳用于中药白鲜皮中生物碱的分析. 分析测试技术与仪器, 17(1): 23-28.

惠玉虎, 杨朝昆, 寇玉锋, 等, 2007. HPLC-ELSD 法测定胡芦巴提取物中 4- 羟基异亮氨酸. 中草药, 38(1): 60-61.

姜文月, 2015. 胡芦巴降血糖成分分析及降血糖作用机制研究 (博士学位论文). 长春: 吉林大学.

蒋建新, 朱莉伟, 张卫明, 等, 2002. 半湿法分离提取半乳甘露聚糖型植物胶. 中国野生植物资源, 4: 10-11.

兰卫, 陶宁, 哈木拉提·吾甫尔, 2012. 胡芦巴碱超声提取工艺研究. 中草药, 43(11): 2200-2202.

李季文, 景明, 2008. 超滤法纯化胡芦巴中胡芦巴皂苷的工艺研究. 中国现代中药, 010(11): 29-30.

李建芳, 闫闯闯, 王婷, 等, 2019. 不同蒸馏法对胡芦巴精油得率和化学成分的影响. 食品工业, 40(3): 154-157.

李欣, 范明娟, 冯康彬, 等, 1980. 24 种豆科植物种子的半乳甘露聚糖胶的分析. 植物学报, 22(3): 302-304.

李秀茹, 但小梅, 戴宇, 等, 2013. 胡芦巴化学成分研究. 中国实验方剂学杂志, 19(24): 148-151.

李医明, 2018. 中药化学. 上海: 上海科学技术出版社.

刘非, 邹鹏, 张晓宇, 等, 2015. 五种胡芦巴浸膏的香味成分分析和卷烟中应用效果评价. 香料香精化妆品, 4: 20-24.

刘涵, 赵保堂, 王俊龙, 等, 2008. 胡芦巴的脂肪酸组成成分的 GC-MS 分析. 中华实用中西医杂志, 21(22): 1716-1718.

刘芬芸, 张东丽, 侯文彬, 等, 2020. 胡芦巴种子化学成分研究. 中草药, 51(1): 38-42.

刘广学, 尚明英, 李辉, 等, 2005. 胡芦巴药材中胡芦巴碱的提取方法及其含量测定. 中国药品标准, 6(4): 11-14.

刘宏程, 黎其万, 邵金良, 等, 2011. 超声波萃取–高效液相色谱测定咖啡粉和速溶咖啡中的胡芦巴碱. 色谱, 29(11): 1103-1106.

刘世巍, 黄述州, 丁建海, 2013. 胡芦巴挥发油成分的 GC-MS 分析. 华西药学杂志, 28(5): 504-505.

刘盈河, 隋宏, 2010. 超声波提取胡芦巴多糖工艺的均匀设计法优化. 今日药学, 20(11): 17-18.

卢金清, 杨小金, 李雨玲, 等, 2014. 胡芦巴提取物黄酮类成分的 HPLC 指纹图谱研究. 中国药房, 25(3): 265-267.

马建龙，薛妍，马志宁，等，2014. 胡芦巴子叶中油脂的制备工艺及 GC-MS 分析. 宁夏大学学报（自然科学版），35(4): 352-357.

苗明三，孙玉信，王晓田，2017. 中药大辞典. 太原：山西科学技术出版社.

缪月秋，梅秋红，顾龚平，等，2006. 胡芦巴中性杂多糖酶解工艺优化及其产物对青春双歧杆菌增殖作用的研究. 安徽农业大学学报，2: 238-242.

宁利华，周博，张耀相，等，2015. 重楼皂苷 II 溶血作用机制的研究. 中国中药杂志，40(18): 3623-3629.

秦玉华，王君花，刘忠英，2019. 超高效液相色谱 – 四极杆 – 飞行时间质谱法分析胡芦巴成分. 质谱学报，40(4): 369-380.

单俊杰，任晋玮，武春密，等，2008. 胡芦巴黄酮苷及其降血糖活性的研究. 中国药学杂志，43(19): 21-24.

尚明英，蔡少青，林文翰，等，2002. 胡芦巴的化学成分研究. 中国中药杂志，27(4): 277-279.

尚明英，蔡少青，王璇，1998. 中药胡芦巴氨基酸分析. 中药材，4: 188-190.

尚明英，蔡少青，1998. 中药胡芦巴的黄酮类成分研究. 中国中药杂志，23(10): 614-616.

尚明英，蔡少青，1998. 中药胡芦巴宏量及微量元素分析. 中药材，21(11): 574-575.

尚明英，1999. 胡芦巴油脂成分的分析测定. 中草药，4: 256-257.

石会丽，赵增强，李富贤，等，2008. 正交试验优选胡芦巴总黄酮提取工艺. 西北药学杂志，23(5): 292-293.

隋宏，张霞，马真，等，2010. 中心复合设计优化胡芦巴种子多糖的超声提取工艺. 中国药房，21(43): 4066-4068.

孙茜，2008. 胡芦巴半乳甘露聚糖改性及其产物表征（硕士学位论文）. 天津：天津科技大学.

唐璇，李稳宏，李新生，等，2008. 响应面法超声波提取胡芦巴薯蓣皂苷元的研究. 化学工程，36(9): 67-70.

万涛，2000. 胡芦巴胶 – 新食品增稠剂的开发与研究. 中国食品添加剂，4: 52-54.

王翀，徐雅琴，2009. 微波辅助萃取南瓜胡芦巴碱工艺的优化. 食品工业科技，3(1): 258-259+262.

王栋，孙晖，韩英梅，等，1997. 胡芦巴茎叶化学成分研究. 中国中药杂志，22(8): 486-487.

王锋鹏，2008. 生物碱化学（天然产物化学丛书）. 北京：化学工业出版社.

王君花，2018. 胡芦巴降血糖组分的制备及活性研究（硕士学位论文）. 长春：吉林大学.

王媛媛，张晖，杨俊松，等，2016. 柱前衍生化高效液相色谱法分析 9 种多糖中的单糖组成. 济宁医学院学报，39(4): 241-244.

文迪，赵阳，庞旭，等，2013. 胡芦巴来源的甾体皂苷研究进展. 国际药学研究杂志，40(6): 695-701.

吴芬，赵大云，史贤明，2006. 利用皂苷元特征显色测定苜蓿皂苷含量的快速检测方法. 上海交通大学学报（农业科学版），24(3): 226-229, 239.

吴琴，郑传奎，李文兵，等，2020. 不同产地胡芦巴标准汤剂制备及 UPLC 特征图谱研究. 亚太传统医药，16(1):75-81.

吴婷，闫茂华，张娅，等，2007. 胡芦巴多糖酸解和酶解产物抗氧化及抗菌活性的比较研究. 食品科学，11: 509-512.

吴燕，杨红，陈帅，等，2010. 胡芦巴树脂提取物中总黄酮和牡荆素的测定. 华西药学杂志，25(4):478-480.

吴燕，袁崇均，杨红，等，2011. 胡芦巴大孔吸附树脂提取物中荭草苷的含量测定. 四川中医，29(1): 45-46.

西藏卫生局，1979. 藏药标准. 西宁：青海人民出版社.

徐学民，王笳，杨红，等，2003. 胡芦巴中皂苷成分的研究 I. 新皂苷 A 及其次生苷的分离纯化和化学结构测定. 中草药，34(8): 678-682.

徐雅琴，刘春生，崔崇士，等，2009. 南瓜果肉中胡芦巴碱提取工艺的研究. 食品科学，30(6):46-48.

杨红，黄卫平，王笳，等，2003. 薄层层析 – 比色法测定降糖安胶囊中胡芦巴皂苷 B 的含量. 天然产物研究与开发，15(6): 513-514+517.

杨仁明，王洪伦，景年华，等，2012. 青海胡芦巴种子氨基酸含量分析及评价. 食品工业科技，33(14): 76-79.

姚健, 马君义, 张继, 等, 2006. 发酵对胡芦巴挥发性化学成分的影响. 食品科学, 12: 194-198.

雍建平, 汪岭, 刘贺荣, 2011. 宁夏胡芦巴种子中挥发性成分研究. 时珍国医国药, 22(8): 1854-1858.

于洋, 2012. 胡芦巴生物碱的提取, 纯化及分离的研究 (硕士学位论文). 长春: 吉林农业大学.

庾石山, 2008. 三萜化学 (天然产物化学丛书). 北京: 化学工业出版社.

再帕尔·阿不力孜, 2010. 天然产物研究方法和技术. 北京: 化学工业出版社.

张黎明, 宋京涛, 代永刚, 等, 2009. 超声辅助提取胡芦巴甾体皂苷的工艺研究. 天津科技大学学报, 24(1): 15-18.

张黎明, 王玲玲, 孙茜, 等, 2009. 胡芦巴半乳甘露聚糖的酶法改性及其产物表征. 食品科学, 30(1): 195-199.

赵怀清, 曲燕, 王学娅, 等, 2002. 高效液相色谱法测定胡芦巴中胡芦巴碱的含量. 中国中药杂志, 27(3): 194-196.

中国科学院西北高原生物研究所, 1991. 藏药志. 西宁: 青海人民出版社.

刘尚武, 1997. 青海植物志. 西宁: 青海人民出版社.

卓荣杰, 王莉, 王龙星, 等, 2010. 亲水作用色谱法测定胡芦巴中的胡芦巴碱. 色谱, 28(4): 379-382.

Akbari S, Abdurahman NH, Yunus RM, 2019. Optimization of saponins, phenolics, and antioxidants extracted from fenugreek seeds using microwave-assisted extraction and response surface methodology as an optimizing tool. Comptes Rendus Chimie, 22(11-12): 714-727.

Alcock NW, Crout D, Gregorio M, et al, 1989. Stereochemistry of the 4-hydroxyisoleucine from *Trigonella foenum-graecum*. Phytochemistry, 28(7): 1835-1841.

Banerjee S, Bhattacharjee P, Kar A, et al, 2019. LC-MS/MS analysis and network pharmacology of *Trigonella foenum-graecum*—a plant from Ayurveda against hyperlipidemia and hyperglycemia with combination synergy. Phytomedicine, 60: 152944.

Belguith-Hadriche O, Bouaziz M, Jamoussi K, et al, 2010. Lipid-lowering and antioxidant effects of an ethyl acetate extract of fenugreek seeds in high-cholesterol-fed rats. J Agric Food Chem, 58(4): 2116-2122.

Beyzi E, 2020. Chemometric methods for fatty acid compositions of fenugreek (*Trigonella foenum-graecum* L.) and black cumin (*Nigella sativa* L.) seeds at different maturity stages. Industrial Crops and Products, 151(1): 112488.

Brummer Y, Cui W, Wang Q, 2003. Extraction, purification and physicochemical characterization of fenugreek gum. Food Hydrocolloids, 17(3):229-236.

Campo GD, Berregi I, Caracena R, et al, 2010. Quantitative determination of caffeine, formic acid, trigonelline and 5-(hydroxymethyl) furfural in soluble coffees by ^{1}H NMR spectrometry. Talanta, 81(1-2): 367-371.

Ciftci ON, Przybylski R, Rudzinska M, et al, 2011. Characterization of fenugreek (*Trigonella foenum-graecum*) seed lipids. J Am Oil Chem Soc, 88(10): 1603-1610.

Fowden L, Pratt HM, Smith A, 1973. 4-Hydroxyisoleucine from seed of *Trigonella foenum-graecum*. Phytochemistry, 12(7): 1707-1711.

Ghosal S, Srivastava RS, Chatterjee DC, et al, 1974. Fenugreekine, a new steroidal sapogenin-peptide ester of *Trigonella foenum-graecum*. Phytochemistry, 13 (10): 2247-2251.

Han YM, Nishibe S, Nohuchi Y, et al, 2001. Flavonol glycosides from the stems of *Trigonella foenum-graecum*. Phytochemistry, 58(4): 577-580.

IIc Y, Lv H, Wang X et al, 2014. Isolation and purification of six bioactive compounds from the seeds of *Trigonella foenum-graecum* L. using high-speed counter-current chromatography. Sep Sci Technol, 49(4): 580-587.

He Y, Wang X, Suo Y, et al, 2016. Efficient protocol for isolation of rhaponticin and rhapontigenin with consecutive sample injection from fenugreek (*Trigonella foenum-graecum* L.) by HSCCC. Journal of Chromatographic

Science, 54(3): 479-485.

Jani R, Udipi SA, Ghmger PS, 2009. Mineral content of complementary foods. Indian J Pediatr, 76(1): 37-44.

Kakani RK, 2012. Handbook of herbs and spices: fenugreek. Cambridge:Woodhead Publishing Limited, 286-298.

Khole S, Chatterjee S, Variyar P ,et al, 2014. Bioactive constituents of germinated fenugreek seeds with strong antioxidant potential. J Funct Foods, 6: 270-279.

Król-Kogus B, Głód D, Krauze-Baranowska M ,et al, 2014. Application of one- and two-dimensional high-performance liquid chromatography methodologies for the analysis of *C*-glycosylflavones from fenugreek seeds. J Chromatogr A, 1367: 48-56.

Liu Y, Kakani R, Nair MG, 2012. Compounds in functional food fenugreek spice exhibit anti-inflammatory and antioxidant activities. Food Chem, 131(4): 1187-1192.

Machado ART, Lage GA, 2013. Quantitative analysis of trigonelline in some Annona species by proton NMR spectroscopy. Natural Products & Bioprospecting, 3(4): 1-3.

Mathur M, Kamal R, 2012. Studies on trigonelline from Moringa oleifera and its in vitro regulation by feeding precursor in cell cultures. Revista Brasileira De Farmacognosia, 22(5): 994-1001.

Mebazaa R, Mahmoudi A, Fouchet M ,et al, 2009. Characterisation of volatile compounds in Tunisian fenugreek seeds. Food Chemistry, 115(4): 1326-1336.

Newman DJ, Cragg GM, Snader KM. 2003. Natural products as sources of new drugs over the period 1981-2002. J Nat Prod, 66(7):1022-1037.

Nour A, Magboul BI, 1986. Chemical and amino acid composition of fenugreek seeds grown in Sudan. Food Chem, 22(1): 1-5.

Omezzine F, Bouaziz M, Daami-Remadi M, et al, 2014. Chemical composition and antifungal activity of *Trigonella foenum-graecum* L. varied with plant ploidy level and developmental stage. Arab J Chem, 10(S2): S3622-S3631.

Pang X, Kang LP, Yu HS ,et al, 2015. Rapid isolation of new furostanol saponins from fenugreek seeds based on ultra-performance liquid chromatography coupled with a hybrid quadrupole time-of-flight tandem mass spectrometry. J Sep Sci, 35(12): 1538-1550.

Perrone D, Donangelo CM, Farah A, 2008. Fast simultaneous analysis of caffeine, trigonelline, nicotinic acid and sucrose in coffee by liquid chromatography-mass spectrometry. Food Chemistry, 110(4): 1030-1035.

Poole C, Bushey B, Foster C, et al, 2010. The effects of a commercially available botanical supplement on strength, body composition, power output, and hormonal profiles in resistance-trained males. J Int Soc Sport Nutr, 7:34.

Rashid F, Hussain S, Ahmed Z, 2017. Extraction purification and characterization of galactomannan from fenugreek for industrial utilization. Carbohydrate Polym, 180:88-95.

Sánchez-Hernández L, Castro-Puyana M, Marina ML, et al, 2011. Determination of betaines in vegetable oils by capillary electrophoresis tandem mass spectrometry–application to the detection of olive oil adulteration with seed oils. Electrophoresis, 32(11): 1394-1401.

Sauvaire Y, Petit P, Broca C, 1998. 4-Hydroxyisoleucine: a novel amino acid potentiator of insulin secretion. Diabetes, 47(2): 206-210.

Savitha HG, Manohar B, 2015. Studies on grinding and extraction of oil from fenugreek (*Trigonella foenum-graecum*) seed. Int J Food Eng, 11(2): 275-283.

Srinvasan K, 2006. Fen μ greek (*Trigonella foenum-graecum*): a review of health beneficial physiological effects. Food Rev Int, 22(2): 203-224.

Stennert A, Maier HG, 1993. Trigonellin in Bohnenkaffee. Zeitschrift für Lebensmittel-Untersuchung und Forschung, 196(5): 430-434.

Taylor WG, Elder JL, Chang PR ,et al, 2000. Microdetermination of Diosgenin from Fenugreek (*Trigonella foenum-graecum*) seeds. Journal of Agricultural & Food Chemistry, 48(11): 5206-5210.

Tyihák E, Sarhan A, Cong NT, et al, 1988. The level of trigonelline and other quaternary ammonium compounds in tomato leaves in ratio to the changing nitrogen supply. Plant & Soil, 109(2): 285-287.

Wang GR, Tang WZ, Yao QQ, et al, 2010. New flavonoids with 2BS cell proliferation promoting effect from the seeds of *Trigonella foenum-graecum* L. J Nat Med, 64(3): 358-361.

Wang J, Jiang W, Liu Z ,et al,2017. Analysis and identification of chemical constituents of fenugreek by UPLC-IT-MSn and UPLC-Q-TOF-MS. Chem Res Chin Univ, 33(5): 721-730.

Wu Z, Cai YS, Yuan R, et al, 2019. Bioactive pterocarpans from *Trigonella foenum-graecum* L. Food Chem, 313: 126092.1-126092.7.

Zakia, Benayad, Carmen ,et al, 2014. Characterization of flavonoid glycosides from fenugreek (*Trigonella foenum-graecum*) crude seeds by HPLC-DAD-ESI/MS analysis. International Journal of Molecular Sciences, 15(11): 20668-20685.

第四章　胡芦巴成分的体内代谢及生理作用

天然产物因其独特的化学结构，往往具有特定靶点、专一性结合的能力而表现出良好的生物活性，因而一直是生物活性前体化合物和新药发现的重要源泉。植物体通过一次代谢过程和二次代谢过程，仅用简单的原料二氧化碳和水，就在酶的作用下合成了结构千差万别的多种类型天然产物。

次生代谢产物往往不是生物有机体或细胞生长所必需的，但对于植物自身在复杂的生态环境中的生存和繁衍有着重要的作用。其中，一些结构特异、生物活性较强的化合物已成为有机合成化学家竞相研究的热点，如作为虫媒的挥发油，抵抗昆虫的生物碱和倍半萜，作为植物激素的脱落酸和赤霉素等。通常情况下次生代谢产物含量都很低，但这些微量的化合物往往具有显著的生物活性，也具有重要的经济价值，如用于药物、保健食品、香料、杀虫剂和染料的原料或前体等。历史上相当长的时间内，天然产物是新药研发的最重要的、也是唯一的源泉。随着有机化学和药物化学的发展，直接用天然产物作为药物的可能性越来越小，人工合成小分子药物开始占据主导地位。阐明天然产物的生物合成途径、参与次生代谢的关键酶及相应基因的结构与功能，有助于天然产物人工合成的设计和结构推导；同时，生物合成的原理、反应类型及反应机制也为有机合成研究领域提供了灵感，了解次生代谢产物的生源途径对于掌握天然化学成分在不同植物类群中的分布和积累动态开拓了研究思路，催生了许多新颖的合成方法；以天然产物化学和分子生物学的发展和融合为基础的化学生物学和合成生物学将催生下一次生物技术革命。

第一节　黄酮类成分的体内代谢及生理作用

一、黄酮类化合物的体内代谢

（一）植物体内代谢

黄酮类化合物有"植物营养素"之称。丰富的种类和生物活性已使黄酮类化合物成为保健品研究的热点和重点之一，因此，深入和全面地认识黄酮类化合物生物合成途径及基

因的调控机制,从分子水平上研究和调节黄酮类化合物的体内代谢具有重要意义。研究发现,
生物与非生物因子的变化不会直接影响植物次生代谢产物的合成,而是通过影响次生代谢
中关键基因的表达和关键酶活性等合成前体来影响次生代谢产物的合成。

目前黄酮类化合物生物合成相关的主要结构基因和调节基因在多种植物中被克隆,主
要结构基因编码的酶的生化作用机制也已被阐明 (图 4-1)。黄酮类化合物在细胞内的合成过
程发生在不同位置。某些茄科植物体内黄酮类化合物在液泡内合成,但也有报道黄酮醇苷
类和花色素苷合成的最后阶段可能在植物细胞壁或细胞间隙。黄酮类化合物的生物合成是
通过苯丙烷代谢途径完成的,其合成过程受到苯丙氨酸解氨酶 (PAL)、查尔酮合成酶 (CHS)、
查尔酮异构酶 (CHI)、肉桂酸 -4- 羟基化酶 (C4H) 和 4- 香豆酸辅酶 A 连接酶 (4CL)、黄酮醇 3-
羟化酶 (F3H)、黄酮醇 3′- 羟化酶 (F3′H)、黄酮醇合成酶 (FLS)、二氢黄酮醇还原酶 (DFR)、

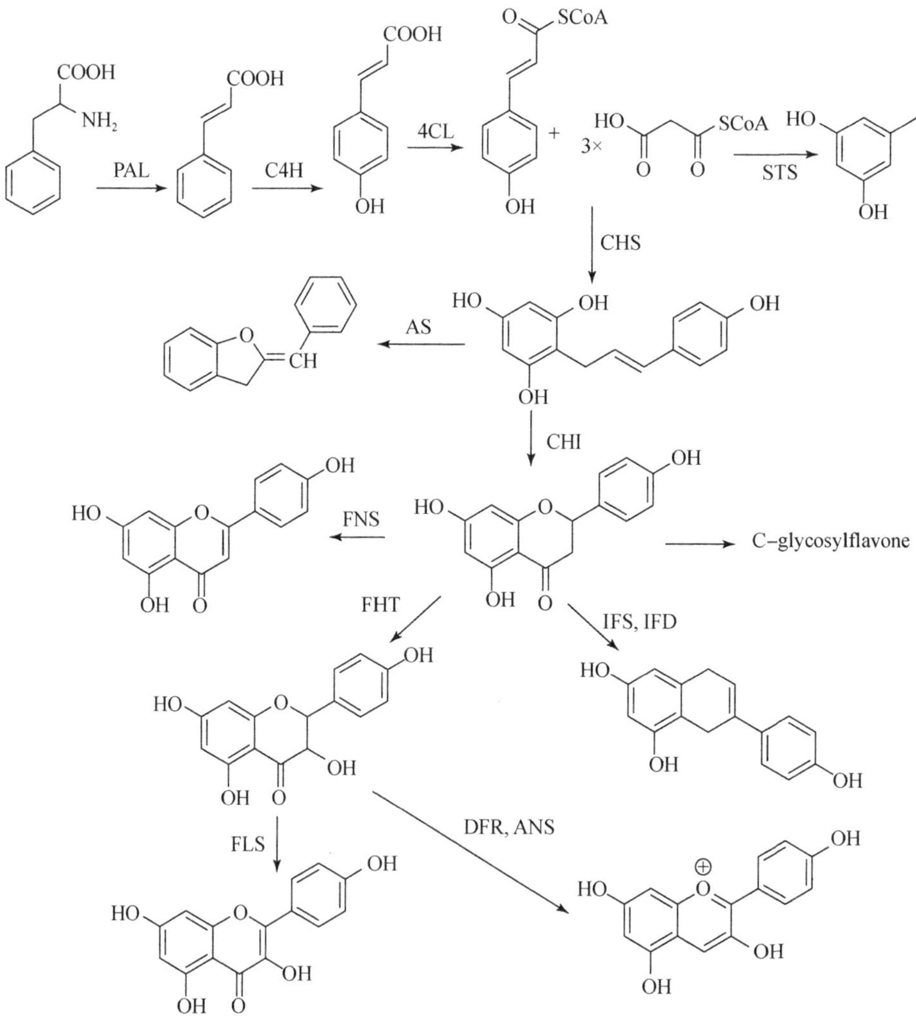

图 4-1　植物类黄酮的合成途径

PAL,苯丙氨酸解氨酶;C4H,肉桂酸 -4- 羟基化酶;4CL,4- 香豆酸辅酶 A 连接酶;STS,芪合酶;CHS,查尔酮合成酶;
CHI,查耳酮异构酶;FNS,黄酮合成酶;FHT,黄烷酮 -3- 羟化酶;IFS,异黄酮合成酶;IFD,2- 羟基异黄酮脱水酶;
FLS,黄酮醇合成酶;DFR,二氢黄酮醇还原酶;ANS,花青素合成酶;C-glycosylflavone,黄酮碳苷;AS,金鱼草素合成

异黄酮合成酶 (IFS)、2- 羟基异黄酮脱水酶 (HID)、二氢黄酮醇还原酶 (DFR) 和花青素合成酶 (ANS) 等系列酶的调控，而这些酶的活性及其分子合成又受到光照、温度、水分、矿物质等环境因素的影响。CHI 是黄酮类生物合成途径中催化查尔酮转化为黄烷酮的关键酶之一。CHI 的第一个晶体结构在紫花苜蓿 (Medicago sativa) 中首次被发现，从而揭示了催化环化反应的酶结构，这种环化反应主要是由熵和诱导拟合驱动的。将矮牵牛的 CHI 基因导入番茄后，转基因番茄果皮中黄酮醇含量增加了 78 倍。

Qin 等通过对胡芦巴黄酮类化合物合成途径的分析，获得了一个关键的黄酮类化合物结构基因 TFGCHI-1，并通过拟南芥查尔酮异构酶（tt5）突变体的复合突变和体外酶活性分析对其进行了功能鉴定。系统进化分析 TFGCHI-1，发现可将其归为 II 型豆科植物 CHI。基序扫描结果表明，该蛋白的 C 端含有高度保守的查尔酮 – 黄烷酮异构酶结构域，与紫花苜蓿的 MsCHI-1 有 95% 以上的同源性。TFGCHI-1 结构中活性位点的基团也被确认，如 Thr-48、Tyr-106、Asn-113 和 Thr-190。Thr-48 使黄烷酮底物的酮极化，Tyr-106 使一个关键的催化水分子稳定。Asn-113 和 Thr-190 将底物定位在活性中心，并将底物的反应产物 2′- 羧基离子定位在 α, β - 不饱和双键附近进行分子间环化反应。3 种限制酶 BamH I、EcoR I、Hind III 识别并切割 DNA 分子上特定的核苷酸序列，并与 TFGCHI-1 特异性连接。杂交结果表明，胡芦巴基因组中存在两个 CHI 基因拷贝。用实时 PCR 监测不同组织中 TFGCHI-1 的表达，发现 TFGCHI-1 在子叶、根、叶中低水平积累，表达水平最高的部位是发育中的果和花。TFGCHI-1 mRNA 表达水平最低的时期是干种期。这与拟南芥查尔酮异构酶在不同发育阶段的基因表达模式一致。

氧甲基转移酶 (O-methyltransferase, OMT) 是广泛存在于细菌、真菌、植物和动物体内的酶类。植物 OMT 催化的甲基化反应是植物次生代谢产物合成过程中普遍存在的一种烷基化反应。由 S- 腺苷甲硫氨酸 (SAM) 提供的甲基转移到酚羟基后，生成氧甲基化产物。植物 OMT 改变了所含芳香类化合物特别是苯丙烷类化合物如类黄酮和木质素等的生理特性和化学活性，扩大了代谢产物的多样性，对于开发植物药用成分意义重大。

咖啡酸 -O- 甲基转移酶 (caffeic acid O-methyltransferase, COMT) 属于 OMT，是苯丙烷代谢途径中的一个关键酶，COMT 以 SAM 作为甲基基团的供体催化咖啡酸甲基化形成阿魏酸，催化 5- 羟基松柏醛和 5- 羟基松柏醇甲基化分别形成芥子醛和芥子醇，芥子醇作为苷元参与木质素的合成。此外，COMT 的底物还有香豆素及槲皮素、圣草酚、木樨草素等多种黄酮类化合物，是黄酮类物质修饰反应中的一个关键酶，可以催化这些物质的活泼羟基的甲基化。研究发现，甲基化黄酮类物质的甲基化修饰可降低黄酮类活性基团的化学反应活性，还可增加其亲脂性，扩大在细胞内的分布范围，同时提高其抗菌、抗炎活性，这为黄酮类物质的应用开启了一条新的途径。黄酮类生物合成基因位于苯丙素 (单体木质素) 途径的下游。木质素是一种芳香型杂多聚物，是继纤维素之后第二丰富的陆地生物高聚物，对维管植物的生存至关重要。Qin 等从药用植物胡芦巴中分离得到一个编码 O- 甲基转移酶的 cDNA，命名为 FGCOMT1，FGCOMT1 cDNA 含有一个 1098bp 的开放阅读框，编码一个含 365 个氨基酸的蛋白质，分子质量为 40kDa。FGCOMT1 酶是一种功能性 COMT，定位于细胞液中。动力学分析表明，FGCOMT1 酶对 5- 羟基阿魏酸和咖啡酸具有较高的催化效率，但在体外不具有催化槲皮素或五羟黄酮的能力。此外，将 FGCOMT1 cDNA 与丧失 AtCOMT1 基因功能的拟南芥突变体一起进行转化，其产物芥子酸衍生物会部分积累，但不能将种子中黄酮醇异鼠李素甲基化。研究结果表明，FGCOMT1 与木质素前体的底物选择性有关，但与黄酮甲基化无关。FGCOMT1 与苜蓿 MsOMT1(medicago sativa OMT1) 具有 95% 的相似性，并且具有完全相同的氨基酸残基：Asn131、Ala162、Phe176、Leu232、Asp251、Met252 和 Lys265，这些氨基酸残基与阿魏酰和阿魏酸结合位点相对应。生物化学和遗传学分析表明，FGCOMT1 是一个功能性的 COMT，其底物优先于单体木质素前体，但不参与黄酮类化合物的生物合成。系统进化分析表明，FGCOMT1 基因与苜蓿、大豆、玫瑰等植物的同源性较高。TFGCHI-1 中构成活性位点的基团也被确认，如 Asn-131、Ala-162、Phe-176、Leu-232、Asp-251、Met-252 和 Lys-265。Lys-265 与 S- 腺苷 -L- 高半胱氨酸(SAH) 有静电相互作用，Met-252、Asp-251 和 Leu-232 支架形成芳香腺嘌呤环。Phe-176 和 Ala-162 参与了苯环的固化，Asn-131 参与了类丙烷末端的结合。杂交结果表明，胡芦巴基因组中仅存在一个 FGCOMT1 基因拷贝。用实时 PCR 监测不同组织中 TFGCHI-1 随时间的表达，发现 TFGCHI-1 在种子、幼苗、根、叶和花中的积累水平相似，表达水平最高的部位是茎。这与拟南芥查尔酮异构酶在不同发育阶段的基因表达模式一致。

迄今，黄酮类化合物代谢合成途径及相关功能基因都已得到证实并进行了系统研究，黄酮类化合物代谢合成途径成为植物次生代谢中研究得最为深入的代谢系统之一。在药用植物中，黄酮类化合物代谢合成途径及相关基因的研究正处于起步阶段，但也取得了较大的成果，为药用植物黄酮类化合物合成途径及相关功能基因的深入研究奠定了基础。药用植物黄酮类化合物代谢合成途径中相关基因的研究方法主要是根据已有的相关基因序列，设计特异性的引物，通过 PCR 扩增得到序列，再通过 cDNA 末端快速扩增法（RACE）等得到全长序列，并将测序结果进行生物信息学分析，最后再将基因在植物中进行表达，以期发现有效成分累积及调控机制。

（二）在人和动物体内的代谢

研究发现，黄酮类化合物是一类具有多种生物及药理活性的植物次生代谢产物，黄酮类化合物对许多疾病具有防治作用，揭示黄酮类化合物的吸收和代谢有利于了解其功效机制。但是，经传统口服后，在体内以原形存在的黄酮类化合物很少，所以人们对食物中黄酮的功能存在许多疑问，认为这些强极性大分子到人体后不能被吸收。近来研究表明，黄酮类化合物可以通过生物转运进入细胞，但在人体内的活性结构并非其原形化学结构。因此，揭示黄酮类化合物在人体内吸收和代谢的机制对进一步了解其功效有重要意义。

据曾佑炜等报道，黄酮的吸收和代谢水平依细胞类型而异，但主要受到胞内代谢的水平和它们从细胞内向外转运速度的影响。O- 甲基化、硫酸盐、葡萄糖酸苷和 O- 甲基葡萄糖酸苷复合物是黄酮类化合物在胞内高活性的几种形态，也被认为是对人体和动物最有生物活性的几种形态。如小肠的空肠细胞和回肠细胞能把黄酮以苷的形式从肠腔面转运到门静脉 (含有 B 环的黄酮也可能以 O- 甲基化的形式转运)。Holiman 等认为小肠肠壁上皮细胞细胞膜的 Na^+ 依赖葡萄糖转运蛋白 1(SGLT l) 可能参与了黄酮类化合物的转运。数据表明，当黄酮类物质由小肠吸收时，普遍存在两个阶段：第一阶段为去糖基化，第二阶段为苷元的代谢，然后到达肝脏。如寡聚黄酮经胃酸降解成黄酮单体，黄酮在经小肠吸收时首先形成谷胱甘肽 (GSH)、硫酸盐和 O- 甲基化形态，然后才进入肝脏。未被小肠吸收的黄酮类化合物在进入结肠后，经肠道微生物系统的降解作用，形成小分子的酚酸，进一步由肝脏吸收代谢，最后由肾排出。

研究黄酮类化合物在皮肤细胞中的代谢，对于了解黄酮类化合物在皮肤损伤、紫外线 (UV) 诱导的光衰老、皮肤炎症和皮肤癌等疾病中的作用具有重要的意义。Spencer 等对成纤维细胞吸收槲皮素、3'-O- 甲基槲皮素、4'-O- 甲基槲皮素和槲皮苷能力的研究发现，除了槲皮苷不能进入细胞，其他 3 种形态都可以进入细胞，并且对槲皮素 O- 甲基化形态的吸收比单体槲皮素更普遍。一旦槲皮素被吸收后，随着时间的增加可出现 3 种不同的代谢产物 (槲皮素、2'-GSH 槲皮素和槲皮醌)。GSH 化合物的形成是把巯基转移到黄酮上或通过亲核反应把巯基加到槲皮醌上。体内试验表明，槲皮素和 3'-O- 甲基槲皮素进入细胞后将被氧化，形成醌或醌中间物，醌中间物可以直接与 GSH 或 GSH S- 转移酶作用形成 2'-GSH 结合物，并同其氧化产物一起被运出细胞，小部分的 4'-O- 甲基槲皮素又通过去甲基化形成槲皮素。研究发现，从茶叶中分离的黄酮可以防止 UV 诱导的皮肤损伤，表儿茶素没食子酸酯和鞣花酸在上皮细胞中可通过顶膜进入细胞并且在细胞中富集，通过与上皮细胞中的 DNA 和蛋白质结合，抑制癌细胞的产生。

二、黄酮类化合物的生理作用

植物在长期进化过程中逐渐形成了一些适应环境的生理生态功能，其中之一就是根据初生生长的需要产生各种类型的次生代谢产物。次生代谢产物是植物在长期进化中与其生存环境相互作用的结果，次生代谢产物能够在植物体内积累，抵御病原微生物等的侵害，在植物整个代谢活动中占有重要的地位。黄酮类化合物是植物在长期的生态适应过程中为抵御恶劣生态条件、动物、微生物等攻击而形成的一大类次生代谢产物。它们在许多植物的花、果和叶中大量分布。据报道，植物次生代谢产物的生成不仅受品种、发育阶段、植物生长、植株个体等内在因素的影响，而且与生物生长所处的地理位置、光照、温度、水分、施肥等外界环境密切相关。Omezzine 等研究了胡芦巴在不同的生长阶段 (生长期、开花期、结果期)，不同的溶剂提取物中其地上部分总多酚、总黄酮、黄酮醇、生物碱、原花青素的含量，结果表明，水提取物中上述物质含量最低的生长阶段为结果期。有机溶剂提取物较其他溶剂提取物中，上述物质含量达到最高。

（一）抗逆境胁迫的作用

1. 干旱胁迫　植物是不能移动的，它们必须具有使其能够抵抗不利环境和保持适应性的机制。张倩倩等研究发现，适度的干旱胁迫能够促进黄芪器官中毛蕊异黄酮葡萄糖苷和毛蕊异黄酮的积累。李丹丹等考察了不同浓度 PEG-6000 溶液模拟干旱胁迫，探究干旱胁迫对不同品种紫花苜蓿中黄酮类化合物合成上游 3 个关键酶活性及黄酮类化合物含量的影响。结果发现，随着 PEG-6000 胁迫浓度的增加，3 种紫花苜蓿叶片中黄酮类化合物合成相关的酶——苯丙氨酸解氨酶、肉桂酸 -4- 羟基化酶和 4- 香豆酸辅酶 A 连接酶的活性均呈先升高后降低的趋势；此外，3 种紫花苜蓿植株地上部总黄酮含量和 8 种黄酮类化合物含量均随着 PEG-6000 胁迫浓度的增加呈先上升后下降的趋势，各品种紫花苜蓿叶片黄酮类化合物含量与其关键酶活性呈不同程度的相关性，即紫花苜蓿黄酮类化合物合成途径上游 3 个关键酶活性与其地上部黄酮类化合物含量存在密切的关系。不同程度的干旱胁迫可以通过促进黄酮类化合物合成途径上游关键酶活性来调节紫花苜蓿植株中黄酮类化合物的合成，且适度干旱胁迫能显著促进相关酶活性增强和黄酮类化合物含量增加。Chalker 等将植物的抗寒性和抗旱性部分归因于黄酮类或其他酚类化合物在细胞壁和细胞膜中的功能。

2. 金属胁迫 尽管锰、铜、锌等重金属是生命活动所需要的微量元素，并参与氧化还原反应、电子转移及植物的其他重要代谢过程，但是大部分重金属如汞、铅、镉等并非生命活动所必需。这些重金属的积累会对细胞产生有害影响，包括酶抑制、生物聚合物水解及细胞内能控制的氧化还原反应。重金属不会被化学降解或生物降解。因此，重金属污染尤其是土壤重金属污染严重影响了人类健康和生态系统稳定，已成为亟待解决的现实问题。在重金属污染地，氮素的极端不足是植被恢复主要限制因子之一。通过适当方式固定大气中的游离氮，将其转变为能参与生物体新陈代谢的氨态氮是地球上维持生产力的一个重要的生态反应。据测算，在大气中氮含量为 3.9×10^{15} 吨；在全球耕地内生物固氮量理论上可达到 4400 万吨，几乎相当于全世界每年生产的化肥总量；全球林地面积约为 4.1 亿公顷，其固氮总量可达到 4000 万吨。由于在氮素化肥生产中伴随着能源耗费和日趋严重的环境污染问题，人们逐渐认识到农林业生产完全依赖化肥终非良策，于是，生物固氮研究日益受到各国政府的重视。

生物固氮是指固氮微生物将大气中的氮气还原成氨的过程，固氮生物属于个体微小的原核生物，所以，固氮生物又叫作固氮微生物。根据固氮微生物的固氮特点及与植物的关系，可以将它们分为自生固氮微生物、共生固氮微生物和联合固氮微生物三类。根瘤菌 – 豆科植物共生体系是固氮能力最强的生物固氮体系，在促进重金属污染地氮素循化和营养元素积累中具有重要作用的根瘤菌是与豆科植物共生形成根瘤并固定空气中的氮气为植物提供营养。这种共生体系具有很强的固氮能力。已知全世界豆科植物近 2 万种。根瘤菌是通过豆科植物根毛、侧根权口（如花生）或其他部位侵入，形成侵入线，进到根的皮层，刺激宿主皮层细胞分裂，形成根瘤，根瘤菌从侵入线进到根瘤细胞继续繁殖，根瘤中含有根瘤菌的细胞群构成含菌组织。根瘤菌能与豆科植物建立固氮共生关系，对维持土壤肥力具有重要意义。

根瘤菌结瘤基因的表达调控在根瘤菌与植物的共生结瘤过程中起着十分重要的作用。随着研究的深入，已经发现根瘤菌的结瘤过程不仅与根瘤菌结瘤基因的表达调控有关，而且与寄主植物的信号分子如黄酮类化合物有关。植物分泌的黄酮类化合物能被相容的细菌识别，从而诱导结瘤基因。这些结瘤基因编码的酶，合成一种特定的脂质——几丁质，激活许多早期事件的根毛侵染过程。在侵染过程中，细菌通过根表皮定居于植株，诱导根皮层细胞发育和根瘤的形成。

黄酮类化合物被认为是植物与根瘤菌共生过程中可能存在的信号分子，尤其是异黄酮类化合物的产生受环境因子的控制。多项研究发现，不同豆科植物在对感染或诱导作用的反应中，黄酮类化合物和异黄酮类化合物的含量都有所增加。Barceló 报道了从大豆分泌物中鉴定出的 6 种黄酮类化合物，其中大豆苷元和柚皮素在接种几种细菌后含量显著增加。

应用外源性结瘤基因诱导剂增加了一些豆科植物的结瘤，在营养液中添加异黄酮类化合物可以显著提高大豆的结瘤率。在某些苜蓿品种中添加木樨草素能显著增加结瘤率；槲皮素、染料木素预处理慢生根瘤菌 (*Bradyrhizobium japonicum*) 增加了大豆的结瘤率和籽粒产量。

Barceló 等发现黄酮类化合物可以帮助植物生活在富含有毒金属如铝的土壤中。许多豆科植物的根部生长着固氮菌，这对植物的生长有益。从多种豆科植物根中分泌的黄酮类化合物可作为诱导细菌基因表达的信号，使细菌产生感染植物过程中所需的蛋白质产物，这也是黄酮类化合物在促进植物生长和健康方面具有重要作用的原因。研究表明，镍 (Ni) 对根瘤菌生长、*nod* 基因表达、结瘤、苯丙氨酸解氨酶 (PAL) 和谷氨酰胺合成酶活性、总黄酮含量和固氮作用均有影响。据 Pal 等报道，2mg/L 的 Ni 能显著抑制根瘤菌的生长和降低总蛋白、游离氨基酸、总糖、无机磷酸、磷酸酯酶和根瘤碱性磷酸酶 (ALP) 的含量。过量的Ni 甚至会对根瘤菌产生有害影响，从而影响大量豆科植物根瘤的形成。PAL 是苯丙素生物合成途径中的关键酶，这一合成途径的产物如黄酮和异黄酮是根瘤菌结瘤基因的诱导物。

钴 (Co) 对几种根瘤菌的生长是必不可少的。例如，能作为钴胺素和其他酶如甲硫氨酸氨肽酶、腈溴肽酶或赖氨酸 -2,3- 氨基变位酶的辅助因子。但是高浓度的重金属 Co 对根瘤菌的生长、*nod* 基因表达、结瘤、苯丙氨酸解氨酶和谷氨酰胺合成酶活性、总黄酮含量和固氮作用等都会产生有害的影响。在培养基中添加橙皮素 (hesperetin) 和芹菜素 (apigenin)混合物，可以显著提高根瘤菌的活力。此外，胡芦巴根系分泌物中黄酮含量的增加与 Co 胁迫有关。胡芦巴根系分泌物中含有较高水平的大豆黄酮，这是由于胡芦巴根系接种慢生根瘤菌和 Co 胁迫引起的。Mohamed 等研究也发现，过量重金属胁迫可提高苯丙氨酸解氨酶的活性。他们研究还发现黄酮类化合物橙皮素和芹菜素混合物接种活化的根瘤菌可以促进Ni 胁迫下胡芦巴的生长、结瘤和固氮作用。异黄酮类化合物在豆科植物中普遍存在，是由生物和非生物诱导因子诱导的重要植物抗性因子。不同的豆科植物产生不同类型的异黄酮类植物抗性因子，如紫花苜蓿的紫檀素。

3. 光辐射胁迫 光照能够强烈地影响植物的初生代谢，同时也是影响植物细胞生长及次生代谢产物积累的重要环境因子之一。黄酮类化合物是活性氧的有效清除剂，从而防止脂肪的过氧化作用。黄酮类化合物在表皮细胞层或叶子和水果的角质层中含量较高，在表皮组织中，黄酮类化合物通过吸收紫外线辐射保护叶片和茎的内部组织免受伤害，玉米和拟南芥类黄酮缺陷突变体对紫外线的敏感性增加，Ryan 等发现矮牵牛叶片中黄酮类化合物如槲皮素 / 山柰酚比例升高为植物提供了光保护作用。与防御相关的黄酮类化合物可分为"预先合成型"和"诱导合成型"两类。"诱导合成型"黄酮类化合物是植物对物理伤害、感染或胁迫环境的反应。"诱导合成型"黄酮类化合物也可预先合成，但是，在几种胁迫的影响下，它们的生物合成往往会增强，也可能只发生在感染之后或在几种压力之后，如植物抗毒素的合成。"预先合成型"的黄酮类化合物是在植物组织的正常发育过程中合成的，这些化合物通常能扮演信号分子的角色和（或）起到直接防御作用。黄酮类化合物的局部累积与其活性之间的关系可能与在表皮组织中积累吸收紫外线的黄酮类化合物有关。

γ 辐射已被认为是一种快速、可靠的改变植物生理生化过程的手段。它是改善许多植物性状和生产力的重要物理因子之一。γ 辐射技术在植物育种和遗传研究中具有重要作用，其目的是在正常和逆境条件下提高作物的产量和产生理想的性状。许多研究表明，相对低剂量的电离辐射可以促进细胞增殖、细胞生长，提高发芽率、酶活性、抗逆性和作物产量。γ 辐射技术解决了许多农作物问题，如减少污染导致的蔬果收获后损失，根除虫害和食源性疾病。另一方面，高剂量 γ 射线照射种子会对植物细胞的重要成分产生副作用，这种破坏作用来自于 γ 射线与原子和分子的相互作用，从而在细胞中产生自由基，这些自由基可影响蛋白质的合成、酶活性、激素平衡、叶片气体交换和水分交换，具体取决于辐照剂量。Akshatha 等采用 25Gy、50Gy、100Gy 和 200Gy 的 γ 射线辐照三叶草种子，其相应的根和茎的长度、植物叶的数量和植物的干重都略增加。Singh 等研究发现低剂量 γ 射线对小麦植株的生长、产量、旗叶面积和光合作用均有改善。Hanafy 等考察了胡芦巴植物受 γ 射线辐射后的生化变化。结果表明，低剂量 γ 射线辐照能促进植株的生长、增加产量和叶片可溶性蛋白质含量，同时酚类化合物和黄酮类化合物含量也增加，尤其是 γ 射线辐射剂量在 100Gy 时。这些变化伴随着一定程度的抗坏血酸、维生素 E 和视黄醇含量的增加。在同一剂量下，各剂量的 γ 射线均能增加脯氨酸含量，200Gy 的 γ 射线辐射时脯氨酸含量最高，但在第二代植株中脯氨酸含量明显下降。与对照相比，在最高辐射剂量 (400Gy) 时，所有研究参数在两个诱变世代均有降低。此外，这些结果证实了较低剂量的 γ 射线对提高胡芦巴生理生化指标的有效性。朱丹等以薄荷幼苗为研究对象，通过光照培养箱模拟胁迫环境，用聚乙二醇 (PEG-6000) 模拟水分单一胁迫，设置 40℃为高温单一胁迫，二者交互为复合胁迫，将蒸馏水、25℃设为对照。结果显示，水分及高温单一、复合胁迫处理下，超氧阴离子 ($O_2^{\cdot-}$) 产生速率、过氧化氢 (H_2O_2) 质量摩尔浓度、超氧化物歧化酶 (SOD)、过氧化物酶 (POD) 和 CAT 活性表现为先升后降的趋势，单一胁迫下丙二醛 (MDA) 浓度为整体上升趋势，复合胁迫下 MDA 先升高后降低；黄酮累积的变化表现为从 4h 上升至 8h 质量分数最大，到 12h 后显著下降，与 $O_2^{\cdot-}$ 产生速率、H_2O_2 的质量摩尔浓度分别在 4h、8h 时达到最大，到 12h 后显著降低的趋势一致，提示胁迫条件下黄酮的累积很有可能是因为活性氧的产生而上调。研究表明，水分、高温胁迫可以通过诱导抗氧化酶来保护薄荷幼苗因活性氧的产生而导致的伤害，但是保护作用有限；活性氧同时又可能提升幼苗黄酮类化合物的累积。因此，在实际生产应用中，不仅要考虑到胁迫的协同效应，还要考虑胁迫的时间效应，从而平衡植物"产量"与"质量"。

UV-B 辐射可被蛋白质、核酸和其他大分子强烈吸收，并引起其构象变化。因此，UV-B 辐射有可能对植物产生重大的有害影响。早期的实验表明，增强的 UV-B 辐射可能导致光合作用、生长和产量大幅减少。然而，在田间实现 UV-B、UV-A 和光合有效辐射 (PAR) 之间的光谱平衡，增强的 UV-B 辐射只引起碳分配的改变，而不引起生长或生物量积累的显著减少。最重要的是紫外线诱导碳分配到植物次生代谢产物。增强的 UV-B 辐射促进酚类物质的生成，特别是被认为具有保护作用的黄酮类化合物会在叶表皮细胞中积累，在叶肉细胞之前可减弱紫外线辐射。研究发现，对增强的 UV-B 辐射的最常见的反应是植物体醇溶性物质、紫外线吸收性物质的含量增加。大量研究证明，UV-B 辐射有提高苯丙氨酸解氨酶、4- 香豆酸辅酶 A 连接酶、查耳酮异构酶和二氢黄酮醇还原酶转录水平进而催化类黄酮生物合成的效应，而黄酮类化合物积累是植物抵抗 UV-B 辐射的一种主要防御机制。

　　然而，黄酮类化合物并不是唯一可受到刺激的次生代谢产物，其他化合物也可能有多种不同的作用。例如，次生代谢产物可以减轻 UV-B 辐射引起的自由基氧化应激，因为许多次生代谢产物可以清除活性氧 (ROS)。黄酮类化合物骨架 3 位存在—OH 基团是其主要的结构特征，负责螯合铁、铜、锌、铝等金属离子，从而抑制自由基和活性氧的产生，因此黄酮类化合物可能在紫外线胁迫反应中发挥非特异性作用。次生代谢产物在植物 - 食草动物相互作用中也很重要，可能会影响病原体。无脊椎食草动物以次生代谢产物改变的植物为食，可能改变食肉动物的营养品质或适口性。因此，UV-B 辐射诱导的次生代谢产物可能在营养循环、碳循环以及其他生态系统水平上发挥重要作用。

（二）黄酮类化合物对植物生殖的影响

　　有些黄酮类化合物与豆科植物根部形成的根瘤菌共生体有密切关系，如大豆苷元、染料木素和香豆雌酚是豆科植物中能诱导慢生根瘤菌属体内形成结瘤基因的主要黄酮类化合物，大部分结瘤基因能调控特定的结瘤因子的生成。豆科植物与根瘤菌和真菌的共生结瘤过程，是根瘤菌、真菌与宿主植物交换调节信号分子的相互作用过程，近期发现在该共生体中，黄酮类化合物起到了丛枝菌根真菌（AMF）和根瘤菌信号物质的作用。在对玉米和矮牵牛的研究中发现，缺乏某些黄酮类化合物的花粉无法形成功能性的花粉管，而在花粉培养液中或授粉时在柱头上施用特定的黄酮醇，花粉的功能又重新恢复。

第二节　胡芦巴碱的体内代谢及生理作用

一、胡芦巴碱的体内代谢

（一）胡芦巴碱在植物体内的代谢

　　胡芦巴碱是烟酸甲基化的产物，是植物体内的烟酰胺腺嘌呤二核苷酸 (NAD) 和烟酰胺腺嘌呤二核苷酸磷酸 (NADP) 代谢或转化而产生的。Ashihara 等利用细胞培养的方法，借助 ^{3}H 示踪技术研究了胡芦巴碱的代谢过程。喹啉酸通过喹啉酸磷酸核糖基转移酶的作用形成喹啉酸核糖核苷酸，后者再通过喹啉酸脱羧酶和维生素 B$_6$ 的作用形成烟酸核糖核苷酸。从烟酸单核苷酸开始有两条代谢途径形成胡芦巴碱：一是烟酸单核苷酸在 5′ 核苷酸酶和嘌呤核苷酸分解酶的作用下形成烟酸，烟酸转化成 N- 糖苷烟酸和胡芦巴碱；二是烟酸单核苷酸在烟酸嘌呤核苷酸转移酶的作用下转化成烟酸腺嘌呤二核苷酸，再在 NAD 合成酶催化下转化成 NAD，NAD 通过 5′- 核酸酶和嘌呤核苷酸分解酶的连续催化形成烟酸，烟酸再转化成 N- 糖苷烟酸和胡芦巴碱。第二条途径中的 NAD 受吡啶核苷酸循环的影响，在形成胡芦巴碱的过程中整个吡啶核苷酸循环的速度可能很快，如图 4-2 所示。由此可见，胡芦巴碱可以作为烟酸的储存物质。以上循环会受到细胞内磷酸浓度的影响，同时吡啶化合物的吸收、代谢和嘌呤代谢紧密相关。吡啶化合物的运输系统需要 ATP，NAD 的合成也需要 ATP。在缺磷细胞中，吡啶化合物低吸收量和 NAD 低合成量与合成 ATP 或 GTP 量较少有关。

研究发现，在咖啡种子中，胡芦巴碱可能作为与 NAD 相关的分子，仅存在于种子萌发的早期或胚轴等组织中。在绿豆种子萌发过程中胡芦巴碱从子叶转移到胚轴，其合成主要在胚轴中，而且在胚的发育过程中其含量在逐渐降低。胡芦巴碱在绿豆种子中起到解毒的作用，以防止在循环中因过量释放烟酸和烟酰胺对种子产生毒害作用。

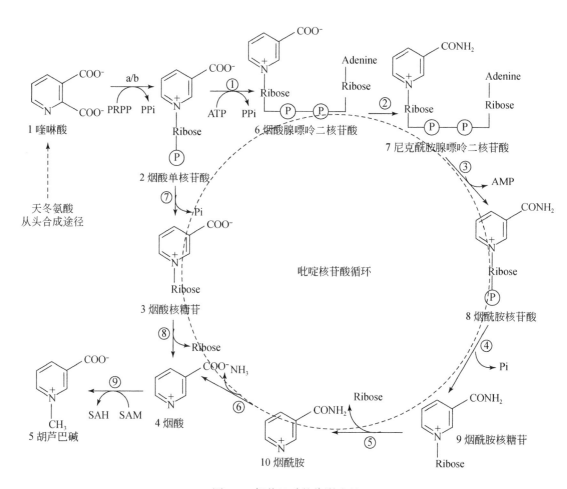

图 4-2　胡芦巴碱的代谢途径

a/b，喹啉酸磷酸核糖基转移酶 / 喹啉酸脱羧酶；①烟酸核苷腺嘌呤转移酶；②NAD 合成酶；③核苷焦磷酸酶；④ 5'-核苷酸酶；⑤嘌呤核蛋白分解酵素；⑥烟酰胺酶；⑦ 5'- 核苷酸酶；⑧嘌呤核苷酸分解酶；⑨胡芦巴碱合酶；Ribose，核糖；Adenine，腺嘌呤

绿豆种子粗提物和 [14C] 烟酸核糖苷的原位示踪实验结果表明，部分来源于新吡啶核苷酸的烟酸单核苷酸通过烟酸核糖苷被转化为烟酸，用于胡芦巴碱的合成。

（二）胡芦巴碱在人和动物体内的代谢

研究表明，人体对胡芦巴碱的吸收主要是在小肠中，当给女性志愿者口服 50mg 的胡芦巴碱时，有 20%~21% 以原形从尿液中排出，9%~10% 被分解为 N- 甲基 -2- 吡啶酮 -5- 羧酸和 N- 甲基 -4- 吡啶酮 -5- 羧酸。除可从体外摄入外，胡芦巴碱还是体内烟酸和色氨酸的代谢产物。Yuyama 等研究发现，给予正常大鼠胡芦巴碱后，采用离子交换树脂分离，采用乙醇重结晶后能在其尿液中得到胡芦巴碱单体；同样，给刚断乳的小鼠以大剂量的胡芦巴碱后，所有胡芦巴碱都以原形从尿中排出。陈勇等采用 HPLC-MS2 检测了胡芦巴碱静脉注射给药后在大鼠体内的代谢产物，根据生物体内药物代谢转化规律及母体药物的色谱－质谱行为规律，在大鼠尿样中鉴定出母体药物及其 N- 去甲基、N- 去甲基环氧化产物，以及母体药物及其 N- 去甲基环氧化物的甘氨酸轭合产物。研究结果说明胡芦巴碱部分以原药形式直接从大鼠尿液中排出，其在大鼠体内Ⅰ相生物转化主要是氮脱烷基化和氮去甲基环氧化产物，Ⅱ相生物转化主要是甘氨酸轭合产物，胡芦巴碱在大鼠体内的代谢途径如图 4-3 所示。

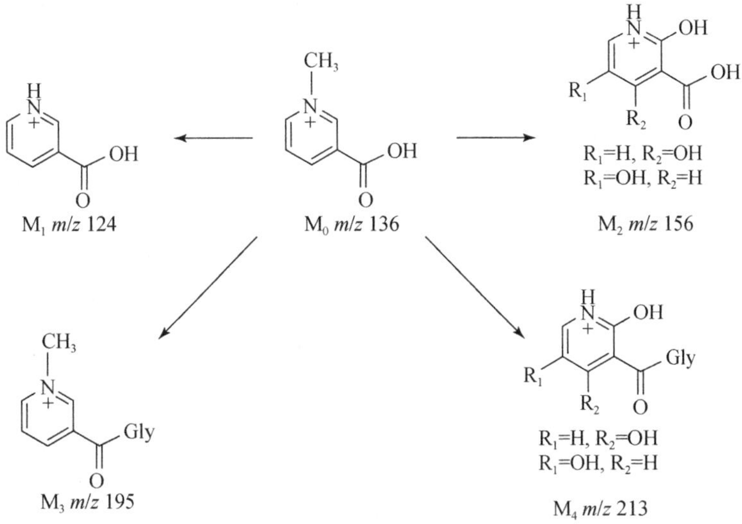

M_1 m/z 124　　M_0 m/z 136　　$R_1=H, R_2=OH$
$R_1=OH, R_2=H$
M_2 m/z 156

M_3 m/z 195　　$R_1=H, R_2=OH$
$R_1=OH, R_2=H$
M_4 m/z 213

图 4-3　胡芦巴碱在大鼠体内的代谢途径
Gly，甘氨酸

二、胡芦巴碱的生理作用

（一）调节植物细胞周期

细胞周期是指从一次细胞分裂结束形成子细胞到下一次分裂结束形成新的子细胞所经历的时间。细胞周期可分为 4 个时期：M 期、G_1 期、S 期和 G_2 期。M 期：从细胞分裂开始到结束，包括染色体的凝缩、分离并平均分配到两个子细胞中，分裂后的细胞内 DNA 减半，这个时期亦称 D 期；G_1 期：从有丝分裂完成到 DNA 复制之前的这段间隙时间，在这段时期内有各种复杂大分子包括 mRNA、tRNA、rRNA 和蛋白质的合成；S 期：DNA 复制时期，在此期间 DNA 的含量增加 1 倍；G_2 期：从 DNA 复制完成到有丝分裂开始的一段间隙。细胞周期严格按照 $G_1 \rightarrow S \rightarrow G_2 \rightarrow M$ 的顺序运转。研究发现，胡芦巴碱在植物细胞中具有调解细胞生长周期的作用。Evans 等发现，豌豆子叶中胡芦巴碱能使豌豆根尖和茎尖分生组织细胞周期中的 G_2 期停止或减慢 G_2 期。当胡芦巴碱溶液的浓度达到 7~10mol/L 时，根部分生组织细胞中 45% 处在 G_2 期，由于胡芦巴碱在根系分生区的积累，细胞大部分进入 G_2

期，延长了细胞的 G_2 时期。所以，胡芦巴碱被认为是一种天然的调节细胞周期的植物激素。Tramontano 等发现，在大豆和豌豆中，天然细胞分裂素异戊烯基腺嘌呤和玉米素对胡芦巴碱具有拮抗作用，而合成的细胞分裂素激动素和苄基腺嘌呤对大豆中的胡芦巴碱没有拮抗作用。这些结果表明，胡芦巴碱和天然细胞分裂素之间的相互作用可控制细胞周期。

（二）胡芦巴碱的信号分子作用

豆科植物根部与根瘤菌能共生使得豆科植物大多具有固氮作用。1886 年，德国学者Helliegel 首先发现根瘤菌与相应的豆科植物及少数非豆科植物根系共生，能将空气中的分子态氮转化为植物可利用的氨，同时根瘤菌则从豆科植物中获得其生长繁殖所需的能量和营养物质。根瘤菌是一类广泛分布于土壤中的革兰氏阴性菌，其单独生存时并不能固氮，当有豆科植物的根时，它们通过根毛侵入到根的组织内部，在根中大量繁殖，使被侵染处膨大形成根瘤。根瘤菌侵入的初期，与作物是寄生与被寄生关系，待根瘤长成之后，它与作物便形成共生关系。氮肥作为作物最重要的肥料之一，对于研究生物固氮的发生机制，开发利用生物固氮意义深远。据估计，全球的生物固氮作用每年可将 1.75 亿吨的分子态氮转化为氨，远超全球的工业固氮量。大豆成熟植株全氮的 25%~66% 来自共生固氮。那么，豆科植物与根瘤菌的共生关系是如何形成的呢？共生关系的形成起始于两个共生体之间的信号交换过程。首先，在植物生长发育过程中，根系不仅是吸收和代谢器官，能从生长介质中摄取养分和水分，同时也是强大的分泌器官，向生长介质中溢泌或分泌质子、离子和大量的有机物质，即根系分泌物 (root exudates)。根系分泌物在土壤结构形成、土壤养分活化、植物养分吸收、环境胁迫缓解等方面都具有重要作用，对根系分泌物的研究是植物营养、化感作用、生物污染胁迫、环境污染修复等研究领域的重要内容。早在 18~19 世纪，Plenk和 Decandolle 等就发现根系分泌物对邻近植株有促生或抑制作用。

豆科植物的根瘤固氮作用主要依赖于两点：一是固氮菌之间的识别；二是根瘤菌的侵染能力。宿主植物根系可在根际周围分泌黄酮等作为信号物质，根瘤菌会感受这些信号分子而趋向于植物根部运动，实现固氮菌和宿主之间的识别，并诱导其结瘤基因 *nod* 的表达。该基因受结瘤调节 *nod* D 家族的调控。而植物信号如类黄酮、胡芦巴碱等对 Nod D 蛋白的激活是结瘤过程的第一步。*Nod* 基因的产物是一类种属专一性的脂质寡聚糖，又称为结瘤因子 (Nod factor)，这些信号分子能引起宿主植物根部的特异反应，如根毛的变形、卷曲。根部皮层细胞的分裂最终导致根瘤原基的形成。而根瘤菌附着于变形卷曲的根毛，并通过向内凹陷生长的侵染先进入根部组织，在根细胞内部分裂分化成具有固氮功能的内菌体。苜蓿根系分泌的胡芦巴碱能激活 Nod D2 的表达，从而诱导结瘤基因 *nod* 的表达。通过宿主植物和根瘤菌的共生关系完成物质和能量的交换，根瘤菌能够把固定的氮元素提供给植物体，植物体则提供根瘤菌生长、繁殖和固氮所必需的能量。

在豆科植物中，胡芦巴碱是其共生菌的碳源和氮源，而控制胡芦巴碱代谢相关的基因 *trc* 位于根瘤菌共生质粒 pSym 上，长度约 9kb。宿主植物分泌类黄酮物质于根际作为信号分子诱导根瘤菌侵染寄主。Phillips 等在研究苜蓿根瘤固氮时发现，苜蓿根系释放胡芦巴碱到根际，能激活 *trc* 基因的表达，也促进了根瘤菌侵染根系的能力，增强了豆科植物的固氮能力。

　　丛枝菌根 (*Arbuscular mycorrhizal*，AM) 真菌是一种内生菌。AM 真菌与植物共生，可以提高植物根系对水分和养分的吸收能力，促进宿主植物自身的生长发育，增强植物在逆境下的生存能力。AM 真菌除了能与豆科植物共生外，与大部分苔藓植物、蕨类、裸子植物及被子植物都能发生共生关系。Andrade 等在研究半干旱地区的一种豆科植物牧豆树与AM 真菌的共生关系时，利用核磁共振和质谱仪鉴定出牧豆树根系分泌胡芦巴碱。当没有AM 真菌存在时，其分泌的胡芦巴碱含量比较稳定，当根际中 AM 真菌存在时，牧豆树根系分泌的胡芦巴碱含量增加了 1.8 倍，说明胡芦巴碱作为信号物质在牧豆树和 AM 真菌的共生体系中起着重要作用。

（三）胡芦巴碱抗逆境胁迫的作用

　　在作物的生长过程中，会遇到两种胁迫：生物胁迫和非生物胁迫。生物胁迫一般指病虫草害和病毒。非生物胁迫包括物理和化学两个方面：物理方面包括温度、水分、辐射、机械损伤；化学方面包括空气污染、农药、毒素、土壤、水酸碱度、盐碱化。胁迫是一个综合反应，包含初级胁迫、二级胁迫和三级胁迫。例如，高温诱导水分缺乏，水分缺乏诱导营养缺乏。众所周知，各种类型的生物和非生物胁迫会导致次生代谢产物的生物合成增加，这些次生代谢产物具有防御功能。植物积累了多种天然产物，这些产物既可以保护植物免受环境中各种微生物的侵害，又可以吸引有益的或致病的微生物。植物还必须吸引传粉媒介、排斥或毒害食草动物、与其他植物竞争、保护自身免受环境威胁 (如高强度的光照)，而在这些过程中某些化合物可能参与了多种作用。此外，在植物中还有防御系统，如抗坏血酸、POD 和 GSH 还原酶联合对各种类型的氧化应激产生的 H_2O_2 进行防御。

　　多聚腺苷二磷酸核糖 (ADP-Rib) 聚合酶 (PARP) 几乎存在于大多数真核细胞中，包括植物，并定位于细胞核，其功能与 DNA 损伤后修复有关。在正常情况下，PARP 处于非活性状态；当植物受到氧化胁迫、紫外辐射胁迫或在诱变剂作用，细胞中 DNA 链发生断裂，PARP 被激活。活化的 PARP 以氧化的烟酰胺腺嘌呤二核苷酸（NAD，辅酶Ⅰ）为底物，合成并转运腺苷二磷酸核糖，组成染色质及 DNA 代谢有关的受体蛋白，参与 DNA 的修复，同时生成烟酰胺。而烟酰胺作为植物信号转导物质能激活 PARP。在动物细胞中烟酰胺可能被甲基化为 *N*- 甲基烟酰胺，而在植物细胞中会被代谢为 *N*- 胡芦巴碱和 *N*- 葡萄糖烟酸。用多聚 ADP 核糖聚合酶（PADPRP）抑制剂 3- 甲氧基苯甲酰胺处理产生红色素的甜菜细胞时，会扰乱甜菜碱的合成，这表明 PADPRP 和植物的次生代谢之间存在联系。Berglund 也观察到当豌豆叶片被 UV-B 照射后，组织中的烟酰胺和胡芦巴碱含量会升高，在长春花中也存在这种现象。所以，当 PARP 活性增加时，会消耗大量的 ADP-Rib，而烟酰胺及其代谢产物胡芦巴碱是 ADP-Rib 的主要来源。因此，植物细胞在受到氧化胁迫和紫外辐射胁迫时，胡芦巴碱可起到抗紫外胁迫和氧化胁迫的作用。这种结果在 UV-B 辐射胁迫下豌豆叶片上得到了进一步证明。在强紫外线照射下，豌豆叶片中积累了大量的胡芦巴碱和烟酰胺等物质，可有效地作为植物体针对氧化胁迫发出的信号分子，同 PARP 一起在植物防御代谢过程中起到重要作用。

　　在盐胁迫和干旱胁迫下，植物细胞积累有活性的无毒害作用的溶质，降低渗透势，保持体内的水分。胡芦巴碱是一种细胞质中的亲水性溶质，是细胞中一种较好的渗透调节物质，对细胞膜的稳定性起到重要的保护作用。在盐胁迫下，胡芦巴碱可以改变植物体内离子的分布，稳定胁迫下的大分子，调节植物对盐胁迫环境的适应。Youngkoo 等对 17 个大豆品种分别进行不同浓度的盐处理，大豆叶片中胡芦巴碱含量由未处理的平均 109.8μg/g（DW）增加到 131.1μg/g（DW），其中抗盐品种中胡芦巴碱含量增加 1.5 倍以上。从理论上来讲，渗透调节可通过 3 条途径来达到：①水分减少；②细胞体积变小；③溶质增加。William 等在研究苜蓿的抗盐性时发现，盐胁迫下胡芦巴碱的含量增加了 2 倍。在盐胁迫下，脯氨酸和甘氨酸甜菜碱含量增加。胡芦巴碱表现出与脯氨酸和甘氨酸甜菜碱同样的结果，胡芦巴碱具有渗透调节物质的功能，可作为抗盐胁迫的指示物质。除了通过含量的增加提高细胞的溶质浓度之外，胡芦巴碱还可作为细胞周期的调节因子，抑制细胞的伸长生长，缩小细胞体积，相对提高细胞内溶质的浓度，起到调节渗透的作用。

（四）调节 DNA 甲基化水平

DNA 甲基化是在不改变基因组序列的前提下，通过 DNA 和组蛋白的修饰来调控基因表达。DNA 甲基化是一种由 DNA 甲基转移酶 (DNMT) 介导的，以 *S*- 腺苷甲硫氨酸 (SAM) 为甲基供体，DNA 的胞嘧啶环 5- 位获得甲基而形成 5- 甲基胞嘧啶的过程，是造成植物转基因沉默的主要原因之一。众所周知，DNA 甲基化与 DNA 的转录有密切联系，而 DNA 的转录与植物基因表达调控和对环境刺激的反应有关。研究发现，胡芦巴碱具有调控 DNA 甲基化水平的作用，主要表现出去甲基化效应。胡芦巴碱介导的 DNA 去甲基化通过以下途径来实现：①烟酰胺脱氨基生成烟酸，烟酸甲基化生成胡芦巴碱，而这一步甲基由 SAM 来提供，而 SAM 同时也是 DNA 甲基化的甲基供体，两者形成了竞争，DNA 甲基化水平下降。②生成的胡芦巴碱能直接影响 DNA 甲基化水平，可能是胡芦巴碱通过抑制 DNA 甲基转移酶和（或）激活 DNA 去甲基酶的活性来实现的。

第三节　胡芦巴多糖的体内代谢及生理作用

半乳甘露聚糖是植物的储备性多糖，是作为碳源的底物储存的一类多糖。半乳甘露聚糖自发现以来，有关它在植物体内的合成、积累和转化就受到许多科学家的关注。1890 年 Nadelmann 发现了胡芦巴 (*Trigonella foenum-graecum*)、翅荚百脉根 (*Tetragonolobus purpureus*) 及硬毛木蓝 (*Indigofera hirsute*) 的胚乳细胞壁次生物质的积累，其成分中有半乳甘露聚糖，并认为液泡是它的源部位。

一、胡芦巴多糖的体内代谢

（一）胡芦巴多糖的合成

开花后 3~4 周半乳甘露聚糖开始在胚乳细胞内沉积（分泌），4~6 周后沉积停止。在沉积过程中，半乳甘露聚糖在胚乳中更加分散。随着实验技术的发展，应用光学显微镜和电子显微镜对胡芦巴种子半乳甘露聚糖积聚的形态学研究表明，半乳甘露聚糖是以细胞壁加厚物质的形式在胚乳细胞中不断积累（除糊粉层外），直到所有胚乳细胞被占据或只剩下细胞质残物。整个积累过程中，半乳甘露聚糖在胚乳中不是均匀积累的，靠近胚的内层胚乳细胞优先得到积累，而后向外扩展，直到靠近糊粉层的外缘细胞，这与种子萌发时半乳甘露聚糖的分解次序恰好相反，但是半乳糖和甘露糖的比值保持不变。对离体半乳甘露聚糖生物化学的合成研究也发现，发育中的胡芦巴种子胚乳提取物能把二磷酸鸟苷-U-^{14}C-D-甘露糖的^{14}C-D-甘露糖基转移到半乳甘露聚糖中，胡芦巴种子中这种酶只有在半乳甘露聚糖积聚期间（即开花后30~55d）才有活力，光学显微镜和电子显微镜的观察结果也支持该结论。

　　半乳甘露聚糖的生物合成是由转化酶、变位酶、糖基转移酶等多种类型的酶组成的多酶体系完成的。Dey 等提出了半乳甘露聚糖在胚乳细胞的合成途径（图4-4），甘露糖残基通过甘露糖基转移酶转运到未还原的甘露糖链末端使甘露糖链延长。与此同时，半乳糖残基依次被转运。半乳糖基化仅发生在链的末端和次末端的甘露糖残基上，并受到两种调节，即基因水平和两种转运酶的精细协调，这种精细协调在一定程度上可归因于其在膜上的空间排列。

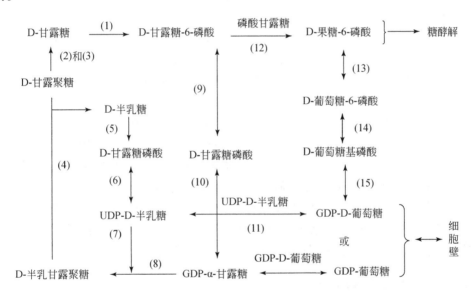

图 4-4　半乳甘露聚糖代谢途径

(1)D-己糖激酶；(2)β-D-甘露聚糖酶；(3)β-D-甘露糖酶；(4)α-D-半乳糖苷酶；(5)D-半乳糖激酶；(6)UDP-D-半乳糖焦磷酸酶；(7)D-半乳糖基转移酶；(8)D-甘露糖基转移酶；(9)磷酸甘露糖-变位酶；(10)GDP-D-甘露糖焦磷酸酶；(11)4'-差向异构酶；(12)异构酶；(13)磷酸葡萄糖-异构酶；(14)磷酸葡萄糖-变位酶；(15)UDP-或GDP-D-葡萄糖焦磷酸酶

　　Singh 等提出了瓜尔豆种子发育过程中蔗糖转化为半乳甘露聚糖和棉子糖的模型。蔗糖在转化酶的作用下生成果糖和葡萄糖，葡萄糖磷酸化后与核苷酸作用生成尿苷二磷酸葡萄糖 (UDP-Glu)，再异构形成 UDP-Gal，参与半乳甘露聚糖的合成。Reid 和 Edwards 等以胡芦巴、瓜尔豆等为材料研究了2种糖基转移酶及水解酶的活力变化、作用特点，提出了一种合成模型，认为在半乳甘露聚糖的合成过程中，新合成的甘露糖基是否被取代与大分子中其邻位、次邻位残基的取代情况有关。合成系统中酶的专一性及活力、底物的量等因素共同决定了甘露聚糖残基被取代的概率。不同植物中取代的概率不同，合成的多糖分子中半乳糖和甘露糖也不同。在有些植物中，种子发育的一定时期 α- 半乳糖苷酶活力较高，可部分移去分子中的半乳糖基从而降低甘露糖被取代的程度。

Edwards 等提出另一种合成模型，认为在半乳甘露聚糖合成中，新合成的甘露糖基是否被取代，与大分子中其邻位、次邻位残基的取代有关。同种植物的半乳糖 / 甘露糖比值保持不变，不同的植物种子各有自己固定的比值。王英等对槐树种子的研究表明，半乳甘露聚糖合成发生在粗面内质网的泡囊中，然后通过细胞质膜分泌到细胞壁周围。半乳甘露聚糖最早出现在槐胚珠的珠被中，但随着胚珠的发育，珠被细胞中的半乳甘露聚糖很快消失。

半乳甘露聚糖是由一个 (1 → 4) 连接的 β-D- 甘露聚糖主链和一个 (1 → 6)-α- 半乳糖侧链连接而成。胡芦巴种子在胚乳中积累了大量的半乳甘露聚糖。其中，甘露聚糖是由甘露聚糖合成酶 (mannan synthase，ManS) 合成的，而连在甘露糖侧链的半乳糖是由半乳甘露聚糖半乳糖基转移酶 (galactomannan galactosyltransferase，GMGT) 催化合成的。*ManS* 基因是在瓜尔豆中被首次鉴定，是纤维素合成酶样基因 A(cellulose synthaselike A，*CSLA*) 家族的一员。在所有的陆生植物中都发现了 *CSLA* 基因，当在异源系统中表达时，CSLA 蛋白在体外能合成甘露聚糖或葡甘聚糖骨架。对拟南芥中的 *CSLA* 突变体的分析进一步证明了 CSLA 蛋白是体内葡甘聚糖生物合成的原因，而 *GMGT* 基因是首次从胡芦巴中鉴定出来的。Wang 等验证了半乳甘露聚糖在胚乳发育过程中的特异性沉积，并确定在其生长条件下，乳甘露聚糖的积累发生在开花后 25~38 天。然后，检测了 *ManS* 和 *GMGT* 基因 (两个编码骨架和侧链合成酶的基因) 在种子发育过程中的表达水平，根据 *ManS* 和 *GMGT* 基因的转录累积动力学，利用从胚乳中提取的 RNA 构建了相应的 cDNA 文库，这些 RNA 分别来自半乳甘露聚糖沉积前、沉积开始和沉积期。通过 454 测序技术对 DNA 进行测序，总共得到 150 万个表达序列标签 (EST)，通过分析测序数据，鉴定了已知的半乳甘露聚糖生物合成相关基因，以及可能参与这一过程的新基因，并提出了碳从蔗糖流向半乳甘露聚糖的模型。通过测定离体培养的发育中的胡芦巴种子的胚乳中 ManS 和 GMGT 的活性，以及含糖磷酸盐和核苷酸糖的活性，分析胡芦巴种子发育过程中胚乳中含糖磷酸盐和总糖含量的变化，所得到的数据与模型一致。体外酶法测定结果表明，胡芦巴胚乳酶主要以甘露糖为底物进行骨架合成。

（二）胡芦巴多糖的降解

对于胡芦巴种子的降解，Meier 指出胡芦巴种子胚乳只有最外层细胞糊粉层是由活性细胞构成的。当种子萌动后有一个 13h 的停滞期，即半乳甘露聚糖不发生分解，随后 24h 内，胚乳中的半乳甘露聚糖的含量可降低到零。同时，子叶中过渡性淀粉和胚轴中可溶性糖增加，胚干重增加。

胡芦巴种子半乳甘露聚糖的代谢与大麦胚乳淀粉相似，它们的糊粉层活细胞负责多糖降解酶的合成与分泌，将胚乳从干种子中取出，置于萌发条件下，与胡芦巴完整种子一样，半乳甘露聚糖经过相同时间后发生分解，其分解的最终产物是半乳糖和甘露糖。实验研究发现，胚乳中存在着与半乳甘露聚糖分解有关的酶，即 α- 半乳糖苷酶、内切 -β- 甘露聚糖酶和 β- 甘露糖苷酶。以分离的胚乳做试验，半乳甘露聚糖降解的代谢抑制剂也能抑制这些酶的活性。抑制剂大概是作用于糊粉层的活细胞，影响半乳甘露聚糖降解酶的合成与分泌。Rijven 认为糊粉层的活动可能是受脱落酸之类的天然抑制剂和乙烯、二氧化碳之类的促进剂调节的。电镜观察半乳甘露聚糖降解前、中、后三个阶段的糊粉层细胞，发现大量蛋白质的合成与分泌。光学显微镜检验发现胚乳半乳甘露聚糖的降解是从糊粉层开始向内扩展到胚的。

二、胡芦巴多糖的生理作用

半乳甘露聚糖的潜在功能有利于原生质体，也有防护作用。半乳甘露聚糖的吸水、保水能力均很强，在种子萌发过程中起着"水库"的作用，维持适于种子萌发的小环境，抵御干旱环境。同时，半乳甘露聚糖被完全降解为单糖时为早期萌发过程中的幼胚提供营养物质和能量。在胚乳成熟早期，半乳甘露聚糖开始沉积于细胞壁中。尽管由于甘露糖与半乳糖分子质量和化学组成的异质性而存在微小的差异，但在胚乳成熟的整个过程中两者在半乳甘露聚糖中的比例始终保持不变。在豆科种子萌发期间，胶浆和胚乳开始降解，半乳甘露聚糖含量下降。这些化合物能被快速水解，因此认为其能储存多糖，为种子萌发提供所需能量。半乳甘露聚糖还能在种子吸涨时保持水分，防止种子变干，且为胚芽发育及以后种子发芽提供最佳条件。

第四节　皂苷类成分的体内代谢及生理作用

研究表明，胡芦巴含有多种抗癌、抗糖尿病、抗菌和降胆固醇作用的生物活性化合物。在这些生物活性物质中，薯蓣皂苷（一种甾体皂苷）由于其抗肿瘤、抗癌和抗炎活性而受到人们的广泛关注。此外，薯蓣皂苷元是合成避孕药、睾酮、黄体酮和糖皮质激素等 200 多种甾体类药物的重要前体。

在植物体内，异戊二烯途径 (isoprene pathway)、莽草酸途径 (shikimic acid pathway)、氨基酸途径 (amino acid pathway) 和多聚乙酰途径 (polyketide pathway) 是次生代谢的主要途径。其中，异戊二烯途径提供 C 结构单元，主要生成萜类与甾体化合物；莽草酸途径提供C—C 结构单元，主要生成苯丙素类、酚类化合物；氨基酸途径提供氮原子，主要生成生物碱类化合物；多聚乙酰途径提供 C_2 结构单元，是脂肪酸生物合成的前体，并在微生物的次生代谢中发挥重要作用，也参与部分植物的次生代谢。几乎所有次生代谢产物是以这四条途径产生的化合物为基本母核 (basic skeleton)，经一系列分支途径的化学修饰而生成。这些化学修饰作用主要包括甲基化、甲氧基化、羟化、醛化、羧基的聚合与取代，含碳原子基如异戊二烯基、丙二酰基、葡萄糖基等的加成。此外，不同的氧化反应也会造成基本母核分子片段的丢失或重排，产生新的结构单元。

这四条代谢途径几乎在所有植物中存在，但各物种中发挥修饰作用的酶及相应的基因却千差万别，在这些化学修饰过程中，P450 酶系发挥主要作用，形成了种类繁多、性质特异的次生代谢产物。药用植物中萜类及甾体、苯丙素及酚类化合物、生物碱是最具代表性的三大类次生代谢产物。

一、萜类化合物的生物合成途径

瓦拉赫曾运用最简单的化学试剂，如 HCl、HBr 等解析了许多天然精油中 $C_{10}H_{16}$ 组分的萜烯结构，于 1887 年首先总结提出了"异戊二烯规则"：天然萜类化合物都是异戊二烯的聚合体，或者说自然界存在的萜类化合物都是由异戊二烯头尾相连 (head-to-tail) 聚合并衍变的。此规则也被称为"一般的异戊二烯规则"或"经验的异戊二烯规则"。

许多植物在正常生长发育过程中会合成三萜皂苷，如胡芦巴、甘草和人参等，有些植物被用作药用植物，有些植物（如豆类和燕麦等）可作为农作物。萜类化合物是一类由异戊二烯头尾或尾尾相连成链状或环状的化合物。因分子中常含有双键，故又称为萜烯类化合物。萜类在结构上的共同特征为分子中的碳原子数都是 5 的整倍数，而甾类化合物分子中都含有一个称为甾核的四环碳骨架，环上一般带有 3 个侧链。

萜类化合物由类萜途径 (terpenoid pathway)，又称类异戊二烯生物合成途径 (isoprenoid biosynthetic pathway) 产生。起始分子是异戊烯基焦磷酸 (isopentenyl pyrophosphate，IPP)，甲羟戊酸钠是合成胆固醇及相关异戊二烯类化合物的关键前体。甲羟戊酸 (C_6) 由 3 个乙酰辅酶 A 分子反应而来，然后在酶的作用下甲羟戊酸转化为 IPP。IPP 分子经异构酶作用生成二甲基烯丙基焦磷酸 (dimethylallyl pyrophosphate，DMAPP)。DMAPP 分子中的烯丙基焦磷酸基团高度活化，极易失去电子而生成稳定的正碳离子。烯丙基焦磷酸正碳离子是活泼的烷化剂，很容易与 IPP 分子头尾缩合生成香叶基焦磷酸 (geranyl pyrophosphate，GPP)。GPP 也带有活化的烯丙基焦磷酸基团，可继续加上第二个 IPP 单元而形成法尼基焦磷酸 (farnesyl pyrophosphate，FPP)，继而再加上第三个 IPP 单元形成香叶基香叶基焦磷酸 (geranylgeranyl pyrophosphate，GGPP)。上述聚合反应由烯丙基转移酶所催化，分别产生单萜、倍半萜和二萜。两个反式的 FPP 分子尾尾聚合而形成鲨烯——甾体和三萜的前体分子。两个 GGPP 分子尾尾聚合产生类胡萝卜素的前体分子——八氢番茄红素 (phytoene, C)，在酶的作用下依次形成 C_{10}(单萜)、C_{15}(倍半萜)、C_{20}(二萜)、C_{30}(三萜) 和 C_{40}(四萜) 系列化合物，也有少量的 C_5(半萜)、C_{25}(二倍半萜) 生成。不同萜类的生物合成途径如图 4-5 所示。

二、甾体皂苷的生物合成

甾体皂苷与三萜皂苷具有相似的生物学特性。它们的皂苷元是含 27 个碳原子的甾醇，胆固醇通过一系列的氧化反应使 C-16 和一个末端甲基羟化，然后在 C-22 上生成酮类化合物，这个过程被认为是先生成半缩酮中间产物，然后再生成螺缩酮。所有甾体皂苷在螺环中心 C-22 处的构型相同，但是在 C-25 处存在立体异构体，如亚莫皂苷，而且 C-25 立体异构体的混合物经常在植物中出现。植物化学分析表明茉莉酸甲酯 (MeJA) 能有效地诱导胡芦巴幼苗薯蓣皂苷元的生物合成。基于差异表达分析，用 MeJA 处理 24h 后，几乎所有的甲羟戊酸 (MVA) 代谢途径的基因 (*AACT*、*HMGS*、*HMGR*、*MK*、*PMK*、*MDC*) 的表达都上调，而 2-C-甲基 -D- 赤藓糖醇 -4- 磷酸 (MEP) 途径的基因 (*DXS*、*DXR*、*MCT*、*CMK*、*MECPS*、*HDS*、*HDR*) 的表达水平与 24h 处理对照相比则降低。这一数据表明，薯蓣皂苷元的生物合成可能主要起源于 MVA 途径，以薯蓣皂苷元的合成代谢为例说明 (图 4-6)。

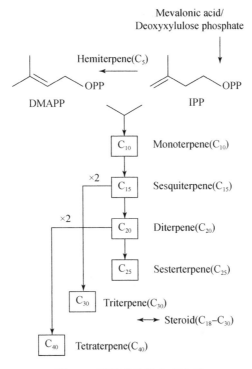

图 4-5　萜类的生物合成途径

Mevalonic acid（MVA），甲戊二羟酸（或甲羟戊酸）；Deoxyxylulose phosphate，脱氧木糖磷酸；IPP，焦磷酸异戊烯酯（或异戊烯基焦磷酸）；DMAPP，焦磷酸 γ,γ-二甲基烯丙酯（或二甲基烯丙基焦磷酸）；Hemiterpene(C_5)，半萜；Monoterpene(C_{10})，单萜；Sesquiterpene(C_{15})，倍半萜；Diterpene(C_{20})，二萜；Sesterterpene (C_{25})，二倍半萜；Triterpene (C_{30})，三萜；Tetraerpene (C_{40})，四萜；Steroid，甾族化合物

（1）MVA 的形成。乙酰辅酶 A 首先转化为乙酰乙酰辅酶 A，然后转化为 3- 羟基 -3- 甲基戊二酰辅酶 A (HMG CoA)，这与酮体的生物合成途径一致。但是两者合成发生的位置不同，MVA 合成发生在平滑的内质网中，而酮体合成发生在线粒体中。下一步，HMG 基团从 CoA 上裂解，同时借助 NADPH+H[+] 还原成 MVA，HMG CoA 还原酶是胆固醇生物合成的关键酶，受胆固醇等甾醇类物质的转录抑制及其他激素调节。在胡芦巴转录组中发现了 3 个 HMG CoA 还原酶的编码基因 (cluster-2140.36411，cluster-2140.78950 和 cluster-2140.104061)。这些基因都是诱导 MeJA 表达的，使其表达水平提高了 2.65~372.56 倍。

（2）异戊烯基焦磷酸 (IPP) 的形成 (图 4-7)。MVA 消耗 ATP 连续磷酸化后生成甲羟戊酸 5- 焦磷酸 (MVA 5-PP)，再脱羧生成 IPP，IPP 也是构成所有类异戊二烯分子的结构。

胆固醇为薯蓣皂苷元分子的合成提供了骨架。在植物中，从环阿屯醇到胆固醇的合成过程中有多个酶参与 (图 4-8)。研究发现，MeJA 处理能使这多个酶表达上调。综上发现，胡芦巴中薯蓣皂苷元合成相关的基因都受 MeJA 诱导并表达上调。

虽然最近已在植物中发现了胆固醇形成的早期阶段，但是细胞色素 P450(CYP) 和糖基转移酶 (GT) 编码基因参与从胆固醇形成薯蓣皂苷元的后期阶段仍然是未知的。Zhou 等建立了大豆幼苗和相应对照品系的转录组数据库，通过差异基因表达分析，鉴定了多种 MeJA 诱导的 CYP 和 GT 候选基因。进一步分析不同 MeJA 处理时间点的基因表达模式，同时进行

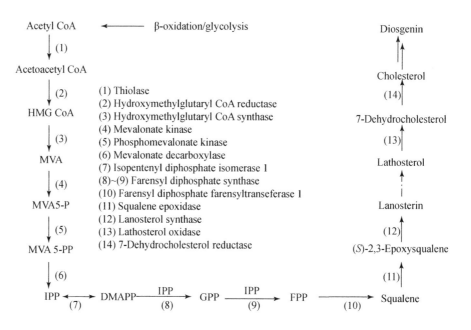

图 4-6 薯蓣皂苷元生物合成途径

β -oxidation/glycolysis，β 氧化或糖酵解；Acetyl CoA，乙酰辅酶 A；Acetoacetyl CoA，乙酰乙酰辅酶 A；HMG CoA，3-
羟 -3- 甲基二酸单酰辅酶 A；MVA，甲戊二羟酸；MVA 5-P，甲戊二羟酸 5- 磷酸；MVA 5-PP，甲戊二羟酸 5- 焦磷酸；
IPP，异戊烯基焦磷酸；DMAPP，二甲基烯丙基焦磷酸；GPP，香叶基焦磷酸；FPP，焦磷酸；Squalene，角鲨烯；(S)-
2,3-Epoxysqualene，(S)-2,3- 环氧角鲨烯；Lanosterin，羊毛甾醇；Lathosterol，胆甾烯醇；7-Dehydrocholesterol，7- 脱氢
胆甾醇；Cholesterol，胆固醇；Diosgenin，薯蓣皂苷；(1) Thiolase，硫醇酶；(2) Hydroxymethylglutaryl CoA reductase，
羟甲基戊二酰辅酶 A 还原酶；(3) Hydroxymethylglutaryl CoA synthase，羟甲基二酰辅酶 A 合成酶；(4) Mevalonate
kinase，甲羟戊酸激酶；(5) Phosphomevalonate kinase，磷酸甲羟戊酸激酶；(6) Mevalonate decarboxylase，甲羟
戊酸脱羧酶；(7) Isopentenyl diphosphate isomerase 1，异戊烯基焦磷酸异构酶 1；(8) ~(9) Farensyl diphosphate synthase，
法尼基焦磷酸合成酶；(10) Farensyl diphosphate farensyltranseferase 1，法尼基焦磷酸法尼基转移酶 1；(11) Squalene
epoxidase，角鲨烯环氧化酶；(12) Lanosterol synthase，角鲨烯合成酶；(13) Lathosterol oxidase，烯胆固烷醇氧化酶；
(14) 7-Dehydrocholesterol reductase，7- 脱氢胆固醇还原酶

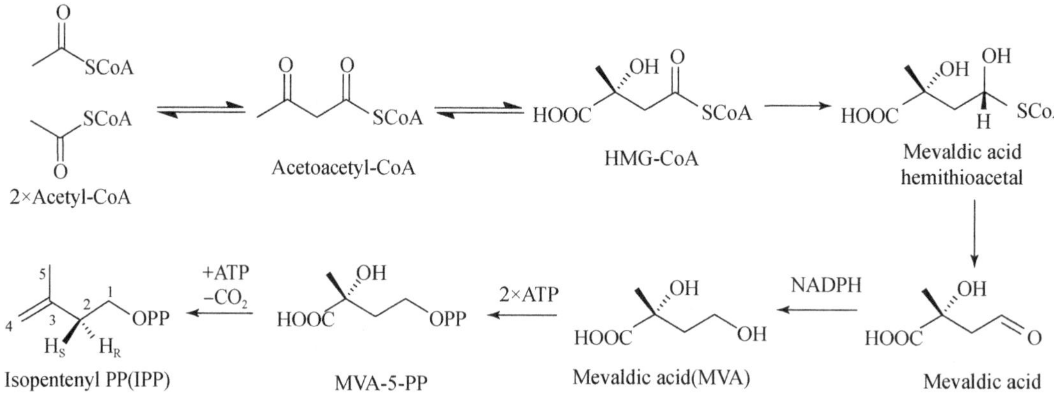

图 4-7 从乙酰辅酶 A 合成 MVA 和 IPP 的过程

Acetyl CoA，乙酰辅酶 A；Acetoacetyl-CoA，乙酰乙酰辅酶 A；HMG-CoA，3- 羟基 -3- 甲基戊二酸单酰辅酶 A；MVA，
甲戊二羟酸；MVA 5-P，甲戊二羟酸 5- 磷酸；MVA 5-PP，甲戊二羟酸 5- 焦磷酸；IPP，异戊烯基焦磷酸；Mevaldic acid，3-
羟 -3- 甲戊醛酸；Mevaldic acid hemithioacetal，3- 甲基 -3, 5- 二羟戊酸辅酶 A

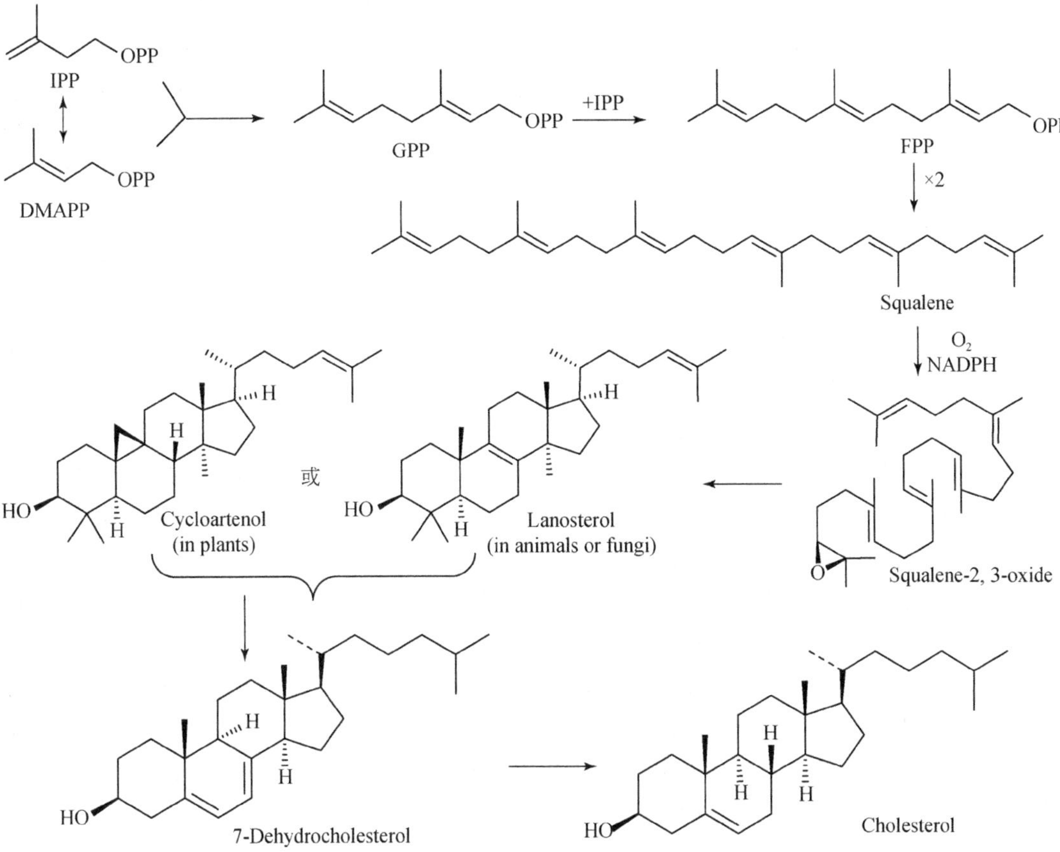

图 4-8　从 IPP 到胆固醇的合成过程

IPP，异戊烯基焦磷酸；DMAPP，二甲基烯丙基焦磷酸；GPP，香叶基焦磷酸；FPP，法尼基焦磷酸；Squalene，角鲨烯；Squalene-2,3-oxide，(*S*)-2,3- 环氧角鲨烯；Lanosterol(in animals or fungi)，羊毛甾醇（动物或真菌）；Cycloartenol，环阿屯醇（植物）；7-Dehydrocholesterol，7- 脱氢胆甾醇；Cholesterol，胆固醇

系统发育分析，发现 CYP 和 GT 的特定家族成员可能参与了薯蓣皂苷元的后期生物合成步骤。此外，还分析了可能在薯蓣皂苷元生物合成中起调节作用的 MeJA 诱导转录因子 (TF)。

多项研究发现，胆固醇通过一系列的氧化反应，使 C-22、C-16 和 C-26 位发生氧化生成酮类化合物，这个过程被认为是先生成半缩酮中间产物，然后再生成螺缩酮（图 4-9）。这一步骤可能是由特异的 CYP 介导完成的。差异表达分析鉴定了 15 个全长 P450 基因，这些基因在 MeJA 诱导下显著上调。它们分别属于 CYP90、CYP86、CYP71、CYP736、CYP94、CYP93 和 CYP72 7 个不同的亚家族。系统发育分析表明，P450 候选基因（cluster-2140.62431，cluster-2140.72896 和 cluster-85275）与类固醇 C-22 羟基酶的亲缘关系更为密切，可能参与了薯蓣皂苷元合成时胆固醇 C-22 的羟基化过程。而胡芦巴中 CYP72 亚家族的两个候选基因 cluster-2140.75931 和 cluster-2140.68672 与来自马铃薯的 StGAME7 有较高的同源性，发现两者在甾体化合物 E 环闭合过程中发挥作用，提示它们可能参与了薯蓣皂苷元的生物合成过程中 E 环的形成。

此外，cluster-2140.106576、cluster-2140.54544、cluster-2140.66583 和 cluster-2140.753614 个序列与加州藜芦 VcCYP94N1v2 高度相似，而后者已被证明调控胆固醇 22- 和 26- 羟化酶 / 氧化酶。因此，这 4 个 CYP94 亚家族的候选基因很可能参与了薯蓣皂苷合成过程中 C-26 的氧化。

迄今还没有发现 CYP 酶催化类固醇生物合成中的 C-16 氧化的报道。但是最近从马铃薯和番茄中分别发现了一个 2- 氧代戊二酸依赖的双加氧酶 (St16DOX/Sl16DOX) 能催化马铃薯或番茄中甾体生物碱生物合成过程中 C-16 羟基化。而胡芦巴转录组中有 9 个序列，包括 cluster-10627.0、cluster-10584.1、cluster-2140.72521、cluster-2140.14034、cluster-2140.135954、cluster-2140.14222、cluster-2140.122743、cluster-2140.11716 和 cluster-10584.0。St16DOX/Sl16DOX 的氨基酸序列同源性超过 40%。在这 9 个候选基因中，只有 cluster-2140.72521 和 cluster-2140.14034 能被 MeJA 诱导发生上调。

除 CYP 酶外，还有一种特异的 C-26 葡萄糖基转移酶和一种 C-26-O-β- 葡萄糖苷酶可以催化薯蓣皂苷元 E 环和 F 环的闭合。在胡芦巴转录组中，长度超过 1000bp 的 UGT 序列中，有 21 个序列可被 MeJA 诱导表达。但是目前在植物中还未见 C-26-O-β- 葡萄糖基转移酶的报道，因此很难通过系统发育分析来预测 C-26-UGT 的候选基因。但是，在胡芦巴转录组中发现有 11 个长度超过 1000bp 的葡萄糖苷酶序列能被 MeJA 诱导表达。系统发育分析表明，cluster-2140.60643 和 cluster-2140.23403 与大豆中的异黄酮 -β- 葡萄糖苷酶，以及甘薯和闭鞘姜中的呋甾皂苷 26-O-β- 葡萄糖苷酶的同源性较高，表明它们可能是薯蓣皂苷生物合成过程中的 C-26-β- 葡萄糖苷酶候选基因。胡芦巴薯蓣皂苷合成相关的所有基因原始数据保存于 NCBI 数据库，登记号为 SRR8281654-SRR8281660。这些可公开获得的数据将为进一步研究薯蓣皂苷生物合成和调控过程的细节提供有用的资源。

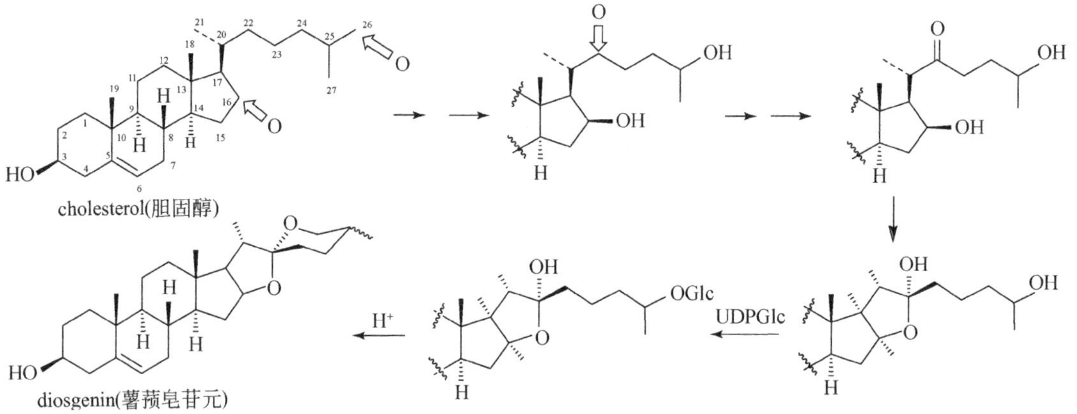

图 4-9 从胆固醇到薯蓣皂苷元的合成过程

此外，从胡芦巴中也分离得到了糖苷衍生物，如原薯蓣皂苷，它们很容易水解，然后自发环化成螺缩酮（图 4-10），通过内源性糖苷酶的作用，使得新鲜植物组织匀浆并自溶，不仅可以使像原薯蓣皂苷这样开链的皂苷环化，而且可以在 C-3 位水解糖基，从而产生皂苷元，这也是商业化生产甾体皂苷元的标准方法。

徐利丽采用微生物转化法，以烟曲霉为最佳产酶菌，对黄姜粗皂苷进行转化制备了薯蒽皂苷元，并分离出了 β-葡萄糖苷酶的活性组分。

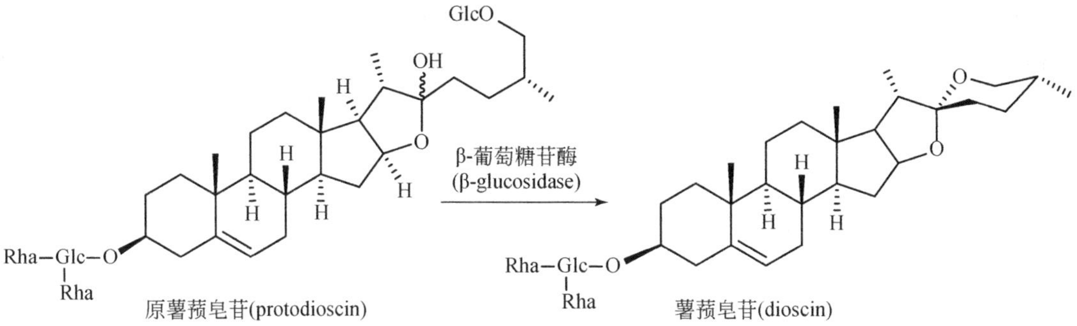

图 4-10 原薯蓣皂苷酶解生成薯蓣皂苷

三、甾体皂苷的体内代谢

中药一般通过口服给药，其活性成分经胃肠道吸收入血后，主要在肝脏中发生氧化、还原等Ⅰ相代谢反应和葡萄糖醛酸化、硫酸酯化等Ⅱ相代谢反应，最终生成多样的代谢产物。但在口服过程中，中药成分不可避免地会与胃肠道中的酶或微生物进行接触，直接突破胃肠道屏障并以原形进入体内发挥药效作用的成分非常有限，尤其分子质量较大的皂苷类成分，通常在肠道中吸收较差，生物利用度低，因此在肠道中滞留的时间也相对较长，更易受到肠道菌群的影响。研究发现，皂苷类成分会在肠道菌群的作用下发生以逐级脱糖为主的一系列结构变化，生成的转化产物可能比原形成分具有更好的生物利用度或更强的生物活性。周中流总结文献发现，已报道的 89 个天然来源皂苷单体的生物转化研究中三萜皂苷56 个、甾体皂苷 33 个。皂苷类化合物的生物转化方法包括酶催化、微生物和肠道菌群转化，皂苷的生物酶和微生物转化工艺的研究与优化，是目前规模化制备活性次级皂苷的主要途径。皂苷类化合物的生物转化反应主要包括水解、氧化还原和重排等，最终生成苷元次级糖苷或其衍生物。大多数皂苷的生物转化途径主要是经糖链水解反应，生成多个含糖基较少的次级皂苷，吸收入血并达到靶器官，发挥治疗作用。稀有次级皂苷制备、先导化合物发现和新药开发是皂苷类化合物生物转化研究的主要方向。利用微生物和肠道菌群转化技术研究皂苷的体内代谢与作用机制，也将成为该类成分生物转化研究中的热点。

宋玮等综述了多种代表性中药皂苷如人参皂苷、甘草皂苷、柴胡皂苷、知母皂苷和薯蓣皂苷等的体内代谢途径及其代谢规律。皂苷原形成分经口服给药后往往吸收较差，其体内代谢通常经由胃肠道水解和吸收入血后肝脏代谢两步完成。其中，胃肠道水解后产生的次级苷或苷元往往具有更高的生物利用度，而肝脏对入血成分的进一步代谢则以Ⅰ相代谢反应为主。

薯蓣皂苷经灌胃给药后生物利用度仅为 0.2%。在大鼠的肠灌流实验中，薯蓣皂苷总量在小肠循环后几乎不发生变化，而阳性对照组右旋泮托拉唑钠在小肠循环后总量减少了47.4%，说明薯蓣皂苷的小肠吸收差，这也是其生物利用度极低的根本原因。但薯蓣皂苷可以被人体内的肠道菌群代谢，随着原形成分在肠道中停留时间的延长，其中的糖被逐个水解，最终形成薯蓣皂苷元。Zhu 等采用 UPLC Q-TOF MS/MS 鉴定了大鼠组织和排泄物

(胆汁、尿液和粪便)中薯蓣皂苷及其代谢物，初步检测了 8 种代谢物，包括 7 种 I 相和 1 种 II 相代谢产物，发现氧化、去糖基化和葡萄糖醛酸化是薯蓣皂苷在大鼠体内的主要代谢过程（图 4-11）。薯蓣皂苷（简称 D0）在大鼠肠道菌群的转化下，发生去糖基化和氧化反应。薯蓣皂苷的 C-3 位糖链依次脱去两个鼠李糖基和一个葡萄糖基，分别得到 D1~D3。薯蓣皂苷元经结合反应，生成葡萄糖醛酸苷（D8）。D0 和 D1(D2) 分别发生氧化反应，依次得到两个氧化产物 D5 和 D6。总结薯蓣皂苷 (D0) 的转化途径：D0 → D1(D2) → D6(D7)，D0 → D1(D2) → D3 → D4 → D8（图 4-11）。

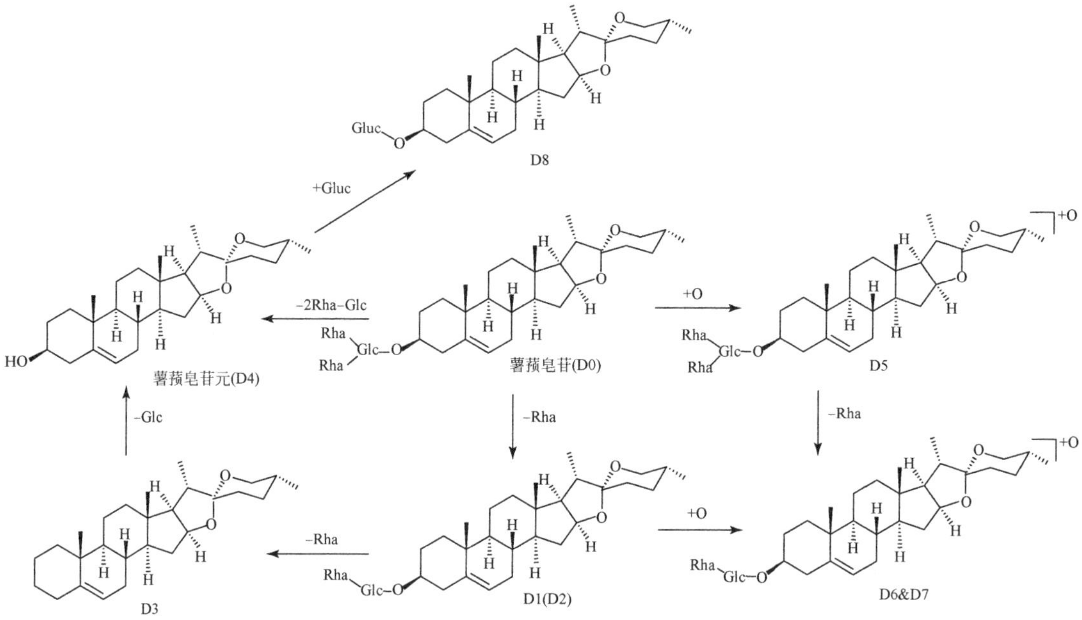

图 4-11　薯蓣皂苷在大鼠体内可能的转化途径

D0，薯蓣皂苷；D1(D2)，薯蓣皂苷 A；D3，延龄草苷；D4，薯蓣皂苷元；D5，薯蓣皂苷氧化产物；D6(D7)，薯蓣皂苷 A 的氧化产物；D8，薯蓣皂苷元葡萄糖醛酸苷

　　Chen 等筛选出干酪乳酸菌 (*Lactobacillus casei*) 转化薯蓣皂苷制备薯蓣皂苷元，得到了较高的转化率 (32.8% ± 0.9%)。Dong 等研究薯蓣皂苷元在菌株 *Cunninghamella echinulata* CGMCC 3.2716 中的转化，得到 6 个氧化代谢产物 (D8~D13)，如图 4-12 所示。采用 XTT 比色法检测薯蓣皂苷元及其氧化产物对人胶质瘤细胞株 U87 生长的影响，结果发现，薯蓣皂苷元对肿瘤细胞有较好的抑制活性，而其氧化产物对肿瘤细胞无明显作用。

　　此外，针对天然产物进行改造或利用天然产物的结构特征，仍然是新药开发的重要手段之一。对天然产物进行衍生优化，不仅可以通过提高化合物的溶解度、稳定性等来改善药物在体内的动态，还可以通过增加化合物的活性或选择性及降低化合物的毒性等来增强天然产物的成药性。

四、甾体皂苷的生理作用

　　次生代谢产物是植物在长期进化中与环境相互作用的结果，在植物提高自身保护和生

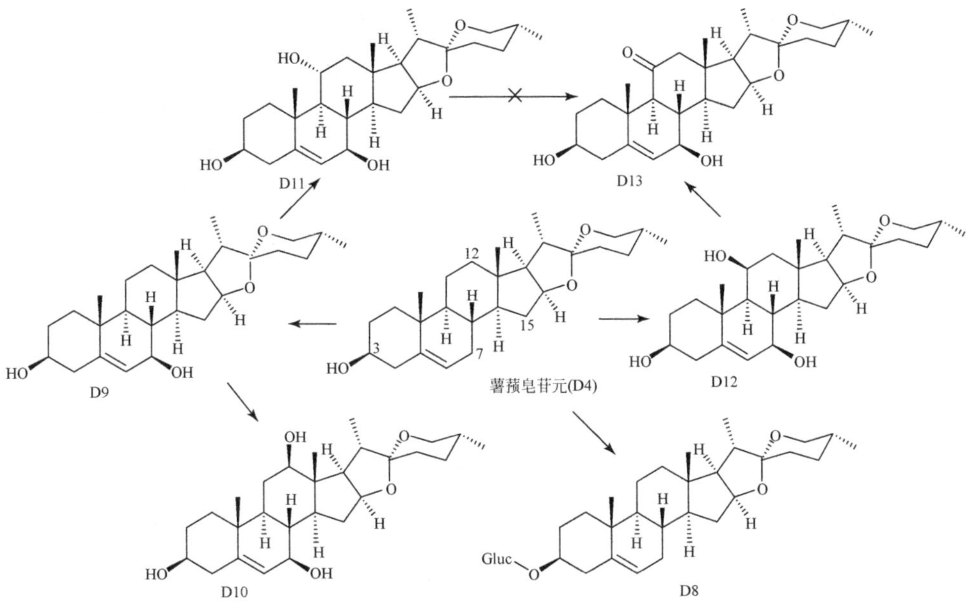

图 4-12　薯蓣皂苷元在菌株 *Cunninghamella echinulata* CGMCC 3.2716 中的转化

D9，(25*R*)-spirost-5-ene-3β,7β-diol; D10，(25*R*)-spirost-5-ene-3β,7β,12β-triol; D11，(25*R*)-spirost-5-ene-3β,7β,11α-triol;
D12，(25*R*)-spirost-5-ene-3β,7β,11β-triol; D13，(25*R*)-spirost-5-ene-3β,7β-diol-11-one

存竞争能力、协调与环境关系上发挥着重要的作用，其产生和变化比初生代谢产物与环境有着更强的相关性和对应性。甾体皂苷在生物体中广泛分布，大多存在于单子叶植物中。研究确定植物源的甾体皂苷具有对真菌、细菌、病毒和有害昆虫等生物逆境的抗性作用，因而推测甾体皂苷元及其衍生皂苷是植物防御系统中植保素类分子，在长期进化过程中形成了特殊功能分子，可调节植物的生长发育并提高植物对逆境的抗性。植物甾醇的合成过程既受遗传基因的控制，又受环境条件的制约，是植物长期适应生物与非生物环境而演化的结果。

　　张涛等研究发现，在短时低温调控下，主根和须根中 PPT 型人参皂苷及叶中 PPD 型人参皂苷含量均显著增加，低温是调控人参皂苷合成积累的重要制约因子，温度变化对人参皂苷组分 PPD/PPT 比值具有显著影响。盆栽人参及其愈伤组织中人参皂苷与抗性生理指标的相关性分析表明，抗氧化酶（CAT、POD、SOD）、渗透调节物质 [游离脯氨酸（Pro）、可溶性糖（SS）、可溶性蛋白（SP）]、内源激素 [脱落酸（ABA）、水杨酸（SA）、茉莉酸（JA）] 与人参皂苷含量表现为对低温的趋同适应。在短时低温条件下，人参愈伤组织的抗氧化酶活性、渗透调节物质含量、内源激素含量与人参皂苷含量均呈增加趋势；盆栽人参的抗氧化酶活性、渗透调节物质含量与人参皂苷含量均呈增加趋势，但变化程度小于人参愈伤组织，人参皂苷合成与抗性生理指标对低温的趋同适应，提示人参皂苷次生代谢是人参适应低温的补偿机制。低温调控下人参皂苷生物合成途径中 *HMGR2*、*FPS*、*SS1*、*SE1*、*DS-Ⅱ*、*PNY1*、*CYP716A52v2*、*CYP716A53v2* 和 *CYP716A47* 基因表达与人参皂苷相关性分析表明，关键酶基因表达对低温具有不同程度的响应，短时低温调控人参皂苷生物合成途径关键酶基因 *HMGR2*、*SS1* 和 *DS-Ⅱ* 显著上调，*PNY1* 基因受低温响应程度不明显，*FPS*、*SE1*、*CYP716A53v2* 和 *CYP716A52v2* 在人参不同组织中呈现出不同的表达模式，关键酶基因表达之间联系紧密，与皂苷含量具有相同的表达模式，表明合成途径中多个关键酶基因协同调控人参皂苷的生物合成。对低温调控下人参转录组测序发现，大量差异基因调控植物激素信号通路、氧化还原过程、次生代谢产物合成等代谢途径。低温调控促进 ABA 合成途径中的 *NCED*、*ZEP* 和 *SDR* 基因表达上调，说明低温调控可通过激活 ABA 刺激相应的转录因子促进次生代谢产物的合成。低温调控后第 4 天，处理组和对照组的转录因子 MYB、b ZIP、AP2 和 ARF 均显著上调，与人参皂苷含量变化趋势相同，可作为响应低温的主要候选转录因子。综合分析人参皂苷生物合成在转录水平及转录后水平对低温调控的响应模式，阐释人参对低温调控生理生态响应的分子机制，可为推进人参药材质量生态调控技术的创新提供理论依据。

参 考 文 献

李威, 2008. 胡芦巴碱在植物逆境中的生理作用 (硕士学位论文). 哈尔滨 : 东北林业大学 .

李丹丹, 梁宗锁, 普布卓玛, 等, 2020. 干旱胁迫对紫花苜蓿黄酮类化合物含量及其合成途径关键酶活性的影响 . 西北植物学报, 40(8): 1380-1388.

梁滨, 周青, 2007. UV-B 辐射对植物类黄酮影响的研究进展 . 中国生态农业学报, 15(3): 191-194.

乔小燕, 马春雷, 陈亮, 2009. 植物类黄酮生物合成途径及重要基因的调控 . 天然产物研究与开发, 21(2): 354-360+207.

王伟, 李韶静, 朱天慧, 等, 2018. 天然药物化学史话 : 天然产物的生物合成 . 中草药, 49(14): 3193-3207.

魏小春, 郑群, 刘俊杰, 2008. 豆科植物半乳甘露聚糖生物合成及调控研究进展 (综述). 亚热带植物科学, 37(1): 76-81.

武菲, 付玉杰, 2012. 胡芦巴碱在植物体内的生理功能 . 安徽农业科学, 40(10): 5876-5878.

邢文, 金晓玲, 2015. 调控植物类黄酮生物合成的 MYB 转录因子研究进展 . 分子植物育种, 13(3): 689-696.

徐悦, 程杰飞, 2017. 基于天然产物衍生优化的小分子药物研发 . 科学通报, 62(9): 908-919.

徐利丽, 2020. 基于生物转化制备异槲皮苷及薯蓣皂苷元的研究 (硕士学位论文). 镇江 : 江苏大学 .

曾佑炜, 2016. 黄酮抗癌作用研究进展 . 天然产物研究与开发, 28(11): 1838-1844.

张涛, 2009. 中药麦冬中甾体皂苷类成分的研究 (硕士学位论文). 北京 : 中国人民解放军军事医学科学院 .

张传丽, 仲月明, 沈丹红, 等, 2012. 植物类黄酮 O- 甲基转移酶研究进展 . 西北植物学报, 32(6): 1274-1281.

张广伦, 肖正春, 1990. 半乳甘露聚糖胶的研究生产和应用 . 中国野生植物, 2:1-5.

张倩倩, 李光跃, 苏优拉, 等, 2020. 干旱胁迫对蒙古黄芪和膜荚黄芪不同器官黄酮类成分积累的影响 . 西北植物学报, 40(7): 1201-1208.

周中流, 李春燕, 陈林浩, 等, 2019. 天然产物皂苷类化合物生物转化的研究进展 . 中国实验方剂学杂志, 25(16):173-192.

诸姮, 胡宏友, 卢昌义, 等, 2007. 植物体内的黄酮类化合物代谢及其调控研究进展 . 厦门大学学报 (自然科学版), S1: 136-143.

邹凤莲, 寿森炎, 叶纨芝, 等, 2004. 类黄酮化合物在植物胁迫反应中作用的研究进展 . 中国细胞生物学学报, 26(1): 39-44.

邹丽秋, 王彩霞, 匡雪君, 等, 2016. 黄酮类化合物合成途径及合成生物学研究进展 . 中国中药杂志, 41(22): 4124-4128.

Abd-Alla MH, Bagy MK, El-Sadek AW, et al, 2014. Activation of *Rhizobium tibeticum* with flavonoids enhances nodulation, nitrogen fixation, and growth of fenugreek (*Trigonella foenum-graecum* L.) grown in cobalt-polluted soil. Arch Environ Contam Toxicol, 66(2): 303-315.

Akshatha, Chandrashekar KR, Somashekarappa HM, et al, 2013. Effect of gamma irradiation on germination, growth, and biochemical parameters of *Terminalia arjuna* Roxb. Radiat Prot Environ, 36(1):38-44.

Ashihara H, Ludwig IA, Katahira R, et al, 2015. Trigonelline and related nicotinic acid metabolites: occurrence, biosynthesis, taxonomic considerations, and their roles in planta and in human health. Phytochem Rev, 14(5): 765-798.

Barceló J, Poschenrieder C, Poschenrieder, 2002. Fast root growth responses, root exudates, and internal detoxification as clues to the mechanisms of aluminium toxicity and resistance: A review. Environ Exp Bot, 48(1):75-92.

Chalker-Scott L, Scott JD, 2010. Elevated ultraviolet-B radiation induces cross-protection to cold in leaves of *Rhododendron* under field conditions. Photochem Photobiol, 79(2): 199-204.

Chen H, Qian Z, Hong-Chang W, et al, 2015. Effect of total inoculum size containing lactobacillus acidophilus or lactobacillus casei on fermentation of goat milk. Advance J Food Sci Technol, 7(3): 183-186.

Cho Y, Lightfoot DA, Wood AJ, 1999. Trigonelline concentrations in salt stressed leaves of cultivated *Glycine max*. Phytochemistry, 52(7):1235-1238.

Decandolle MA, 1986. IX.-On the relative duration of the power to germinate, in seeds belonging to different families. Ann Mag Nat Hist, 20(130):38-46.

Dirk L, Krol A, D Vreugdenhil, et al, 1999. Galactomannan, soluble sugar and starch mobilization following germination of *Trigonella foenum-graecum* seeds. Plant Physiol Bioch, 37(1): 41-50.

Dong T, Guang W, Wang XN, et al, 2010. Microbiological transformation of diosgenin by resting cells of filamentous fungus, *Cunninghamella echinulata* CGMCC 3.2716. J Mol Catal B: Enzymatic, 67(3): 251-256.

Edwards ME, Dickson CA, Chengappa S, et al, 2010. Molecular characterisation of a membrane-bound galactosyltransferase of plant cell wall matrix polysaccharide biosynthesis. Plant J, 19(6): 691-697.

Edwards M, Bulpin PV, Dea I, et al, 1989. Biosynthesis of legume-seed galactomannans in vitro. Planta, 178(1):41-51.

Evans LS, Tramontano WA, 1984. Trigonelline and promotion of cell arrest in G_2 of various legumes. Elsevier Ltd,1837-1840.

Gorshkova TA, Nikolovski N, Finaev DN, 2005. Plant cell wall is a stumbling stone for molecular biologists. Russ J Plant Physiol, 52(3):392-409.

Hanafy RS, Akladious SA, Akladious, 2018. Physiological and molecular studies on the effect of gamma radiation in fenugreek (*Trigonella foenum-graecum* L.) plants. J Genet Eng Biotechnol, 16(2): 683-692.

Hao G, Du X, F Zhao, et al, 2009. Role of nitric oxide in UV-B-induced activation of PAL and stimulation of flavonoid biosynthesis in *Ginkgobiloba callus*. Plant Cell Tiss, 97(2): 175-185.

Holiman PCH, Hertog MGL, Martijn B, 1996. Analysis and health effects of flavonoids. Food Chemistry, 57(1): 43-46.

Mehrafarin A, Qaderi A, Rezazadeh S, et al, 2010. Bioengineering of important secondary metabolites and metabolic pathways in fenugreek (*Trigonella foenum-graecum* L.). J Med Plants, 9(35):1-18.

Omezzine F, Bouaziz M, Daami-Remadi M, et al, 2014. Chemical composition and antifungal activity of *Trigonella foenum-graecum* L. varied with plant ploidy level and developmental stage. Arab J Chem, 10(S2): 3622-3631.

Pal M, Nandi U, Mukherjee D, 2018. Detailed account on activation mechanisms of ruthenium coordination complexes and their role as antineoplastic agents. Eur J Med Che, 150: 419-445.

Qin JC, Zhang YM, Lang CY, et al, 2012. Cloning and functional characterization of a caffeic acid

O-methyltransferase from *Trigonella foenum-graecum* L. Molecular Biology Reports, 39(2): 1601-1608.

Qin JC, Zhu L, Gao MJ, et al, 2011. Cloning and functional characterization of a chalcone isomerase from *Trigonella foenum-graecum* L. Planta Med, 77(7): 765-770.

Reid JSG, Bewley JD, 1979. A dual rôle for the endosperm and its galactomannan reserves in the germinative physiology of fenugreek (*Trigonella foenum-graecum* L.), an endospermic leguminous seed. Planta, 147(2):145-150.

Rijven, 1974. Ethylene and carbon dioxide in the growth regulation of isolated cotyledons of fenugreek (*Trigonella foenum graecum* L.) in darkness. Plant Sci, 2(1) :55-61.

Rojas-Andrade R, Cerda-García-Rojas CM, Frías-Hernández JT, et al, 2003. Changes in the concentration of trigonelline in a semi-arid leguminous plant (*Prosopis laevigata*) induced by an arbuscular mycorrhizal fungus during the presymbiotic phase. Mycorrhiza, 13(1):49-52.

Ryan KG, Swinny EE, Markham KR, et al, 2002. Flavonoid gene expression and UV photoprotection in transgenic and mutant Petunia leaves. Phytochemistry, 59(1):23-32.

Skakovskii ED, Tychinskaya LY, Mauchanava VA, et al, 2013. Combining NMR Spectroscopy and gas-liquid chromatography for analysis of the fatty acid composition of fenugreek seed oil (*Trigonella foenum graecum* L.). J Appl Spectrosc, 80(5): 779-782.

Spencer JP, Kuhnle GG, Williams RJ, et al, 2003. Intracellular metabolism and bioactivity of quercetin and its in vivo metabolites. Biochemi J, 372(1): 173-181.

Tramontano WA , Evans LS, Mcginley PA , 1985. Effects of cytokinins on promotion of cell arrest in G_2 by trigonelline and trigonelline concentrations in cultured roots of *Pisum sativum* and glycine max. Environ Exp Bot, 25(1): 83-88.

Tramontano WA, Jouve D, 1997. Trigonelline accumulation in salt-stressed legumes and the role of other osmoregulators as cell cycle control agents. Phytochemistry, 44(6): 1037-1040.

Ullah MF, Bhat SH, Abu-Duhier FM, 2018. Nutraceuticals and natural product derivatives in the premises of disease prevention. New York: John Wiley & Sons, Ltd.

Vranová E, Coman D, Gruissem W, 2013. Network analysis of the MVA and MEP pathways for isoprenoid synthesis. Annual Rev Plant Biol, 64(1): 665-700.

Wang Y, Alonso AP, Curtis G, et al, 2012. Deep EST profiling of developing fenugreek endosperm to investigate galactomannan biosynthesis and its regulation. Plant Mol Biol, 79(3): 243-258.

Wang Y, Alonso AP, Wilkerson CG, et al, 2012. Deep EST profiling of developing fenugreek endosperm to investigate galactomannan biosynthesis and its regulation. Plant Mol Biol, 79(3): 243-258.

Yuyama S, 1999. Absorption of trigonelline from the small intestine of the specific pathogen-free (SPF) and germ-free (GF) rats in vivo// Huether G, Kochen W, Simat TJ, et al. Tryptophan, serotonin, and melatonin. Advances in experimental medicine and biology, Boston, MA: Springer.

Zhou C, Li X, Zhou Z, et al, 2019. Comparative transcriptome analysis identifies genes involved in diosgenin biosynthesis in *Trigonella foenum-graecum* L. Molecules, 24(1):140.

Zhu H, Xu J, Mao Q, et al, 2015. Metabolic profiles of dioscin in rats revealed by ultra-performance liquid chromatography quadrupole time-of-flight mass spectrometry. Biomed Chromatogr, 29(9):1415-1421.

第五章　胡芦巴的药理活性研究

第一节　防治糖尿病的作用

一、糖尿病概述

糖尿病（diabetes mellitus，DM）是一种遗传与环境因素长期共同作用所致的慢性、全身性、代谢性疾病，以血浆葡萄糖水平升高为主要特征，主要是体内胰岛素分泌不足或胰岛素作用障碍引起的糖、脂肪、蛋白质代谢紊乱而影响机体正常生理活动的疾病。根据其发病特征与机制，可将糖尿病分为 1 型糖尿病（type 1 diabetes mellitus, T1DM）和 2 型糖尿病（type 2 diabetes mellitus, T2DM）。T1DM 是由多种因素引起的自身免疫机制紊乱导致胰岛 B 细胞破坏，胰岛素分泌量绝对缺乏，即胰岛素依赖型糖尿病。T2DM 是由胰岛素相对缺乏或胰岛素抵抗所致，即非胰岛素依赖型糖尿病。

（一）糖尿病现状

近年来，随着人们生活水平的提高、生活节奏的加快和饮食结构的改变，糖尿病的发病率增长迅速。国际糖尿病联盟（International Diabetes Federation，IDF）2021 年最新发布的第 10 版《全球糖尿病地图》显示，截至 2021 年，全球 20~79 岁的成年人中糖尿病患者已达 5.37 亿，患病率高达 10.5%，相比 2019 年增加了 7400 万，增幅达 16%。预计到 2030 年该数字将增至 6.43 亿（发病率为 11.3%），到 2045 年将增至 7.83 亿（发病率为 12.2%）。20~79 岁人群中，糖尿病患者人数排在前三位的国家是印度（7.42 亿）、巴基斯坦（3.30 亿）和中国（1.41 亿），预计到 2045 年，前三位将保持不变。我国糖尿病患者人数在过去 20 年间（2001 ～ 2021 年）由 9000 万增加至 1.4 亿，增幅达 56%，其中约 7283 万名患者尚未被确诊，比例达 51.7%。未来 20 余年我国糖尿病患病率增幅会趋于下降，但患者总数预计将增加到 2030 年的 1.64 亿和 2045 年的 1.75 亿。糖尿病患病率随着年龄的增长而不断上升，预计到 2045 年仍存在类似的趋势。其中，20~24 岁人群中糖尿病患病率最低（2021 年为 2.2%）；75~79 岁人群中糖尿病患病率最高（2021 年为 24.0%，预计 2045 年将上升到 24.7%）。2021 年，在 20~79 岁人群中，男性糖尿病患病率为 10.8%，女性为 10.2%，略低于男性，男性糖尿病患者总数比女性多 1770 万。2021 年，糖尿病造成的全球卫生支出估计为 9660 亿美元，相比过去 15 年增加了约 316%。

（二）糖尿病发病机制

糖尿病的发生与遗传因素和外界环境密切相关，主要是胰岛素的相对或绝对不足引起的糖、脂肪、蛋白质代谢紊乱，可影响正常生理活动，表现为多种急性和慢性并发症。胰岛素绝对不足，即胰岛 B 细胞胰岛素分泌缺陷，是 T1DM 发病的主要因素；而胰岛素的相对不足，即胰岛素作用障碍，主要是由胰岛素受体前、受体和受体后功能障碍引起的胰岛素敏感性下降，是 T2DM 发病的主要原因。

临床研究认为糖尿病是一个多病因的综合病征，其发病根本原因主要与下列因素有关。①遗传因素：糖尿病具有家族遗传易感性，但这种遗传性尚需外界因素的作用。这些因素主要包括肥胖、运动减少、饮食结构不合理、病毒感染等。②肥胖：一直被认为在糖尿病发病过程中起着非常重要的作用，尤其易引发 T2DM。肥胖者本身存在明显的高胰岛素血症，胰岛素与其受体的亲和力降低，导致胰岛素作用受阻，引发胰岛素抵抗，这需要胰岛 B 细胞分泌和释放更多的胰岛素，从而又引发高胰岛素血症，由此出现糖代谢紊乱与胰岛 B 细胞功能不足的恶性循环，最终导致胰岛 B 细胞功能严重缺陷，引发 T2DM。另外，腹部细胞对胰岛素敏感性比其他部位低，而腹部肥胖患者脂肪组织增多，而这种增多只是细胞体积增大，脂肪细胞数目并未增多，导致细胞膜上受体数目相对减少而引起胰岛素抵抗，从而使葡萄糖清除率明显降低，导致高血糖，引起糖尿病。③运动不足：运动可增加组织对胰岛素的敏感性、降低体重、改善代谢，减轻胰岛素抵抗，缓解高胰岛素血症，降低心血管并发症。因此，体力活动减少已成为 T2DM 发病的重要因素。④饮食结构不合理：随着生活水平的提高，如今人们的饮食大都以高热量、高脂肪为主。热量摄入量超过消耗量，则造成体内脂肪储积，引发肥胖。同时，高脂肪饮食可抑制代谢使体重增加而引起肥胖，最终引发 T2DM。有研究报道，常年食肉者糖尿病发病率明显高于常年食素者，主要与肉食中含脂肪、蛋白质等热量较高有关。所以，饮食要多样化，以保持营养平衡，避免营养过剩。⑤其他因素：糖尿病的发生还与精神神经因素、病毒感染、自身免疫疾病、化学物质和药物的应用及身体状态（如妊娠期等）有关。

虽然糖尿病的病因十分复杂，但最终都是由胰岛素绝对缺乏、相对缺乏或效应不足引起的。因此，胰岛 B 细胞产生胰岛素、血液循环系统运送胰岛素、靶细胞与胰岛素结合并发挥生理作用这三个步骤中任何一个步骤受阻，均可引起糖尿病的发生。

（三）糖尿病并发症

研究发现，引起糖尿病的因素多且繁杂，其典型特征是高血糖，属于终身性代谢异常疾病，会诱发微血管、大血管等受损，同时也会对眼、足、心、脑等造成损害，引发各种并发症。依照国际卫生部门的统计数据，糖尿病并发症超过上百种，包括糖尿病心肌病、糖尿病周围神经病变、糖尿病自主神经病变、糖尿病肾病、糖尿病足、糖尿病性视网膜病变、糖尿病性骨质疏松等，是现今并发症最多的疾病。糖尿病并发症造成的死亡超过 50% 是心脑血管病变引起的，15% 是肾病变引起的。按照临床数据统计分析得出，患糖尿病 10 年之后，有 25%~35% 的患者会出现一类并发症，且无法逆转。

（四）糖尿病治疗药物

目前糖尿病的临床治疗方案主要包括药物治疗、外科手术治疗、基因治疗及饮食控制等，其中以药物治疗为主。市场上用于治疗糖尿病的药物以西药为主，按照作用机制和药物结构类型等主要分为：①磺酰脲类；②噻唑烷二酮类；③双胍类；④α-葡萄糖苷酶抑制剂；⑤格列奈类；⑥二肽基肽酶-4（dipeptidyl peptidase-4，DPP-4）抑制剂；⑦胰高血糖素样肽-1（glucagon-like peptide-1，GLP-1）受体激动剂；⑧胰岛素及其类似物；⑨中药制剂。

患者在长期药物治疗未取得理想成效时，可选择手术治疗方案。随着内镜技术的发展，手术治疗 T2DM 疗效明显，并且能够减少和缓解并发症的发生，尤其是能够减少心血管事件的发生。近年来，T2DM 基因治疗也得到逐渐发展，如将合成的 GLP-1 受体类似物或激动剂通过病毒类载体送入患者体内。该方法可以弥补以往药物治疗半衰期短的缺点，但是该方法还不成熟，仍需进一步的研究。

二、胡芦巴防治糖尿病的作用及物质成分

中医学把糖尿病归属于"消渴病""水肿"范畴，益气补肾、活血化瘀是治疗早期糖尿病肾病的主要方法。胡芦巴性温味苦，具有温肾壮阳、祛寒除湿等功效。现代药学对胡芦巴的化学成分进行研究后发现，胡芦巴中含多糖、生物碱、黄酮、皂苷、香豆素、蛋白质、氨基酸、脂肪酸等多种生物活性成分，现代药理学研究也表明胡芦巴药理活性广泛。目前，对于胡芦巴降血糖和调血脂的功效已较为肯定，胡芦巴提取物能明显降低糖尿病大鼠的血糖，改善糖代谢相关酶的活性及代谢过程，促进胰岛素分泌，并且具有改善血脂代谢障碍的作用。其中，降糖活性显著的成分主要包括半乳甘露聚糖、异荭草素、土大黄苷、胡芦巴碱、胡芦巴胶、4-羟基亮氨酸、总皂苷等。

（一）胡芦巴及其提取物

1. 降低 T2DM 小鼠血糖 笔者课题组的李刚等采用 60% 高脂饲料饲喂小鼠建立 T2DM 模型，将建模成功的小鼠随机分为模型组、阳性对照组（吡格列酮）、胡芦巴黄酮部位组和胡芦巴二苯乙烯部位组，每组 10 只。结果发现，T2DM 小鼠在分组后 1 周左右，血糖仍持续升高；在灌胃不同剂量胡芦巴提取物之后，血糖均降低，且呈明显剂量依赖性。至灌胃第 4 周时，高剂量组效果均明显（$p<0.01$），血清胰岛素水平也得到改善，结果见表 5-1 和表 5-2。

表 5-1　小鼠血糖的变化（N=10）

组别	血糖（mmol/L）				
	造模后分组	分组后 1 周	分组后 2 周	分组后 3 周	分组后 4 周
正常组	8.43 ± 1.23	8.67 ± 1.38	8.54 ± 1.93	8.87 ± 1.17	8.48 ± 1.65
模型组	15.55 ± 1.29	17.92 ± 0.97	16.40 ± 2.68	18.74 ± 2.78	19.10 ± 2.70
阳性对照组	16.48 ± 2.71	17.50 ± 2.71	13.05 ± 2.21**	14.40 ± 2.68**	14.02 ± 2.74**#
EOFS 低组	16.89 ± 2.67	18.04 ± 2.11	17.68 ± 3.22	16.88 ± 2.15*	16.44 ± 2.54*#
EOFS 高组	16.75 ± 2.27	17.53 ± 2.70	16.60 ± 3.04*	16.18 ± 2.05**	15.65 ± 2.64**#
EODS 低组	15.87 ± 2.45	17.04 ± 2.63	16.66 ± 2.77	16.65 ± 3.63*	16.03 ± 3.47*#
EODS 高组	15.54 ± 2.66	16.00 ± 2.93*	13.82 ± 2.97**	13.25 ± 3.32**	13.93 ± 2.66**#

注：EOFS，胡芦巴黄酮部位组；EODS，胡芦巴二苯乙烯部位组。
*$p<0.05$，**$p<0.01$：与模型组进行比较。#$p<0.05$，##$p<0.01$：与自身分组后 1 周进行比较。

表 5-2　小鼠血清胰岛素水平的变化（*N*=10）

组别 / 指标	胰岛素（mIU/L）
正常组	18.67 ± 4.23
模型组	64.53 ± 7.86[**]
阳性对照组	49.03 ± 6.71[##]
EOFS 低组	37.89 ± 4.69[##]
EOFS 高组	35.82 ± 3.88[##]
EODS 低组	37.54 ± 4.78[##]
EODS 高组	36.35 ± 4.93[##]

注：EOFS，胡芦巴黄酮部位组；EODS，胡芦巴二苯乙烯部位组。
**$p<0.01$：与正常组进行比较。##$p<0.01$：与模型组进行比较。

2. 促进胰岛素合成与分泌　糖尿病发病最主要的始动环节是胰岛素分泌绝对或相对不足，以及靶组织对胰岛素的敏感性降低。胰岛素是体内唯一的降血糖激素，患者体内高血糖及糖、脂肪、蛋白质代谢紊乱均与胰岛素的缺乏有关。

Puri 等用胡芦巴水提物 [剂量 50mg/(kg·d)] 饲喂四氧嘧啶诱发的糖尿病家兔 15 天，糖耐量曲线明显改善，葡萄糖诱导的胰岛素释放能力明显增强。研究者认为这种降血糖作用是通过刺激胰岛 B 细胞合成和（或）增加分泌胰岛素实现的，延长给药时间到 30 天时，糖尿病家兔的空腹血糖明显降低，而血清胰岛素水平虽有提高，但不明显，提示降血糖作用还有胰岛素水平以外的因素参与，可能与增加胰岛素在组织内的敏感性有关。这种降血糖作用缓慢而持久，并且没有发生血糖过低的危险。Petit 等的研究也表明，胡芦巴种子提取物能够提高血浆胰岛素水平，其机制可能是这种提取物直接作用于胰岛 B 细胞。匡荣等分别采用地塞米松和四氧嘧啶诱导大鼠胰岛素抵抗糖脂代谢紊乱模型，探讨了胡芦巴种子和桑叶提取混合物对胰岛素抵抗糖脂代谢紊乱模型大鼠的降血糖作用及其作用机制。实验中分别检测了给药前后大鼠血糖、血脂，以及胰岛素受体底物蛋白 1（IRS1）、葡萄糖转运蛋白 4（GLUT4）、过氧化物酶体增殖物激活受体 γ（PPARγ）等指标的表达。结果发现，胡芦巴种子和桑叶提取混合物高、低剂量组均能明显降低模型大鼠的 0.5h 血糖值及曲线下面积（AUC）（与模型组相比，$p<0.01$），上调 PPARγ 的表达，调节胰岛素信号通路，增加 GLUT4 的表达，从而增加细胞对葡萄糖的摄取，减少外周胰岛素靶组织对胰岛素的抵抗。

3. 改善葡萄糖代谢酶活性　患者体内与糖代谢相关酶的活性发生改变，引起糖代谢紊乱，也是糖尿病高血糖的重要发病机制之一。Vats 等研究发现，给予糖尿病动物胡芦巴能够降低糖尿病治疗组的血糖水平，并有时间依赖性。与正常组比较，糖尿病动物肾脏糖原含量增加了 10 倍以上，而肝糖原和骨骼肌糖原含量分别下降了 75% 和 68%，而给予胡芦巴能够防止这种改变。在糖尿病组己糖激酶（HK）、葡萄糖激酶（GK）和磷酸果糖激酶（PFK）的活性分别是正常组的 35%、50% 和 60%，给予胡芦巴后能在一定程度上改善 HK、GK 和 PFK 活性。Raju 等用胡芦巴种子粉治疗糖尿病大鼠 21 天，大鼠空腹血糖明显下降，且肝脏和肾脏的糖分解酶、糖合成酶和脂肪合成酶的活性也基本恢复至正常水平，推测胡芦巴种子粉通过逆转与糖脂代谢有关的酶活性来调解葡萄糖的动态平衡。

4. 抑制肠道对葡萄糖吸收　α-葡萄糖苷酶位于小肠绒毛上皮细胞刷状缘，能够将二糖和低聚糖降解为单糖如葡萄糖，以便于机体消化吸收。若 α-葡萄糖苷酶的活性被抑制，则可延缓葡萄糖的吸收，降低餐后血糖。目前医学界已将 α-葡萄糖苷酶抑制剂列为第三类口服降糖药，此类药物对 1 型和 2 型糖尿病均适用，代表药物如阿卡波糖、伏格利波糖、米格列醇等。

Khosla 等采用胡芦巴饲喂糖尿病大鼠，结果发现胡芦巴能明显降低正常和糖尿病大鼠的血糖，且降血糖作用具有剂量依赖性。研究者认为，由于胡芦巴富含纤维和有较高黏度，可能与降血糖作用有关。但是，也指出胡芦巴的高黏度特性似乎与减慢糖类的消化和吸收无关，也可能存在其他的降糖作用机制，推测与抑制胃肠道的葡萄糖苷酶有关。Ribes 等将实验犬分为 3 组：1 组为正常犬，进食中加入胡芦巴脂类提取物；2 组为正常犬，进食中加入胡芦巴脱脂成分；3 组为四氧嘧啶诱发的糖尿病犬，进食中加入胡芦巴脱脂成分。实验进行 8 天，结果显示胡芦巴脂类提取物对正常犬的血糖和胰岛素水平无影响，而胡芦巴脱脂成分能够明显降低正常犬的血糖水平，其血浆胰高血糖素和生长抑素水平也下降，但胰岛素水平和体重无明显变化；胡芦巴脱脂成分能明显降低糖尿病犬的血糖和尿糖。由此证明胡芦巴脱脂成分具有抗糖尿病作用，而胡芦巴脱脂成分富含纤维，其降血糖作用可能由于纤维成分抑制了胃肠道对糖的吸收。Liaquat 等的研究也发现，胡芦巴可溶性食用纤维成分对 T2DM 模型大鼠有明显的降血糖作用。

5. 不同产地胡芦巴降糖活性比较　安福丽等对云南、甘肃、河北、河南等多个产地的胡芦巴提取物降血糖活性进行了评价，比较不同产地胡芦巴提取物对正常小鼠及四氧嘧啶所致高血糖小鼠的降血糖作用，发现不同产地胡芦巴提取物对正常小鼠体重、空腹血糖及葡萄糖负荷后各时间点空腹血糖值和 AUC 均无显著影响，但均可一定程度地降低四氧嘧啶所致高血糖小鼠的空腹血糖水平，且对其糖耐量有一定的调节作用。其中，云南、河北产地的胡芦巴提取物低、高剂量组和甘肃、河南产地的胡芦巴高剂量组对四氧嘧啶所致高血糖小鼠均可显著降低其空腹血糖水平，且可显著降低葡萄糖负荷后不同时间点小鼠的空腹血糖水平，减少 AUC。研究说明胡芦巴中含有降血糖成分，其含量与产地相关，其中云南、河北等地所产胡芦巴降血糖成分含量较高，降血糖效果优于甘肃、河南产地的胡芦巴。

（二）胡芦巴总皂苷

皂苷为胡芦巴主要活性成分之一，具有明显的降血糖作用。研究发现，胡芦巴皂苷可通过修复受损胰岛、促进胰岛素分泌及提高靶组织对胰岛素的敏感性来改善葡萄糖代谢，同时还能增加肝糖原含量，抑制 α-葡萄糖苷酶活性，而减少葡萄糖的吸收。卢芙蓉等发现胡芦巴总皂苷能明显改善高糖高脂饮食诱导的肥胖大鼠胰岛素抵抗状态，同时能减轻体重，减少脂肪沉积，调节血脂代谢。此外，作为胡芦巴皂苷主要成分的薯蓣皂苷元可通过多靶点和多途径起到治疗糖尿病的作用，薯蓣皂苷元可能是胡芦巴皂苷中主要降糖活性成分。

1. 促进胰岛素分泌　胰岛 B 细胞分泌胰岛素主要受葡萄糖的调节，而激素和其他营养物质，如长链脂肪酸，也在胰岛素分泌的生理调节方面发挥重要作用。胰岛 B 细胞功能受损或高脂血症可导致胰岛素分泌绝对或相对不足，引发糖尿病。在链脲佐菌素（STZ）诱导的糖尿病大鼠中，薯蓣皂苷元可以促进胰腺细胞的更新与修复，刺激胰岛素分泌，使得血浆胰岛素水平显著升高，从而控制血糖。在 T2DM 大鼠胰腺细胞中还观察到 CHOP、半胱氨酸天冬酶（caspase）-12 和 caspase-3 表达增加，表明内质网应激会损伤胰岛 B 细胞，而薯蓣皂苷元可通过调节内质网应激 / 未折叠蛋白反应信号途径显著降低上述蛋白水平，并在细胞内表现出保护作用。此外，薯蓣皂苷元也可以调节 T2DM 大鼠糖代谢，改善胰岛素抵抗，促进胰岛素分泌。与 T2DM 对照组大鼠相比，给予薯蓣皂苷元可促进胰岛素分泌，显著增加血浆胰岛素水平，降低血糖、血脂和羟甲基戊二酸单酰辅酶 A（HMG-CoA）还原酶水平。也就是说，薯蓣皂苷元的这些有益作用主要是通过影响糖脂代谢的相关靶点和途径起作用。

2. 影响组织和器官中葡萄糖的代谢　葡萄糖的新陈代谢依赖于细胞对葡萄糖的吸收。然而，葡萄糖不能通过细胞膜的脂双层结构自由进入细胞，细胞对葡萄糖的摄取需要通过细胞膜上葡萄糖转运蛋白的运输来实现。GLUT4 是体内转运葡萄糖的重要载体，广泛存在于骨骼肌、心肌和脂肪组织中，而胰岛素可刺激 GLUT4 从细胞质转运到细胞膜，增加葡萄糖摄取。细胞学研究发现，薯蓣皂苷元通过增加 GLUT4 的转录与翻译而增加其表达水平，促进 3T3-L1 细胞对胰岛素依赖性葡萄糖的摄取。另外，薯蓣皂苷元还能增加骨骼肌 AKT 的磷酸化水平和 GLUT4 膜转运水平，进而影响骨骼肌葡萄糖摄取和利用，从而降低血糖水平，改善糖尿病。

肝脏还有许多特殊类型的葡萄糖代谢，如当葡萄糖摄入量不足时，肝细胞中的肝糖原会分解为葡萄糖，葡萄糖异生也相应增加，这些情况往往会导致糖尿病患者的血糖水平升高。一项研究表明，薯蓣皂苷元能有效抑制胰高血糖素诱导糖原分解的关键酶 HGPa，从而抑制肝糖原分解，发挥抗糖尿病作用。服用薯蓣皂苷元可能增加肝细胞对葡萄糖的吸收，降低血糖，这可能是由于丙酮酸激酶活性增加，肝细胞胞膜胆固醇与磷脂的比值变化导致恢复正常糖酵解，以及通过降低葡萄糖 -6- 磷酸酶活性而减少糖异生。

3. 改善胰岛素抵抗　胰岛素抵抗为胰岛素不能增加葡萄糖的摄取和利用，组织中的脂肪酸和（或）脂肪代谢物被认为是导致胰岛素抵抗的重要因素。PPARγ 是核受体超家族的一员，它可以调节葡萄糖和脂质代谢及细胞生长和分化，从而改善胰岛素抵抗。研究发现，糖尿病大鼠的体重、血糖、胰岛素、胰岛素抵抗、胆固醇（TC）、甘油三酯（TG）、游离脂肪酸（FFA）、磷脂、极低密度脂蛋白胆固醇（VLDL-C）和低密度脂蛋白胆固醇（LDL-C）水平显著升高，高密度脂蛋白胆固醇（HDL-C）水平下降，给予薯蓣皂苷元后可以改善这些指标，同时通过缓解血浆和组织脂质代谢紊乱，改善胰岛素抵抗。Tharaheswari 等研究发现，薯蓣皂苷元在体内外均能降低血浆 TG、TC 和血糖水平，可能的机制是增强 PPARγ 的表达及其靶基因的 mRNA 表达水平，促进脂肪细胞的分化。这种效果可以减少糖尿病动物体内的游离脂肪酸水平。低浓度的薯蓣皂苷元可抑制 3T3-L1 高频饮食小鼠脂肪细胞和脂肪组织中 PPARγ 及其靶基因的表达。类视黄醇 X 受体（RXR）和雌激素受体 (ER) 是核受体超家族中非常重要的成员，在细胞和生命活动的过程中起重要作用。Wang 等发现薯蓣皂苷元对 RXRα 和 ERα 有很好的结合和转录激活能力，导致 PPARγ 转录活性降低。上述研究中结果的差异可能是由于浓度的不同，并表明薯蓣皂苷元对脂肪细胞分化的影响呈浓度依赖性。此外，薯蓣皂苷元可以改善妊娠糖尿病小鼠的葡萄糖水平及其对胰岛素的耐受性，降低空腹血糖和胰岛素水平。薯蓣皂苷元的这些有益作用可能通过降低胆固醇调节元件结合蛋白 1（SREBP-1）及其靶基因脂肪酸合酶（FAS）、硬脂酰辅酶 A1（SCD-1）和乙酰辅酶 A 羧化酶（ACC）来改善脂质异常变化和抗氧化应激。

4. 减少肠道对葡萄糖的吸收　碳水化合物在胃肠道水解成单糖后可以被小肠吸收，进入血液循环，这很容易增加糖尿病患者餐后血糖升高的风险。碳水化合物的消化和吸收需要酶和载体的参与，如葡萄糖苷酶、双糖酶、Na^+-K^+-ATP 酶、Na^+ 依赖葡萄糖转运蛋白 1(SGLT-1) 及葡萄糖转运蛋白 GLUT 等，阻断其中任何一个步骤都可以减少单糖的吸收和导致血糖的升高。研究发现，薯蓣皂苷元可以降低肠道双糖酶和 α - 葡萄糖苷酶的活性，从而有效地减少葡萄糖水解，从而减少碳水化合物的吸收。此外，薯蓣皂苷元还能显著降低 STZ 诱导的糖尿病大鼠肠道 Na^+-K^+-ATP 酶活性，减少葡萄糖向肠上皮细胞的主动转运。另外一项实验表明，薯蓣皂苷元能抑制 SGLT-1 活性和 SGLT-1 介导的葡萄糖吸收。卢芙蓉等考察了胡芦巴总皂苷与磺脲类降糖药合用对继发性磺脲类降糖药失效 T2DM 的临床疗效，将 72 例单纯使用磺脲类降糖药血糖控制不良的 T2DM 患者，按就诊顺序随机分为对照组（36 例）和治疗组（36 例），在服用磺脲类降糖药的基础上，分别加服安慰剂和胡芦巴皂苷，观察其疗效。结果发现，治疗组总有效率明显高于对照组（$p<0.01$）；与治疗前相比，治疗组空腹血糖、餐后 2h 血糖、糖化血红蛋白（HbA1c）、临床症状积分均显著下降（$p<0.01$）；体重指数和肝肾功能无明显变化。

5. 改善糖尿病并发症

(1) 糖尿病肾病：是糖尿病的常见并发症，可导致肾纤维化。氧化应激和炎症在糖尿病肾病的发生和发展中起着非常重要的作用，因此降低体内氧化应激和减少炎症的发生是预防和治疗糖尿病肾病的关键。Kanchan 等对 STZ 诱导的糖尿病大鼠给予薯蓣皂苷元治疗，结果发现薯蓣皂苷元可以阻止血清肌酐的积累，减少尿蛋白的排泄，显著降低肾脏肥大指数，从而改善肾功能。此外，用薯蓣皂苷元处理糖尿病大鼠还可以改善肾脏脂质过氧化物水平，并增加内源性抗氧化酶的活性。与对照组相比，薯蓣皂苷元能显著降低内皮祖细胞的活性，并能进一步抑制核转录因子 κB（NF-κB）的磷酸化，通过调节 p38- 丝裂原激活的蛋白激酶（p38 MAPK）和 c-Jun N 端激酶（JNK）通路的活化，调节下游炎症细胞因子的表达。在另一项研究中，肾小管上皮细胞被高浓度的葡萄糖处理以调节肾细胞的纤维化。薯蓣皂苷元可能通过增强肾细胞中 Snail 蛋白的表达从而拮抗葡萄糖诱导的上皮间质转化（EMT）信号传递。

(2) 糖尿病血管功能障碍：糖尿病与血管功能障碍如大动脉僵硬、内皮功能障碍和血管平滑肌功能障碍有着内在的联系。Liu 等发现在 STZ 诱导的糖尿病大鼠中，注射薯蓣皂苷元能减弱内皮完整的血管环和去内皮血管环对去氧肾上腺素的收缩反应。此外，薯蓣皂苷元还能显著抑制内皮细胞血管紧张素转换酶（ACE）、内皮素 1（ET-1）和纤溶酶原激活物

抑制剂 -1（PAI-1）的表达，并能显著恢复棕榈酸介导的血管舒张功能的丧失。薯蓣皂苷元还可改善炎症相关的调节障碍，从而防止内皮细胞功能障碍发生。Chen 等报道薯蓣皂苷元能显著降低内皮细胞中由棕榈酸激活的 IκB 激酶 β（IKKβ）和 NF-κB 磷酸化水平，并抑制肿瘤坏死因子 -α（TNF-α）和白细胞介素 -6（IL-6）的产生，这说明薯蓣皂苷元的抗炎作用与 IKKβ/NF-κB 通路有关。此外，薯蓣皂苷元在血管周围脂肪组织的正常和炎症条件下可增强腺苷酸激活蛋白激酶（AMPK）磷酸化，表明薯蓣皂苷元可以依赖 AMPK 通路发挥抗炎作用。

(3) 糖尿病神经病变：神经性疼痛是糖尿病的常见并发症之一，氧化应激和炎症是其发展的主要决定因素，减轻或抑制这些通路的药物干预具有重要的临床意义。Zahra 等探讨了薯蓣皂苷元对糖尿病大鼠痛觉过敏的缓解作用，还测定了一些氧化应激和炎症标志物。研究发现，薯蓣皂苷元治疗组在福尔马林试验后期机械阈值和热阈值增高，疼痛评分降低，但在试验早期无明显变化。血清及坐骨神经和背根神经节（drg）裂解物的生化分析显示，薯蓣皂苷元治疗糖尿病大鼠后，NF-κB、MDA、SOD、CAT、TNF-α 和 IL-1β 均有恢复或改善。薯蓣皂苷元通过降低糖尿病大鼠的氧化应激和炎症反应，改善抗氧化防御系统，表现出了缓解和治疗糖尿病神经性疼痛的潜力。神经生长因子（nerve growth factor，NGF）是神经营养因子家族的一员，在糖尿病神经病变中起着重要作用。研究发现，薯蓣皂苷元可增加糖尿病大鼠坐骨神经中 NGF 的水平，并通过诱导 NGF 增加神经传导速度。此外，薯蓣皂苷元可促进 pc12 细胞的神经突生长，从而改善糖尿病神经病变。但是，除 NGF 外，薯蓣皂苷元是否能够激活其他神经营养因子，如神经营养因子 -3（NT-3）和睫状神经营养因子，尚未见报道。因此，有必要进一步研究薯蓣皂苷元是否能够通过调节 NGF 和其他神经营养因子进而起到神经保护作用。

(4) 糖尿病肝病：由于胰岛素分泌不足或相对不足，糖尿病患者容易发生肝脏脂质代谢紊乱。另外，糖尿病患者肝脏中葡萄糖的使用量减少，释放量增加，从而容易导致脂肪肝。实验发现，高脂饮食 16 周后，实验鼠的体重和肝脏重量明显增加，但薯蓣皂苷元显著抑制了这种效应，这一现象说明薯蓣皂苷元可能对糖尿病相关性肝脂代谢障碍的治疗有效。此外，薯蓣皂苷元还可以改善肝脏脂质沉积，抑制脂肪基因的表达，减少 HepG2 细胞 TG 含量的增加。这一现象可能与薯蓣皂苷元能够增加 HepG2 细胞 AMPK 和 ACC 的磷酸化水平及 SREBP-1c 表达的增加有关。此外，薯蓣皂苷元还能显著抑制 LXRα 的转录激活，抑制高糖诱导的 LXRα 的转录水平，从而降低肝脏脂肪含量。

羟甲基戊二酸单酰辅酶 A 还原酶（HMGR）又称 HMG-CoA 还原酶，是一种与内质网结合的过氧化物酶，能催化 HMG-CoA 还原为 CoA 和甲羟戊酸。HMGR 在肝脏中大量表达，是肝细胞合成胆固醇过程中的限速酶，在胆固醇代谢中起着关键作用，抑制 HMGR 并阻碍胆固醇合成。Hao 等研究发现 STZ 诱导的糖尿病大鼠的肝细胞中 HMGR 的表达水平明显增加，经薯蓣皂苷元处理后，其表达明显下调，提示薯蓣皂苷元明显降低了胆固醇的合成，认为可能与薯蓣皂苷元通过阻断底物与 HMGR 活性来抑制胆固醇的生物合成有关。

(5) 糖尿病心肌病：糖尿病患者在代谢紊乱及微血管病变的基础上引发心肌广泛灶性坏死，出现亚临床的心功能异常，最终进展为心力衰竭、心律失常及心源性休克，甚至导致猝死。高血糖引起心肌细胞慢性炎症和氧化应激，是糖尿病心肌病的主要病理改变。一项研究发现，长期服用薯蓣皂苷元可以改善糖耐量和血脂水平，减少 IL-1、IL-6 和 TNF-α 的产生，降低心肌损伤标志酶肌酸激酶（CK）和乳酸脱氢酶（LDH）的水平。薯蓣皂苷元还抑制了 RIP140 信号通路，该通路通常与调节雌激素受体基因的转录和促炎细胞因子的表达有关。此外，薯蓣皂苷元还能增加细胞活性，抑制细胞凋亡和降低活性氧（ROS）水平，调节 Bax 和 Bcl-2 蛋白的表达，显著降低高糖诱导的心肌细胞 caspase-3 蛋白的表达。

（6）其他糖尿病并发症：糖尿病会影响生殖系统，导致雄性不育。对糖尿病大鼠给予薯蓣皂苷元治疗，可显著提高精子数目、运动能力和活力，防止精曲小管损伤，改善睾丸网状氧化应激。薯蓣皂苷元还可以改善糖尿病大鼠血清胰岛素和睾酮水平，减轻睾丸的炎症标志物 TNF-α 和 IL-6 水平。此外，薯蓣皂苷元处理后，作为中性粒细胞浸润标志物的过氧化物酶活性降低，凋亡标志物减少，线粒体膜电位增加。

糖尿病白内障是糖尿病的主要眼部并发症之一。据报道，糖尿病患者的白内障发生率是非糖尿病患者的 2~5 倍。醛糖还原酶（AR）是细胞内多醇通路中的一种关键酶，它参与了糖尿病白内障的发生。研究发现，薯蓣皂苷元是一种 AR 的强烈抑制剂，其 IC_{50} 值为 4.59×10^{-6} mol/L，能明显抑制眼晶状体上皮细胞中微小液泡的形成和 AR 的转录水平，延缓晶状体混浊，抑制晶状体重量 / 体重比值的增加。

（三）4- 羟基异亮氨酸

4- 羟基异亮氨酸（4-hydroxyisoleucine）在胡芦巴种子中含量丰富，以异亮氨酸为原料合成。因其调节胰岛素分泌能力而被认为是一种具有改善糖尿病作用的活性分子，在治疗胰岛素抵抗和糖尿病方面具有巨大的潜力。

1. 促进胰岛素分泌作用　在正常人体内，静脉注射葡萄糖会触发胰岛素的双相释放。在 3~5min 内，胰岛素分泌达到高峰，并持续 10min。之后，胰岛素水平的升高逐渐变慢。而在 T2DM 患者中，胰岛素水平没有出现初始峰值，胰岛素的分泌被抑制或延迟。胰岛素水平的改变也可能发生在葡萄糖耐量受损患者身上，这表明胰岛素分泌障碍是 T2DM 发展的危险因素。无论是体外实验，还是临床前研究，结果均显示 4- 羟基异亮氨酸能使胰岛素分泌增加。健康大鼠静脉注射葡萄糖和 4- 羟基异亮氨酸，可使胰岛素反应比对照组增强 60% 左右，引起血糖水平下降。在小鼠胰岛细胞的体外研究中，发现 4- 羟基异亮氨酸对胰岛素分泌的刺激作用与葡萄糖的剂量有关，而与 4- 羟基异亮氨酸的剂量无关。研究发现，4- 羟基异亮氨酸在 100 ~ 1000μmol/L 的浓度范围内可通过直接作用于大鼠和人的离体胰岛增加葡萄糖诱导的胰岛素释放。4- 羟基异亮氨酸的刺激作用存在严格的葡萄糖依赖性，在葡萄糖低浓度（3mmol/L）或基础浓度（5mmol/L）时无效，而在葡萄糖超正常浓度（6.6 ~ 16.7mmol/L）时胰岛素分泌增加。此外，在离体灌流的大鼠胰腺中，Sauvaire 等发现 4- 羟基异亮氨酸诱导的胰岛素分泌模式是双向的，这种效应发生在胰腺 A 细胞和 D 细胞活性没有任何变化的情况下，且葡萄糖浓度越高，胰岛素反应越强。此外，4- 羟基异亮氨酸不与其他胰岛素分泌激动剂如亮氨酸、精氨酸、甲苯磺丁脲、甘油醛等相互作用。胡芦巴种子中的 4- 羟基异亮氨酸的促胰岛素释放活性在一定程度上可以解释胡芦巴种子的抗糖尿病作用，这种促分泌药物被认为可能是治疗非胰岛素依赖型糖尿病的一种潜在新药。

2. 改善胰岛素抵抗，促进外周组织的胰岛素敏感性 胰岛素抵抗是一种慢性轻度炎症性疾病，炎症细胞因子如 TNF-α、IL-6 和 C 反应蛋白（CRP）等与胰岛素抵抗高度相关，炎症介导的胰岛素抵抗也是 T2DM 发生的关键病因。研究发现，肥胖相关的胰岛素抵抗与可溶性肿瘤坏死因子 α（sTNF-α）高度相关。sTNF-α 通过干扰胰岛素受体底物 -1（IRS-1）的酪氨酸磷酸化和下调 GLUT4 的表达降低胰岛素敏感性而诱导全身性胰岛素抵抗。此外，sTNF-α 在促进脂肪细胞分解和游离脂肪酸释放方面起重要作用，从而加重了脂肪细胞的免疫缺陷。sTNF-α 由 TNF-α 转化酶（TACE）介导跨膜释放，而体内组织金属蛋白酶抑制因子 3（TIMP3）能抑制 TACE 的活性。因此，寻找能够与 TACE/TIMP3 相互作用从而改善肥胖相关胰岛素抵抗的药物意义重大。Gao 等研究发现，4- 羟基异亮氨酸能调节 TACE/TIMP3，从而改善 3T3-L1 脂肪细胞产生的胰岛素抵抗。

4- 羟基异亮氨酸还可显著改善棕榈酸盐诱导产生 ROS 和由 NF-κB、JNK1/2、ERK1/2 和 p38 MAPK 活化产生相关炎症反应，抑制炎症刺激的 IRS-1 丝氨酸磷酸化，恢复胰岛素刺激的 IRS-1 酪氨酸磷酸化，增强胰岛素敏感性。Broca 等利用高胰岛素 – 正葡萄糖钳夹实验检测高糖高脂饮食的 SD 大鼠和 Zucker *fa/fa* 鼠的相关指标，结果也显示 4- 羟基异亮氨酸通过激活 IRS-1 相关的磷脂酰肌醇 -3 激酶（PI3K）通路促进周围组织对葡萄糖的摄取利用，并减少肝脏葡萄糖输出以改善外周性胰岛素抵抗。Jaiswal 等也利用 L6 肌细胞进行研究，发现 4- 羟基异亮氨酸可降低 FFA 诱导的胰岛素抵抗，显著增加其细胞表面的 2-DG 摄取和 GLUT4 转运，但该效应可被渥曼青霉素（一种 PI3K 抑制试剂）完全消除。4- 羟基异亮氨酸还可显著增加 AKT（Ser-473）的磷酸化水平，但不改变 AKT、IRS-1、GLUT4 和 GSK-3β 在 mRNA 水平上的表达，认为其作用机制是通过 PI3K/AKT- 依赖机制促进 GLUT4 转运到细胞表面，从而刺激 L6 肌细胞中的葡萄糖摄取。此外，4- 羟基异亮氨酸和胡芦巴种子的粗提取物还被用来增加 HepG2 细胞中 GLUT2 的表达，同时增加葡萄糖的摄取及增加胰岛素受体 -β（IR-β）、AKT、糖原合成酶激酶 -3α/β（GSK-3α/β）和 GLUT2 的磷酸化水平。Sudeep 等还发现 4- 羟基异亮氨酸可通过激活 AMPK 和抑制细胞因子信号转导抑制因子 -3（SOCS-3）与 IR-β、IRS-1 免疫沉淀，减弱炎症介导的胰岛素抵抗。

因此，4- 羟基异亮氨酸能通过多种机制抑制 ROS、炎症和胰岛素信号转导造成的胰岛素敏感性下降。Gao 等通过建立 HepG2 胰岛素抵抗细胞系对 4- 羟基异亮氨酸改善胰岛素抵抗的分子机制进行阐述，并给出了两种可能的机制：下调 TNF-α 表达和增加胰岛素信号通路中 p-IRS-1 和 GLUT4 的表达。由于 4- 羟基异亮氨酸对胰岛素的直接作用，以及对肌肉、脂肪和肝组织的胰岛素增敏作用（图 5-1），其被认为是一种葡萄糖依赖性促胰岛素药物。以上这些效应，再加上没有急性毒性或遗传毒性，表明这种氨基酸作为一种治疗肥胖和胰岛素抵抗的天然产物具有潜在作用。

Avalos-Soriano 等也对 4- 羟基异亮氨酸在改善胰岛素抵抗中的研究结果进行了总结，如表 5-3 所示。

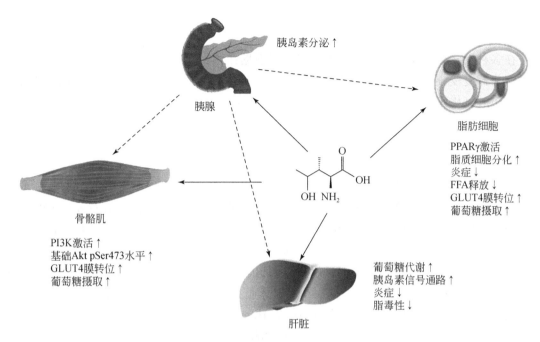

图 5-1　4-羟基异亮氨酸在胰腺、骨骼肌、脂肪组织和肝脏中的促胰岛素作用，4-羟基异亮氨酸增加胰岛
素分泌并改善非脂肪组织中的胰岛素敏感性

资料来源：Avalos-Soriano A, De la Cruz-Cordero R, Rosado JL, et al. Molecules, 2016, 21(11):1596

表 5-3　4-羟基异亮氨酸在胰岛素抵抗及其代谢不良反应中的作用

	模型	实验结果	参考文献
体外研究	人和大鼠离体胰腺	增加葡萄糖刺激下的胰岛素分泌	Hajimehdipoor H et al, 2008
	正常和 T2DM 大鼠，大鼠离体胰岛	口服葡萄糖耐量增加，葡萄糖刺激的胰岛素分泌增加	Broca C et al, 1999
	大鼠离体胰岛	葡萄糖刺激的胰岛素分泌增加	Broca C et al, 2000
	骨骼肌 (L6 肌细胞)	葡萄糖摄取增加，AKT（Ser 473）磷酸化水平增加，PI3K、GLUT4 表达增加	Jaiswal N et al, 2012
	胰岛素抵抗骨骼肌 (L6 肌细胞)	IRS1 酪氨酸磷酸化水平增加，PI3K、pAKT 增加，ROS、NF-κB、JNK、p38 MAPK 减少	Maurya CK et al, 2014
	胰岛素抵抗 3T3-L1 脂肪细胞	TNF-α 水平下降，葡萄糖摄取增加	Yu H et al, 2013
	胰岛素抵抗 HepG2 细胞	TNF-α 水平下降，IRS-1 和 GLUT4 表达增加，p-IRS-1 (Ser307) 表达抑制	Zafar MI et al, 2015
体内研究	Zucker fa/fa 大鼠，高脂＋高糖饲喂大鼠	糖耐量增加，胰岛素敏感性增加，肝脏葡萄糖水平下降，PI3K 表达增加，空腹胰岛素水平下降	Fowden L et al, 1973
	仓鼠	血清 TG、TC、FFA 水平下降，HDL 与 TC 比值上升	Broca C et al, 2004
	T2DM 大鼠	血糖水平下降，血清 HDL 上升，谷丙转氨酶和谷草转氨酶降低	Haeri MR et al, 2009
	C57BL/db/db 小鼠	血糖水平下降，血清 TG、TC、LDL 水平下降，HDL 水平升高	Singh AB et al, 2010
	T1DM 大鼠	血糖水平下降，血清 TG、TC、LDL 水平下降，HDL 水平升高	Haeri MR et al, 2012

资料来源：Avalos-Soriano A, De la Cruz-Cordero R, Rosado JL, et al. Molecules, 2016, 21(11):1596。

（四）胡芦巴碱

在多种动物模型中，胡芦巴碱表现出了降血糖作用。目前已报道的胡芦巴碱降血糖机制可能为修复受损胰岛、增加胰岛素含量、改善胰岛素敏感性、提升体内抗氧化酶活性及降低脂质过氧化作用等。Yoshinari 等用胡芦巴碱和烟酸干预 KK-Ay 糖尿病肥胖小鼠，在第22~23 天进行口服葡萄糖耐量试验（OGTT）时，相比于对照组，给予胡芦巴碱能降低小鼠血糖，提示胡芦巴碱能改善肥胖型糖尿病患者的葡萄糖耐量。同时，胡芦巴碱组小鼠肝脏葡萄糖激酶与葡萄糖 -6- 磷酸酶比值较对照组小鼠升高，血清 TNF-α 水平较对照组小鼠降低，提示胡芦巴碱治疗糖尿病与其调节葡萄糖激酶 / 葡萄糖 -6- 磷酸酶比值和 TNF-α 的水平密切相关。Aldakinah 等发现胡芦巴碱可通过改善胰岛素信号转导途径从而减轻 T2DM 大鼠的内质网应激和氧化应激，显示出抗糖尿病活性。胡芦巴碱能降低正常动物和化学诱导型糖尿病动物血糖指数，这一活性可能与其影响胰岛 B 细胞再生、胰岛素分泌和葡萄糖代谢酶活性有关。在多种细胞模型中，胡芦巴碱也表现出了类似的降血糖作用。刘永巧等通过建立胰岛素抵抗模型，检测胡芦巴碱对胰岛素抵抗 HepG2 细胞葡萄糖消耗的影响，发现胡芦巴碱在 <1000μmol/L 时能不同程度地促进 HepG2 细胞葡萄糖摄取并呈剂量依赖性。临床研究方面，在一组 15 名超重男性的糖耐量检测试验中，摄入含有绿原酸和胡芦巴碱的咖啡后，与安慰剂（甘露醇）相比，检测者体内葡萄糖和胰岛素浓度显著降低。提示绿原酸和胡芦巴碱在糖耐量检测过程中降低了早期的葡萄糖和胰岛素反应，饮食中添加胡芦巴碱和烟酸均能提高葡萄糖耐量。

此外，胡芦巴碱还能够减弱 3T3-L1 脂肪细胞的分化和脂质积累，这一过程可能与胡芦巴碱能够下调脂肪代谢相关的 PPARγ、C/EBP-α 的表达水平，进而会导致脂联素、脂肪原蛋白、瘦素、抵抗素和脂肪细胞脂肪酸结合蛋白（AP2）等基因的表达进一步下调，改善血液、肝脏及骨骼肌中糖脂代谢紊乱有关。

（五）胡芦巴黄酮

胡芦巴黄酮是一类多酚类化合物，大量研究报道了黄酮类化合物可以减轻摄入食物后的高血糖反应。例如，Kappel 等报道芹菜素可通过增加血清胰岛素水平来实现降血糖，而芦丁可通过改善胰岛素抵抗来增加葡萄糖摄取。槲皮素通过刺激胰岛素分泌和抑制醛缩酶还原酶来减轻糖尿病患者的高血糖。另外，许多研究也评价了胡芦巴黄酮对 1 型和 2 型糖尿病患者及糖尿病动物的降血糖作用。结果表明，胡芦巴黄酮也具有较强的抗糖尿病作用，能显著降低 STZ 诱导的糖尿病大鼠的血糖（$p<0.01$），提高血清胰岛素水平（$p<0.01$）和肝糖原含量（$p<0.01$），减轻体重损失，改善胰岛和肾脏状况，进而缓解糖尿病症状。Jiang 等用代谢组学方法进一步分析了黄酮类化合物的抗血糖作用，实验中采用 UPLC-Q-TOF-MS、主成分分析（PCA）和正交投影法对健康和糖尿病大鼠血清样品进行分析，鉴定了胡芦巴黄酮类化合物诱导的 11 种潜在生物标志物。这些生物标志物涉及脂质代谢（二十二碳六烯酸、花生四烯酸、鞘氨醇、鞘氨醇 -1- 磷酸盐和溶血磷脂酰胆碱）、氨基酸代谢（马尿酸和色氨酸）、肾代谢（2- 苯乙醇葡萄糖醛酸）。

单俊杰等从胡芦巴有效亚组分中分离出了芹菜素 -6-C-β-D- 葡萄糖 -8-C-β-D- 半乳糖苷、

芹菜素 -6-C-β-D- 葡萄糖 -8-C-α-L- 阿拉伯糖苷、芹菜素 -6-C-β- 半乳糖 -8-C-α-L- 广阿拉伯糖苷和芹菜素 -6、8- 二 -C-β-D- 葡萄糖苷等 4 种芹菜素黄酮苷，采用四氧嘧啶糖尿病小鼠模型进行胡芦巴中芹菜素黄酮苷的抗糖尿病活性评价，结果显示胡芦巴芹菜素黄酮苷具有显著降血糖和降血脂作用，能提高糖尿病小鼠胰腺重量指数，促进肝糖原的合成。

笔者所在的研究团队对青海地区胡芦巴种子中的主要黄酮类成分改善 3T3-L1 脂肪细胞胰岛素抵抗作用及其作用机制进行了研究。研究发现黄酮类化合物中的异荭草素能够增强 3T3-L1 脂肪细胞对胰岛素的敏感性，促进其对葡萄糖的摄取，提高胰岛素信号通路中关键蛋白的表达，改善胰岛素抵抗。对其作用机制的研究发现，异荭草素能清除或抑制细胞内活性氧产生，保护线粒体结构和功能的完整性，推测异荭草素可能是通过减少氧化应激发生、改善线粒体能量代谢来影响组织对胰岛素的敏感性，从而改善胰岛素抵抗，促进细胞对葡萄糖的摄取和利用。

1. 胡芦巴黄酮类和二苯乙烯类化合物改善胰岛素抵抗作用研究

（1）3T3-L1 脂肪细胞胰岛素抵抗模型建立与优化。笔者通过 3T3-L1 脂肪细胞建立胰岛素抵抗模型对胡芦巴种子中提取得到的 4 个黄酮化合物 [荭草素（orientin，Ori）、异荭草素（isorientin，Iori）、牡荆素（vitexin，Vit）、异牡荆素（isovitexin，Ivit）]、3 个二苯乙烯类化合物 [土大黄苷（rhaponticin，RHAc）、脱氧土大黄苷（desoxyrhapontisin，dRHAc）、丹叶大黄素（rhapontigenin，RHAg）]（化合物结构式见图 5-2）和罗格列酮（Rosi）改善胰岛素抵抗作用进行了评价，并考察了其对胰岛素信号通路关键蛋白表达与活化的影响。

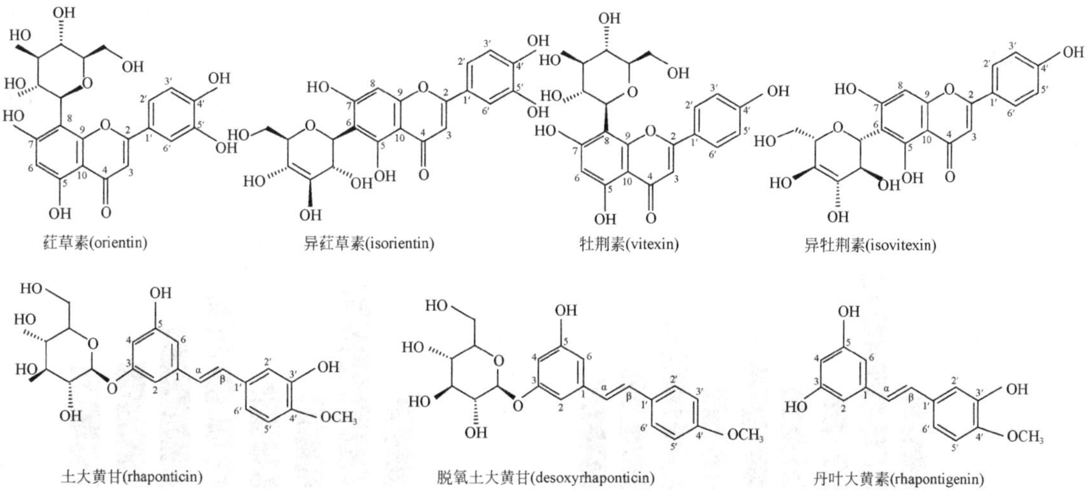

荭草素(orientin)　　异荭草素(isorientin)　　牡荆素(vitexin)　　异牡荆素(isovitexin)

土大黄甘(rhaponticin)　　脱氧土大黄甘(desoxyrhapontisin)　　丹叶大黄素(rhapontigenin)

图 5-2　胡芦巴黄酮化合物结构式

首先采用糖皮质激素的长效类似物地塞米松（Dex）处理分化成熟的 3T3-L1 脂肪细胞建立 IR 模型，并以胰岛素刺激下的 3T3-L1 细胞对 2-NBDG[2-(N-(7-nitrobenz-2-oxa-1,3-diazol-4-yl)amino)-2-deoxyglucose，为 2- 脱氧葡萄糖的荧光类似物，2′ 位置的氧原子被荧光基团 NBD 取代，激发波长为 488nm，发射波长为 542nm，主要用于细胞对葡萄糖摄取能力的检测]的摄取量和 AKT 的磷酸化水平作为检测指标对模型建立过程进行了优化，确定了地塞米松的最佳处理浓度和处理时间分别为 1μmol/L 和 48h，实验结果见图 5-3。

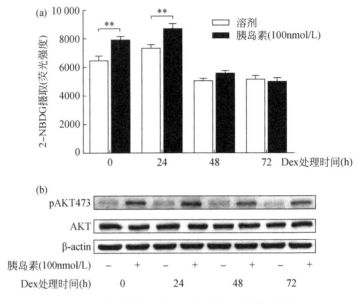

图 5-3　3T3-L1 脂肪细胞胰岛素抵抗模型优化

（a）Dex 处理 3T3-L1 细胞对 2-NBDG 的摄取能力的影响（** P<0.01）；（b）Dex 处理 3T3-L1 细胞中 AKT 的磷酸化水平的变化；β-actin，β- 肌动蛋白

（2）胡芦巴黄酮类和二苯乙烯类化合物对 3T3-L1 细胞摄取葡萄糖的影响。本研究利用 3T3-L1 细胞胰岛素抵抗模型评价了胡芦巴化合物中的黄酮类和二苯乙烯类化合物改善胰岛素抵抗的情况。化合物处理完成后，采用荧光标记的葡萄糖类似物 2-NBDG 检测 3T3-L1 细胞对葡萄糖的摄取能力。实验结果如图 5-4 所示。

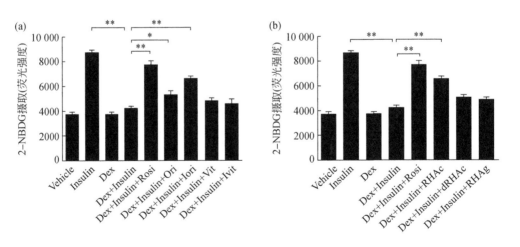

图 5-4　胡芦巴黄酮类和二苯乙烯类化合物对 3T3-L1 细胞摄取葡萄糖的影响

Vehicle，溶剂；Insulin，胰岛素；$\bar{x} \pm sd$, $n=4$, *$P<0.05$, **$P<0.010$

图 5-4 显示，正常组中胰岛素刺激后（Insulin 组）细胞对 2-NBDG 的摄取能力显著增强，而胰岛素抵抗组中胰岛素刺激后（Dex+Insulin 组）细胞对 2-NBDG 的摄取能力变化不大，与 Insulin 组相比差异极显著（$P<0.01$），说明胰岛素抵抗模型建立成功。而 Dex+Insulin+Rosi 组中细胞对 2-NBDG 的摄取能力恢复，明显高于 Dex+Insulin 组，且差异极显著（$P<0.01$），说明罗格列酮可以改善胰岛素刺激下 3T3-L1 脂肪细胞对 2-NBDG 的摄取能力。胡芦巴化合物处理组中，荭草素（$P<0.05$）、异荭草素（$P<0.01$）和土大黄苷（$P<0.01$）能不同程度地促进胰岛素刺激下 3T3-L1 脂肪细胞对 2-NBDG 的摄取，且与 Dex+Insulin 组相比具有差异显著性，其中异荭草素和土大黄苷效果更佳，说明异荭草素和土大黄苷具有改善胰岛素抵抗症状、治疗糖尿病的潜力。

（3）胡芦巴黄酮类和二苯乙烯类化合物对 3T3-L1 细胞 AKT 和 AMPK 磷酸化的影响。AKT 和 AMPK 信号通路在代谢疾病的发病过程中起着关键的作用，尤其是在胰岛素级联放大调控葡萄糖转运的过程中。在细胞的生长、增殖及代谢过程中 PI3K/AKT 信号通路起着重要作用，它受到多种因子的调节，如表皮生长因子和胰岛素样生长因子等的正调节及 PTEN 等分子的负调节，以维持细胞和生命的稳态。PI3K/AKT 信号通路是胰岛素的主要下游分子通路，在胰岛素行使其代谢功能时，一般认为 AKT2 行使了最重要的功能，当胰岛素刺激后 AKT 的磷酸化水平会显著增加，而机体或细胞进入胰岛素抵抗状态后，对胰岛素不敏感，AKT 磷酸化水平降低。腺苷酸活化蛋白激酶 AMPK 是一种重要的蛋白激酶，在协调代谢和能量平衡方面发挥重要作用。AMPK 被激活后在增加骨骼肌对葡萄糖摄取、增强胰岛素敏感性、增加脂肪酸氧化及调节基因转录等方面发挥重要作用。由于其在调节糖和脂肪酸代谢方面的作用，AMPK 可能为治疗肥胖、胰岛素抵抗和 2 型糖尿病提供了新的药理靶点。该研究中采用蛋白印迹法（Western blotting）研究了胡芦巴黄酮类化合物和二苯乙烯类化合物对 3T3-L1 细胞中 AKT/pAKT 和 AMPK/pAMPK 的表达水平的影响，实验结果如图 5-5 所示。

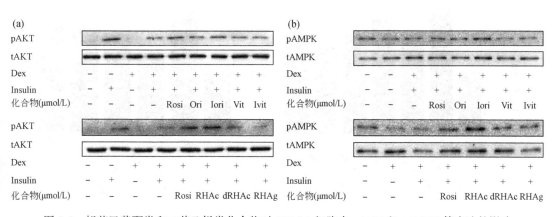

图 5-5　胡芦巴黄酮类和二苯乙烯类化合物对 3T3-L1 细胞中 pAKT 和 pAMPK 等表达的影响
Insulin，胰岛素

图 5-5 表明，正常组（Insulin 组）中胰岛素刺激后细胞中 AKT 的磷酸化水平显著升高，而胰岛素抵抗组（Dex+Insulin 组）中胰岛素刺激后细胞中 AKT 的磷酸化水平与胰岛素组相比显著降低，说明胰岛素抵抗模型建立成功，这与 2-NBDG 摄取试验结果一致。

Dex+Insulin+Rosi 组细胞中 AKT 的磷酸化水平与 Dex+Insulin 组相比明显升高，说明罗格列酮可以改善胰岛素刺激下 3T3-L1 脂肪细胞中 AKT 的磷酸化水平，进而改善胰岛素抵抗。

胡芦巴化合物处理组中，黄酮类化合物中的异荭草素和二苯乙烯类化合物中的土大黄苷可以显著提高胰岛素刺激下 3T3-L1 脂肪细胞中 AKT 的磷酸化水平。在研究 AKT 磷酸化水平的同时也考察了胡芦巴化合物对 3T3-L1 脂肪细胞中 AMPK 磷酸化水平的影响。图 5-5 显示，异荭草素和土大黄苷同样可以活化 AMPK，增加其磷酸化水平。研究说明异荭草素和土大黄苷可能通过促进 AKT 和 AMPK 磷酸化水平，影响胰岛素信号通路，进而改善 3T3-L1 细胞胰岛素抵抗。

（4）胡芦巴黄酮类和二苯乙烯类化合物对 3T3-L1 细胞脂代谢相关基因转录水平的影响。目前的研究认为脂肪组织是胰岛素抵抗产生的始发部位，除了能调节人体能量储存和营养平衡外，还是一个活跃的内分泌器官，可以分泌多种细胞因子如 TNF-α、瘦素、脂联素和抵抗素等。胰岛素抵抗的发生往往与肥胖症相关，体脂的堆积、肌肉和其他组织对葡萄糖的利用率降低造成胰岛素抵抗和高胰岛素血症，而脂肪组织的发生主要与脂肪因子的表达密切相关。通过实时定量荧光 PCR 的方法研究了胡芦巴黄酮类和二苯乙烯类化合物对 3T3-L1 脂肪细胞胰岛素抵抗模型中 PPARγ、C/EBPα、AP2、SREBP1c 和 FAS 等脂肪因子的转录水平的影响，实验结果如图 5-6~ 图 5-10 所示。

图 5-6 表明，胰岛素抵抗组（Dex 组）中 PPARγ 的转录水平显著增高，说明处于胰岛素抵抗状态的细胞中 PPARγ 的表达上升。罗格列酮组中 PPARγ 的转录水平与胰岛素抵抗组（Dex 组）相比明显下降，而胡芦巴化合物处理组中，黄酮类化合物中的异荭草素和牡荆素及二苯乙烯类化合物中的土大黄苷和脱氧土大黄苷能够降低 PPARγ 的转录水平，并且与胰岛素抵抗组相比均具有显著性差异。

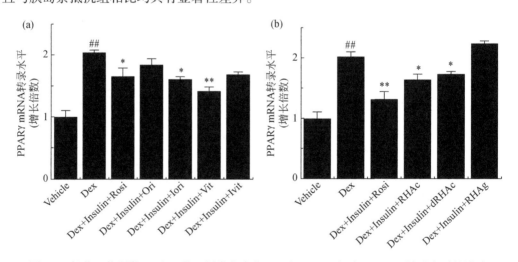

图 5-6 胡芦巴黄酮类 (a) 和二苯乙烯类化合物 (b) 对 3T3-L1 细胞 PPARγ 转录水平的影响

$\bar{x} \pm$ sd, n=3；## P<0.01, vs Vehicle；* P<0.05,** P<0.01, vs Dex；Vehicle, 溶剂；Insulin, 胰岛素

C/EBPα 即 CCAAT/ 增强子结合蛋白 α，在脂肪细胞分化的终末阶段大量表达，与 PPARγ 共同作用，开启一系列脂肪特异性基因的表达，从而合成、摄取和储存长链脂肪酸，并使细胞停止增殖，呈现完全分化状态。图 5-7 显示，与正常组（Vehicle 组）相比，胰岛

素抵抗组（Dex 组）中 C/EBP α 的转录水平显著增高，并且罗格列酮能够增强 C/EBP α 的转录水平，说明罗格列酮能够促进脂质的代谢，增加脂肪细胞中脂质的合成。胡芦巴化合物处理组中，黄酮类化合物异荭草素和牡荆素与二苯乙烯类化合物土大黄苷能够降低 C/EBP α 的表达，并且与胰岛素抵抗组相比差异极显著。

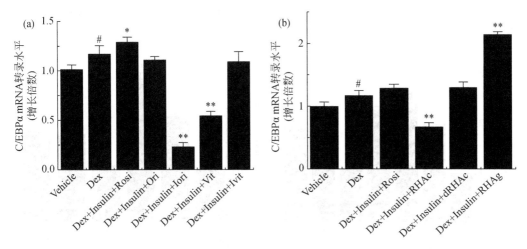

图 5-7　胡芦巴黄酮类 (a) 和二苯乙烯类化合物 (b) 对 3T3-L1 细胞 C/EBP α 转录水平的影响

$\bar{x} \pm sd$, $n=3$；$\#P<0.05$, vs Vehicle；$* P<0.05$, $**P<0.01$, vs Dex；Vehicle，溶剂；Insulin，胰岛素

　　AP2 是脂代谢过程中的重要基因，在成熟脂肪细胞中表达升高，因此笔者研究了 AP2 在胰岛素抵抗状态下 3T3-L1 细胞中的表达情况。实验结果如图 5-8 所示，与正常组（Vehicle 组）相比胰岛素抵抗组（Dex 组）中 AP2 的转录水平显著增高，并且罗格列酮能够增强 AP2 的转录水平，说明罗格列酮能促进脂质的代谢，增加脂肪细胞中脂质的合成，这与上述结果相一致。胡芦巴化合物处理组中，黄酮类化合物异荭草素和牡荆素与二苯乙烯类化合物土大黄苷均能降低 AP2 的表达，并且与胰岛素抵抗组相比差异极显著。

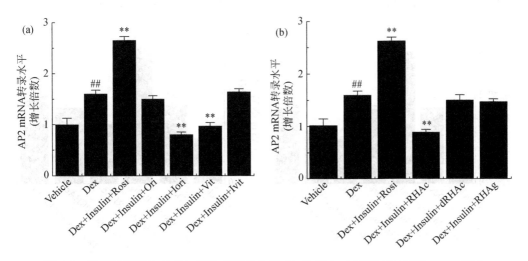

图 5-8　胡芦巴黄酮类 (a) 和二苯乙烯类化合物 (b) 对 3T3-L1 细胞 AP2 转录水平的影响

$\bar{x} \pm sd$, $n=3$；$\#\#P<0.01$, vs Vehicle；$**P<0.01$, vs Dex；Vehicle，溶剂；Insulin，胰岛素

SREBP1c 是脂代谢过程中 PPARγ 和 C/EBPα 代谢通路下游的脂代谢相关基因，在成熟脂肪组织和细胞中表达增强。该实验研究了 SREBP1c 在胰岛素抵抗状态下 3T3-L1 细胞中的转录水平。图 5-9 显示与正常组相比，胰岛素抵抗组中 SREBP1c 的转录水平显著升高，而罗格列酮能够增强 SREBP1c 在脂肪细胞中的表达。胡芦巴化合物处理组中，黄酮类化合物异荭草素和牡荆素与二苯乙烯类化合物土大黄苷均能降低脂肪酸合酶（FAS）的转录水平，并且与胰岛素抵抗组相比具有显著性差异。

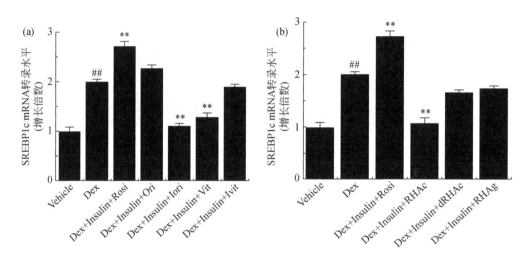

图 5-9　胡芦巴黄酮类（a）和二苯乙烯类化合物（b）对 3T3-L1 细胞 SREBP1c 转录水平的影响

$\bar{x} \pm sd$, $n=3$；$\#\#P<0.01$, vs Vehicle；$**P<0.01$, vs Dex；Vehicle，溶剂；Insulin，胰岛素

FAS 是脂肪细胞中合成脂肪酸的重要酶，*FAS* 基因是 SREBP1c 的下游基因，在成熟脂肪细胞中表达水平升高。该实验研究了 FAS 在胰岛素抵抗状态下 3T3-L1 细胞中的转录水平。图 5-10 表明与正常组相比，胰岛素抵抗组中 FAS 的转录水平显著升高，而罗格列酮能够增强 FAS 在脂肪细胞中的表达。胡芦巴化合物处理组中，黄酮类化合物异荭草素和牡荆素与

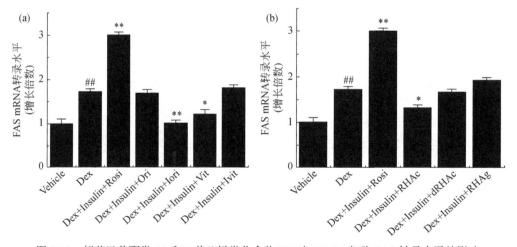

图 5-10　胡芦巴黄酮类 (a) 和二苯乙烯类化合物 (b) 对 3T3-L1 细胞 FAS 转录水平的影响

$\bar{x} \pm sd$, $n=3$；$\#\#P<0.01$, vs Vehicle；$* P<0.05$,$**P<0.01$, vs Dex；Vehicle，溶剂；Insulin，胰岛素

苯乙烯类化合物土大黄苷均能降低 FAS 的转录水平，并且与胰岛素抵抗组相比具有显著性差异。

综上所述，胡芦巴黄酮类化合物异荭草素和二苯乙烯类化合物土大黄苷均能提高胰岛素刺激下 3T3-L1 细胞对 2-NBDG 的摄取能力，提高胰岛素信号通路中 AKT 和 AMPK 的磷酸化水平，同时降低脂质代谢相关因子 PPARγ、C/EBPα、AP2、SREBP1c 和 FAS 的转录水平。研究说明异荭草素可能通过促进 AKT 和 AMPK 的磷酸化水平，影响胰岛素信号通路，促进脂肪细胞对葡萄糖的摄取利用，进而改善 3T3-L1 细胞胰岛素抵抗和糖脂代谢紊乱。

2. 胡芦巴黄酮类和二苯乙烯类化合物改善 3T3-L1 细胞线粒体功能研究

（1）胡芦巴黄酮类和二苯乙烯类化合物对 3T3-L1 细胞线粒体膜电势的影响。线粒体功能主要体现在维持氧化磷酸化的能力，而这种能力可以用线粒体内膜电势来评价。因为内负外正的膜电势既保证了电子在电子传递链中的电势能，同时又保证了氢离子进入线粒体内的电势能，从而为 ATP 合成提供了必要的质子流。因此，线粒体膜电势的高低是评价线粒体功能的重要指标之一。JC-1 是一种广泛用于检测线粒体膜电势的理想荧光探针，可以非常方便地通过荧光颜色的变化来检测线粒体膜电势的变化。在线粒体膜电位较高时，JC-1 聚集在线粒体的基质中形成聚合物，可以产生红色荧光；在线粒体膜电位较低时，JC-1 不能聚集在线粒体的基质中，此时 JC-1 为单体，可以产生绿色荧光。该实验以 JC-1 作为检测线粒体膜电势的荧光探针，采用流式细胞仪对 3T3-L1 细胞中的线粒体膜电势进行了分析，实验结果如图 5-11 所示。

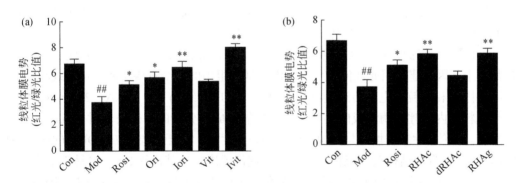

图 5-11　胡芦巴黄酮类 (a) 和二苯乙烯类化合物 (b) 对 3T3-L1 膜电势产生的影响
$\bar{x} \pm sd$, $n=3$；##$P<0.01$, vs Con；*$P<0.05$, **$P<0.01$, vs Mod；Con，空白组；Mod，模型组

图 5-11 显示，Mod 组中线粒体膜电势与 Con 组相比显著下降，说明胰岛素抵抗细胞中线粒体膜电势降低。罗格列酮处理组中线粒体膜电势与 Mod 组相比显著升高，说明罗格列酮能升高胰岛素抵抗状态的 3T3-L1 细胞线粒体膜电势。胡芦巴化合物处理组中，黄酮类化合物荭草素、异荭草素和异牡荆素与二苯乙烯类化合物土大黄苷和丹叶大黄素能一定程度地恢复 3T3-L1 细胞线粒体膜电势，其中异荭草素效果最明显。

（2）胡芦巴黄酮类和二苯乙烯类化合物对 3T3-L1 细胞中 ATP 水平的影响。ATP 是生物机体主要的能量物质，由线粒体内膜氧化磷酸化产生内膜质子梯度，质子回流时促使 ATP 合酶催化合成 ATP。ATP 的产生能力是线粒体功能的一个主要指标，如果线粒体内膜损伤产生质子漏或氧化磷酸化受损，ATP 的合成均会受损。该实验利用 ATP 含量测定试剂盒检测了胡芦巴化合物对 3T3-L1 细胞中 ATP 的影响，实验结果如图 5-12 所示。

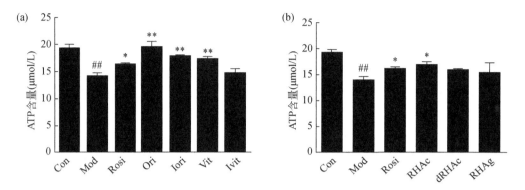

图 5-12　胡芦巴黄酮类 (a) 和二苯乙烯类化合物 (b) 对 3T3-L1 细胞 ATP 合成的影响

$\bar{x} \pm sd$, $n=3$；##$P<0.01$, vs Con; *$P<0.05$, **$P<0.01$, vs Mod；Con，空白组；Mod，模型组

　　图 5-12 显示，Mod 组细胞中 ATP 的含量显著低于 Con 组，且差异极显著，说明胰岛素抵抗可以导致 3T3-L1 脂肪细胞中 ATP 的合成下降。与 Mod 组相比，罗格列酮处理组细胞中 ATP 含量增加，并且差异显著。胡芦巴化合物处理组中，黄酮类化合物异荭草素和牡荆素与二苯乙烯类化合物土大黄苷均能增加细胞中 ATP 的含量，与 Mod 组相比具有显著性差异。

　　（3）胡芦巴黄酮类和二苯乙烯类化合物对 3T3-L1 细胞线粒体 DNA 损伤的影响。线粒体 DNA 是独立于细胞核染色体外的基因组，具有自我复制、转录和编码功能。线粒体 DNA 无组蛋白的保护，各基因排列紧凑，无内含子，部分区域出现基因的重叠，几乎每个碱基都用于基因组建，因此任何突变都会涉及基因组中的一个重要功能区域。线粒体 DNA 所含的基因组和线粒体电子传递链的功能有关，其序列编码 2 个 rRNA、22 个 tRNA 和 13 个参与线粒体内膜呼吸酶组成的多肽。当活性氧形成与分解的平衡失调时，机体处于氧化应激状态。不论活性氧的增加是内源性的还是外源性的，均能引起线粒体 DNA 的氧化损伤。线粒体 DNA 自身的结构及功能特点和所在生理位置决定了其比核 DNA 更易于受到氧化损伤的攻击，而氧化损伤引起的线粒体 DNA 突变或其基因产物丢失又会进一步促进活性氧的释放。该实验采用长片段 PCR 方法研究了胡芦巴化合物对 3T3-L1 细胞中线粒体 DNA 损伤的影响，线粒体 DNA 损伤的实验结果如图 5-13 所示。

　　线粒体长片段目的基因（8636bp）采用高保真的 Long Amp® *Taq* 2×Master Mix 进行扩增，短片段（316bp）采用普通 DNA *Taq* 酶进行扩增。基因片段的损伤位点是随机的，基因片段越长，DNA 损伤程度越大，PCR 扩增效率越低，完成一次循环所需时间越长，固定时间内扩增的基因片段的量越少。而短片段由于基因序列较短，DNA 损伤概率相对较小，对 PCR 扩增影响较小。该试验以短片段为内参，以长片段扩增基因量来衡量线粒体 DNA 的损伤严重程度。图 5-14 显示，与 Con 组相比，Mod 组中长片段扩增出的目的基因显著减少，说明胰岛素抵抗模型中线粒体 DNA 出现损伤，而罗格列酮能明显减轻线粒体 DNA 损伤程度。胡芦巴黄酮类化合物对线粒体 DNA 损伤也有一定的保护作用，其中异荭草素和土

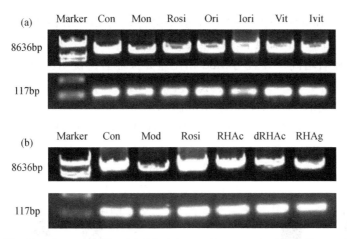

图 5-13　胡芦巴黄酮类 (a) 和二苯乙烯类化合物 (b) 对 3T3-L1 细胞线粒体 DNA 损伤的影响

Marker，标记组；Con，空白组；Mod，模型组

大黄苷作用最为明显。

（4）胡芦巴黄酮类和二苯乙烯类化合物对 3T3-L1 细胞线粒体生物发生基因转录水平的影响。线粒体生物发生在维持线粒体功能和数目以满足真核细胞生理需要方面具有重要作用。疾病状态下若有线粒体损伤，线粒体生物发生增强则有助于维持线粒体功能和细胞能量状态，进而促进组织、器官修复；反之，若线粒体生物发生受损与线粒体功能障碍同时出现，则可使线粒体功能障碍进一步恶化，加重细胞、组织功能损伤。该研究中采用实时荧光定量 PCR 研究了胡芦巴化合物对 3T3-L1 细胞中线粒体发生相关基因 *NRF1*、*PGC-1* 和 *Tfam* 转录水平的影响，实验结果如图 5-14~ 图 5-16 所示。

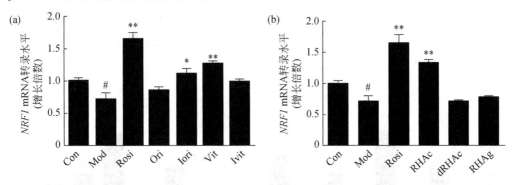

图 5-14　胡芦巴黄酮类 (a) 和二苯乙烯类化合物 (b) 对 3T3-L1 细胞中 *NRF1* 转录水平的影响

$\bar{x} \pm sd$, $n=3$；#$P<0.05$, vs Con；*$P<0.05$, **$P<0.01$, vs Mod；Con，空白组；Mod，模型组

图 5-14 表明，Mod 组中 *NRF1* 的转录水平降低，与 Con 组相比差异性显著，说明胰岛素抵抗导致 3T3-L1 细胞中 *NRF1* 表达水平降低。罗格列酮（Rosi）组中，*NRF1* 转录水平显著增高，并且与 Mod 组相比差异极显著，说明罗格列酮能够改善胰岛素抵抗所致的 *NRF1* 转录水平降低。胡芦巴化合物处理组中，黄酮类化合物异荭草素、牡荆素和异牡荆素与二苯乙烯类化合物土大黄苷均能使 *NRF1* 转录水平显著增高，其中异荭草素组和异牡荆素组与 Mod 组相比差异显著，牡荆素组和土大黄苷组与 Mod 组相比差异极显著。

图 5-15 表明，Mod 组中 *PGC-1* 转录水平降低，与 Con 组相比差异性极显著，说明胰岛素抵抗状态的 3T3-L1 细胞中线粒体发生 *PGC-1* 基因表达水平降低。罗格列酮组中，*PGC-1* 转录水平显著增高，并且与 Mod 相比差异极显著，说明罗格列酮能够改善胰岛素抵抗所导致的线粒体 *PGC-1* 基因转录水平降低。胡芦巴化合物处理组中，黄酮类化合物与二苯乙烯类化合物对 *PGC-1* 转录水平的影响都不明显，其中荭草素、异荭草素和土大黄苷能够轻微上调 *PGC-1* 基因转录水平，但与 Mod 相比不具有显著性差异。

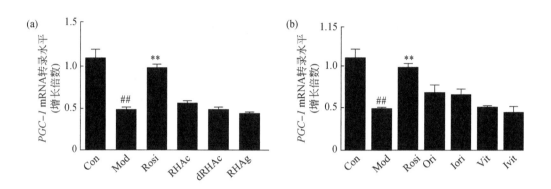

图 5-15　胡芦巴黄酮类 (a) 和二苯乙烯类化合物 (b) 对 3T3-L1 细胞中 *PGC-1* 转录水平的影响
$\bar{x} \pm sd, n=3$；##$P<0.01$, vs Con; **$P<0.01$, vs Mod；Con，空白组；Mod，模型组

图 5-16 表明，与 Con 组相比 Mod 组中 *Tfam* 转录水平降低，具有极显著性差异，说明胰岛素抵抗状态下的 3T3-L1 细胞中线粒体发生 *Tfam* 基因表达水平降低。罗格列酮组中，*Tfam* 转录水平显著增高，并且与 Mod 组相比差异极显著，说明罗格列酮能够改善胰岛素抵抗所导致的线粒体 *Tfam* 基因转录水平降低。胡芦巴化合物处理组中，黄酮类化合物荭草素能够下调其转录水平，而异荭草素和异牡荆素及二苯乙烯类化合物土大黄苷能够上调其转录水平，并且与 Mod 组相比都具有极显著性差异。

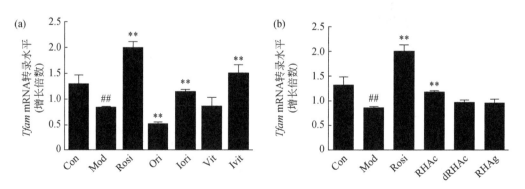

图 5-16　胡芦巴黄酮类 (a) 和二苯乙烯类化合物 (b) 对 3T3-L1 细胞中 *Tfam* 转录水平的影响
$\bar{x} \pm sd, n=3$；##$P<0.01$, vs Con; **$P<0.01$, vs Mod；Con，空白组；Mod，模型组

线粒体功能损伤和胰岛素抵抗有密切的关系。细胞内 ROS 产生的多少、线粒体膜电势的高低、ATP 的生成、线粒体 DNA 损伤情况等都会影响线粒体的功能，其中任何一项指标

出现问题线粒体的功能均会受到影响。本章中的实验分别对以上各项指标进行了研究。线粒体功能研究结果显示，胡芦巴化合物中荭草素、异荭草素、异牡荆素能降低细胞中 ROS 的产生，这可能与胡芦巴化合物结构中的酚羟基的数目与位置有关；与此同时，荭草素、异荭草素、异牡荆素还能一定程度上恢复 3T3-L1 细胞线粒体膜电势，增加细胞中 ATP 的产生，保护线粒体 DNA 免受损伤。

（六）胡芦巴多糖

大量研究显示，胡芦巴多糖能够有效控制血糖，降糖途径包括抑制肠道内糖消化酶活性、抑制糖吸收、促进肝糖原合成等。陈轶玉等将从胡芦巴种子提取的两种物质（FSA1、FSA2）分别按高、中、低 3 个剂量连续 30 天饲喂四氧嘧啶诱发的糖尿病大鼠，结果发现，两种药物高剂量对糖尿病大鼠生存有极显著影响，中剂量组有部分动物死亡，低剂量组虽然大鼠血糖有所下降，但死亡率高。FSA1 安全剂量为 4.5 ~ 0.9g/kg，FSA2 安全剂量为 0.8 ~ 0.32g/kg。该研究结果表明，胡芦巴的一种醇提物对糖尿病大鼠具有明显的降血糖作用，这种醇提物的主要成分为多糖。

Raghuram 等研究还发现，胡芦巴药用种子的凝胶部分含有的半乳甘露聚糖（GM）是一种水溶性植物纤维，其化学结构很像瓜尔豆胶（guar gum），能够提高肠内容物的黏度，影响葡萄糖的吸收，具有降低餐后血糖和增加胰岛素敏感性等作用，该作用不仅在临床研究，还在正常动物和糖尿病模型动物中得到了证实。Khati 等将 3 组糖尿病大鼠分别饲喂 0.18g/(kg·d)、0.90g/(kg·d) 和 4.50g/(kg·d) 的胡芦巴胶，正常大鼠饲喂量为 4.50g/(kg·d)，实验周期为 32 天。结果也发现胡芦巴胶对糖尿病大鼠有显著降血糖作用，其效果取决于剂量，0.90g/(kg·d) 和 4.50g/(kg·d) 的胡芦巴胶降血糖作用显著。

GM 除具有降血糖作用外，还具有降低健康人群和 T2DM 患者血清 TC、LDL 含量的作用。Anchalee 等以从加拿大的胡芦巴种子中提取的 GM 为研究对象进行了研究，发现 GM 具有降低高糖喂养的大鼠餐后血糖、TG 和 TC 的作用，并且在改善血脂的同时还伴有减轻腹部肥胖的作用。

另有研究发现，胡芦巴多糖对其并发症糖尿病肾病（DN）同样具有较好的作用。糖尿病肾病是糖尿病常见和严重的微血管并发症之一，其主要病理特点是肾小球基底膜增厚和以肾小球系膜区为主的细胞外基质（ECM）积聚。DN 的发病机制复杂，是多种因素共同作用的结果，迄今尚无满意的治疗方法。Jin 等探讨了胡芦巴对 STZ 诱导的糖尿病大鼠糖尿病肾病发生的保护作用及机制，发现胡芦巴提取物（胡芦巴多糖占 89.0%）处理组肾功能参数 [包括血糖、蛋白尿、糖化血红蛋白 A1c（HbA1c）、二甲基甲酰胺（DMF）、血尿素氮（BUN）、血清肌酐（Scr）和肾指数（KI）]、病理参数及氧化应激等得到明显改善；同时显著抑制了转化生长因子（TGF-β1）和结缔组织生长因子（CTGF）在转录水平和翻译水平的上调。石艳等研究也得出了同样的结论，他们发现给予胡芦巴多糖可明显改善糖尿病大鼠肾脏功能及结构损害，明显下调大鼠肾皮质、肾小球系膜细胞 CTGF 转录和翻译水平，并抑制肾小球 ECM 积聚。这些研究结果均为胡芦巴用于临床防治 DN 提供了理论依据。

（七）其他物质成分

（1）胡芦巴挥发油。胡芦巴精油富含萜烯，这些营养素和抗氧化剂赋予了胡芦巴精油抵抗病毒、癌症和导致衰老的自由基的能力。近年来的研究发现，萜烯可以通过肠道被吸收，并在糖代谢和胆固醇代谢的控制中发挥重要作用。Hamden 等研究发现，以 omega-3 和胡芦巴萜烯配制组合物（om3/terp）可以抑制淀粉等水解为单糖的关键酶如 α - 淀粉酶、麦芽糖酶的活性，保护小鼠的 B 细胞免受损伤，提高糖尿病大鼠的淀粉和葡萄糖耐量。om3/terp 对胰脏和血浆中的 α - 淀粉酶活性抑制率分别为 46% 和 52%，而对麦芽糖酶的活性抑制率则分别为 37% 和 35%。此外，对糖尿病大鼠给予胡芦巴精油，可明显提高糖尿病大鼠的淀粉和葡萄糖耐量。此外，om3/terp 还能显著降低糖尿病大鼠血浆和肝脏中血糖、TG、TC 和 LDL 水平，升高 HDL-C 水平，有助于维持血脂的稳定。

（2）胡芦巴油。Khidir 等以胡芦巴油为原料，制备胡芦巴油纳米配方，证实可以提高生物活性物质的生物利用度，进而提高胡芦巴油对大鼠腹腔注射链脲菌素诱导的糖尿病的治疗效果。实验中以胡芦巴油、吐温 80 和蒸馏水为原料，采用乳液相转化法和乳液滴定法制备纳米乳液，并采用非离子表面活性剂稳定粒径小于 100nm 的纳米颗粒。结果发现，开发出的胡芦巴油纳米配方能大大降低糖尿病大鼠血液中葡萄糖和 LDL-C 的水平。

（3）胡芦巴纤维。Ethan 等认为，胡芦巴脱脂的种皮和胚乳部分与降血糖作用有关，而其脂类提取物却无降血糖作用。胡芦巴种皮含有 50% 纤维（30% 为可溶性纤维、20% 为不溶性纤维），能够减慢餐后葡萄糖的吸收率，这可能是其降血糖作用的一种机制。Miriam 等的研究也发现，食用含可溶性纤维有利于小鼠肠道菌群，对其体重、血糖水平和肝脏 β 氧化产生积极影响。

第二节　降血脂作用

一、高脂血症概述

血脂是血浆中的胆固醇（TC）、甘油三酯（TG）和类脂（主要包括磷脂、糖脂、固醇、类固醇）的总称，是细胞的基础代谢必需物质。一般说来，与临床密切相关的血脂主要是 TC 和 TG，其中 TG 参与人体内能量代谢，而 TC 则主要用于合成细胞膜、类固醇激素和胆汁酸。血脂不溶于水，必须与载脂蛋白（apolipoprotein, Apo）结合形成脂蛋白才能溶于血液，被运输至组织进行代谢。因此，所有的血脂都和蛋白质结合成脂蛋白。而脂蛋白的基本结构是以不同含量的 TG 为核心，周围包围一层磷脂、TC 和蛋白质分子。脂蛋白根据密度分为乳糜微粒（CM）、极低密度脂蛋白（VLDL）、中间密度脂蛋白（IDL）、低密度脂蛋白（LDL）和高密度脂蛋白（HDL）。其中，TG 的主要携带者是 CM 和 VLDL，TC 的主要携带者是 VLDL 和 HDL。高脂血症是指血脂（血浆中 TC、TG 和 LDL 中的一种或多种）水平过高，可直接引起一些严重危害人体健康的疾病，如动脉粥样硬化、冠心病、胰腺炎等，临床上血脂检测的基本项目为 TC、TG、LDL 和 HDL 检测。

（一）发病因素与临床表现

高脂血症可分为原发性高脂血症和继发性高脂血症两类。原发性高脂血症与先天遗传有关，是由单基因缺陷或多基因缺陷使参与脂蛋白转运和代谢的受体、酶或载脂蛋白发生异常，或由环境因素（如饮食、营养、药物）和通过未知的机制而致。继发性高脂血症多发生于代谢性紊乱疾病（如糖尿病、高血压、黏液性水肿、甲状腺功能低下、肥胖、肝肾疾病），或与其他因素如年龄、性别、季节、饮酒、吸烟、饮食、体力活动、精神紧张、情绪活动等有关。

高脂血症的主要临床表现是脂质在真皮内沉积和在血管内皮沉积所引起的动脉硬化。尽管高脂血症可引起黄色瘤，但其发生率并不高；而动脉粥样硬化的发生和发展又是一种缓慢渐进的过程。因此在通常情况下，多数患者并无明显症状和异常体征，且不少人由于其他原因进行血液生化检验时才发现有血浆脂蛋白水平升高。血脂异常者往往伴有多种心血管危险因素，血脂水平下降会使得心血管疾病的发生率和死亡率随着血清总胆固醇和低密度脂蛋白胆固醇水平的下降而降低。

（二）分类和诊断标准

高脂血症的是临床分类可分为高胆固醇血症、高甘油三酯血症、混合型高脂血症（TC和 TG 增高）和低高密度脂蛋白胆固醇（HDL-C）血症。定期检查血脂是血脂异常防治和心血管疾病防治的重要措施。早期检出血脂异常个体并检测血脂水平变化，是有效实施广泛的动脉粥样硬化性源性疾病（ASCVD）防治措施的重要基础。为了及时发现血脂异常，建议 20 ~ 40 岁成人至少每 5 年测量一次血脂，40 岁以上男性和绝经期后的女性每年检测一次血脂，ASCVD 患者及高危人群应每 3 ~ 6 个月检测一次血脂，因 ASCVD 住院的患者，应在入院时或入院 24h 内检测血脂。

关于高脂血症的诊断标准，目前国际和国内尚无统一的方法。根据《中国成人血脂异常防治指南》(2016 年修订版) 所确定的血脂异常诊断标准：血浆 TC ≤ 200mg/dL 为正常，200mg/dL ≤ TC ≤ 239mg/dL 为边缘性升高，TC ≥ 240mg/dL 为高胆固醇血症；对于 LDL 而言，LDL ≤ 130mg/dL 为正常，在 130mg/dL ≤ LDL ≤ 159mg/dL 为边缘性升高，LDL ≥ 160mg/dL 为血脂异常；对于 TG 而言，TG ≤ 150mg/dL 为正常，150mg/dL ≤ TG ≤ 190mg/dL 为边缘性升高，TG ≥ 200mg/dL 为高甘油三酯血症；对于 HDL 而言，男性不应 <40mg/dL，女性不应 <50mg/dL。各地由于所测人群不同及所采用的测试方法的差异等因素，所制定的高脂血症诊断标准不一。但为了防治动脉粥样硬化和冠心病，合适的血浆胆固醇水平应该根据患者未来发生心脑血管疾病的风险来决定，发生风险越高，合适的血浆胆固醇水平应越低。

（三）高脂血症与糖尿病

哈佛大学医学院的 Flier 教授在美国糖尿病协会大会上提出了脂毒性学说，他认为 T2DM 的发生可能与体内脂肪酸过度积累有着密切的关系。随着人们对脂毒性学说研究的不断深入，发现脂毒性可能是 T2DM 发病过程中的一个非常重要的独立危险因素。脂肪酸的过度积累，会导致体内脂肪细胞的体积增大，脂肪细胞贮存脂肪的能力会随之下降，当体内脂肪的积累量大于脂肪细胞的储备能力时，机体就会将多余的 TG 转移到肝脏、肌肉及胰岛细胞，造成脂肪的异位沉积，最终引发外周胰岛素抵抗和胰岛 B 细胞胰岛素分泌障碍。由于这些异位沉积于内脏的脂肪组织的脂解活性很强，所以一般认为机体胰岛素抵抗与内脏脂肪组织中高浓度的 FFA 密切相关。

1. 脂毒性与胰岛 B 细胞胰岛素的分泌 机体在正常的情况下，生理浓度范围的 FFA 可以促进葡萄糖诱导的胰岛 B 细胞分泌胰岛素；而机体长期暴露于高浓度的血浆 FFA 中，导致多余的 FFA 脂化后异位沉积于胰岛 B 细胞等，引起胰岛 B 细胞的凋亡和坏死，破坏胰岛组织的结构和功能，葡萄糖刺激下的胰岛素分泌减少，糖异生增加。高浓度 FFA 对胰岛 B 细胞的损伤主要以凋亡为主，因此该过程又被称为脂性凋亡。Girard 等进行的体外胰岛细胞培养实验显示，高浓度 FFA 处理细胞 48h 可以显著提高其凋亡率。

另有研究发现，PPARα 和 PPARγ 在人类的胰岛细胞中特异性高表达，能够直接调控胰岛细胞的功能。对 PPARγ 的激活能够抑制 NF-κB 及 iNOS 等炎症因子的表达，并抑制 B 细胞的凋亡和坏死，促进其生长。Lalloyer 等研究发现，PPARα 基因缺陷的肥胖小鼠体内胰岛 B 细胞的结构和功能明显受损，胰腺中胰岛面积缩小，葡萄糖刺激下的胰岛素分泌功能下降；而 PPARα 激动剂能够改善胰岛的结构和功能，促进胰岛素的分泌。他们同时还在体外进行了 FFA 诱导的胰岛 B 细胞的凋亡实验，发现 PPARα 激动剂可以明显改善 FFA 对胰岛 B 细胞的作用效果。

脂毒性对胰岛 B 细胞的影响主要在于对胰岛素第一时相分泌的抑制和引起胰岛 B 细胞的凋亡，而胰岛 B 细胞的这些变化可发生在血糖升高之前和之后，因此胰岛 B 细胞凋亡的增加是一个发生在早期的渐进过程，很可能是导致血糖升高的一个使动因素，而非高血糖的作用后果。

2. 脂毒性对糖尿病的其他表现 血浆高 FFA 的脂毒性不仅表现在胰岛、肝脏、脂肪和肌肉等胰岛素敏感的组织或器官中，对其他组织或器官的糖尿病并发症也有非常重要的影响。其中，脂代谢紊乱在糖尿病血管病变过程中起到了非常重要的作用，高浓度血浆 FFA 会引起氧化应激的发生，产生反应性活性氧，进而氧化损伤血管内皮细胞。例如，维生素 C 等抗氧化剂可以显著降低 FFA 对内皮依赖性血管扩张的影响。此外，脂代谢紊乱对视网膜微血管的影响也十分明显。临床研究发现，在脂代谢紊乱患者中视网膜微血管损伤的早期症状已经出现，视网膜动脉旁毛细血管网分布较乱。近年来研究还发现，糖尿病患者的心脏功能损伤也与脂毒性有关，在 T2DM 发病的早期阶段，高水平 FFA 和 TG 异位沉积于心脏组织，导致心室壁增厚，收缩功能下降，出现心脏功能损伤现象。另外，由于 FFA 对肾脏微血管的损伤作用，糖尿病肾病的发生及发展也与脂毒性关系密切。

综上所述，高血浆 FFA 造成的脂毒性对机体、器官、组织的影响十分广泛，且机制非常复杂，能够引起多器官的先后或同时病变，很可能是 T2DM 及其并发症发生的前期事件，在其发病过程中起着关键作用。因此，应该高度重视对脂毒性的预防和调节作用，把糖尿病的预防和诊断前移，尽量从源头上减少 T2DM 发生的风险。总之，积极预防和干预脂代谢紊乱，本身就是防止 T2DM 及其并发症的一个重要环节。

二、胡芦巴降血脂作用及物质成分

（一）胡芦巴及其提取物

糖尿病时常伴有脂质代谢紊乱，表现为 TG、TC、LDL 升高和 HDL 降低。已有研究证明，胡芦巴具有降低 TC 的作用。笔者所在课题组的李刚等在高脂饲喂的 C57BL/6 小鼠进行胡芦巴不同活性成分的降血糖实验研究时，发现胡芦巴黄酮类和二苯乙烯类化合物在降低小鼠血糖相关指标的同时也能够降低血脂水平的升高，使血脂和 FFA 水平恢复正常。实验中将C57BL/6 小鼠适应性喂养 1 周后，随机分出正常对照组，喂以基础饲料，自由进水；其余小鼠喂以 60% 高脂饲料（基础饲料中加 10% 猪油、10% 蛋黄粉、5% 蔗糖、1% 胆固醇），自由饮水，喂养 4 周。第 5 周结束，腹腔注射 100mg/kg 的 STZ 诱导糖尿病，72h 后鼠尾取血测空腹血糖，血糖浓度 >11.0mmol/L 为糖尿病小鼠。将成功建成糖尿病模型的小鼠随机分为糖尿病模型组、阳性对照组（吡格列酮）、胡芦巴黄酮部位组（EOFS）和胡芦巴二苯乙烯部位组（EODS），每组 10 只。正常对照组和糖尿病模型组给予生理盐水灌胃，阳性对照组按6mg/kg 吡格列酮灌胃，胡芦巴不同活性部位组按胡芦巴种子粉 20g/kg 等量灌胃，连续给药至第 10 周结束。其中，第 6~10 周每周尾部取血测血糖 1 次，至第 10 周末摘眼球取血，分离血清；并摘取肝脏和肾脏进行组织匀浆，离心，取上清备用。利用试剂盒检测血清中胰岛素（INS）、TG、游离脂肪酸（FFA）等水平，并进行病理切片，观察肝、肾等主要脏器的变化，实验结果见表 5-4 及图 5-16。

表 5-4　小鼠血清生化指标的变化（$N=10$）

组别	血脂（mmoL/L）	游离脂肪酸（IU/L）
正常组	0.14 ± 0.04	1.94 ± 0.33
模型组	0.47 ± 0.08**	6.43 ± 0.61**
阳性对照组	0.31 ± 0.10	4.05 ± 0.69##
EOFS 低剂量组	0.37 ± 0.07##	3.79 ± 0.55##
EOFS 高剂量组	0.29 ± 0.06##	3.02 ± 0.36##
EODS 低剂量组	0.32 ± 0.08##	3.99 ± 0.67##
EODS 高剂量组	0.28 ± 0.05##	3.16 ± 0.41##

**$P<0.01$：与正常组进行比较。##$P<0.01$：与模型组进行比较。

通过表 5-4 可以看出，糖尿病小鼠在经过高脂饮食后，血脂方面的指标均有明显升高。而服用不同的药物或受试品后，以上指标均有明显改善，对于血脂和 FFA 水平均显示出良好的效果（$P<0.01$）。

如图 5-17 所示，糖尿病小鼠肝细胞失去正常的索状结构，肝窦变窄，肝细胞索之间纤维细胞增生。肝细胞肿胀发生颗粒变性，中央静脉周围的肝细胞发生脂肪变性，肝细胞出现多灶性坏死，坏死灶内细胞核浓缩、碎裂、溶解，淋巴细胞和中性粒细胞浸润，中央静脉和小静脉淤血。经 EOFS 和 EODS 高剂量灌胃后肝脏指数显著降低，肝细胞的索状结构清楚，肝窦较正常，肝细胞呈轻微的颗粒变性。糖尿病小鼠肾小球系膜区细胞外基质增多及系膜细胞增生，肾小球基底膜增厚，足细胞足突融合、消失；经 EOFS 和 EODS 高剂量灌胃后上述病理改变均有不同程度减轻。

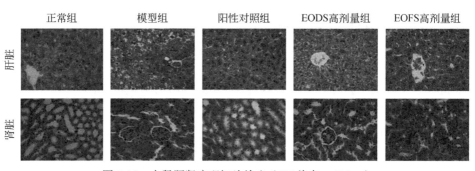

图 5-17　小鼠肝肾病理切片检查（HE 染色，400×）

另有大量研究也证明了胡芦巴的降脂作用。Bordia 等在研究胡芦巴对 40 例冠心病和 T2DM 患者的治疗作用时发现，胡芦巴能使糖尿病患者的 TC 和 TG 水平明显下降，但 HDL 水平无变化。Sowmyap 等将 20 例高胆固醇血症患者（年龄 50~65 岁）分为 2 组，每天分别服用胡芦巴种子粉，剂量分别为 12.5g/kg 和 18.0g/kg，服用 1 个月。结果发现，高剂量胡芦巴种子粉可明显降低 TC 和 LDL 水平，而对 HDL、VLDL 和 TG 无影响。Olfa 等发现胡芦巴乙酸乙酯提取物可显著降低高脂模型 Wistar 大鼠血浆 TC、TG 和 LDL-C 水平，同时升高血浆 HDL-C 水平。

（二）可溶性膳食纤维

膳食纤维首先由 Hipsley 于 20 世纪 50 年代提出，是不能在小肠中被消化、吸收，而在大肠中可部分或全部发酵的可食的植物成分、碳水化合物和类似物质的总和。近年来，随着研究的不断深入，发现膳食纤维对人体的健康起着重要的作用，既可促进健康又可预防疾病。膳食纤维生理和药理活性已逐步成为众多学者研究的热点，被誉为继蛋白质、碳水化合物、脂肪、维生素、矿物质和水之后的第七大营养素。根据其水溶性可将膳食纤维分为可溶性膳食纤维和不可溶性膳食纤维。可溶性膳食纤维是既能溶解于水，又能吸水膨胀，并能被大肠中微生物降解的纤维。研究发现，可溶性膳食纤维可降血糖、降血脂、预防心血管疾病的发生，同时还能诱导肿瘤细胞凋亡，预防肿瘤的发生和进展，特别是研究人员在可溶性膳食纤维降血脂方面取得了一些突破性进展。

Hannan 等采用 0.5g 的胡芦巴可溶性膳食纤维每天 2 次饲喂糖尿病大鼠，持续 28 天，结果发现，糖尿病大鼠 TG、TC 和 LDL 水平明显下降，而 HDL 水平增加，认为胡芦巴可溶性食用纤维有降血脂作用。其作用机制可能是胡芦巴可溶性食用纤维中的生物活性纤维成分延缓了糖和脂肪的吸收。Valette 等将胡芦巴脂类提取物加到正常犬和糖尿病高胆固醇血症犬的饮食中饲喂 8 天，结果发现，胡芦巴脂类提取物对正常和糖尿病高胆固醇血症犬的血糖、血浆高血糖素和血浆胆固醇水平无影响，而富含纤维（53.9%）和类固醇皂苷（4.8%）的组分却能明显降低正常犬的基础血糖、血浆高血糖素和血浆胆固醇水平，并减轻糖尿病高胆固醇血症犬的高胆固醇血症和高血糖血症。研究者认为，胡芦巴的脱脂部分富含纤维，能够降低血糖和尿糖，改善糖尿病症状，因此认为胡芦巴脱脂成分改善了糖尿病症状而降低了胆固醇水平。另一种可能的作用机制是胡芦巴含有薯芋皂苷和替告皂苷，能够影响胆固醇在肝脏的代谢，抑制胃肠道对胆固醇的吸收。

（三）4-羟基异亮氨酸

Shukla 和 Rangari 研究了 4-羟基异亮氨酸与天然生物利用度增强剂胡椒碱和姜油树脂的联合抗糖尿病活性。用 4-羟基异亮氨酸含量为 28% 的胡芦巴种子粉单独或联合生物致癌剂治疗四氧嘧啶诱导的糖尿病大鼠，与糖尿病对照组相比，糖尿病大鼠血糖水平和体重均有显著改善。Narender 等研究了 4-羟基异亮氨酸对血脂异常仓鼠的影响，发现 4-羟基异亮氨酸可降低血浆 TG、TC 和 FFA 水平，同时使 HDL-C 与 TC 比值增加 39%。Haeri 等确定了 4-羟基异亮氨酸对 STZ 诱导的糖尿病大鼠和果糖喂养大鼠的影响。以 50mg/kg 剂量治疗 8 周后，肝功能指标和血糖均得到改善。在果糖喂养的大鼠中，血糖和肝脏转氨酶标志物恢复到接近对照组的水平。STZ 糖尿病大鼠经 4-羟基异亮氨酸治疗 4 周后，血糖下降，血脂和尿酸水平恢复。Narender 等用高脂饮食诱发田鼠血脂代谢障碍模型，模型组田鼠血 TG、TC、HDL-C、丙三醇（Gly）和 FFA 比对照组分别升高了 5.0 倍、2.8 倍、1.7 倍、1.4 倍和 5.3 倍。以 50mg/kg 胡芦巴 4-羟基异亮氨酸灌胃血脂代谢障碍模型田鼠，连续 7 天，结果发现正常对照组与给药组的摄食量和体重无明显变化，而血脂指标明显改善：TG 含量由 9.73mmol/L 下降到 6.56mmol/L，下降了 33%；TC 下降了 22%；HDLC 由 2.30mmol/L 增至 2.52mmol/L，增加了 9.6%；FFA 降低了 14%；Gly 下降了 4.9%；HDL-C 与 TC 的比值增加了 39%。

（四）胡芦巴碱

胡芦巴种子中所含的胡芦巴碱也有降脂作用。动物实验表明，胡芦巴碱可有效降低小鼠血浆中胆固醇的含量，胡芦巴碱喂养的 GK 大鼠肝脏 TG 水平均低于对照组。同时发现胡芦巴碱能降低 GK 大鼠肝脏脂肪合酶活性，增加肝脏肉碱棕榈酰转移酶和葡萄糖激酶活性。这些结果表明，胡芦巴碱对这些酶的调节与抑制 TG 的积累密切相关。

（五）胡芦巴多糖

研究发现胡芦巴中提取的多糖成分能有效抑制血脂，促进胆固醇(CHO)及胆汁酸(TBA)向体外排泄。陈挚等通过提取、纯化制得高纯度胡芦巴多糖，进一步用酶解制备低聚糖，并通过饲喂高血脂大鼠，检测血清中血脂各项指标、肝功能指标及血清中抗氧化活性相关指标。结果发现，除胡芦巴多糖及低聚糖体外均表现出一定的 CHO 胶束结合活性，两者均可降低高血脂大鼠血清 TC、TG、LDL-C 水平，同时升高血清中 HDL-C 水平，提高高血脂大鼠血清 SOD 活性。HE 染色观察肝组织病理变化发现，胡芦巴多糖及低聚糖对高血脂大鼠肝脏脂肪变性有改善作用，对 TBA 的排泄具有促进作用，并初步推测胡芦巴多糖及低聚糖调血脂活性与抗氧化和调节 CHO-TBA 动态平衡有关。

（六）胡芦巴黄酮

Olfa 等发现胡芦巴乙酸乙酯提取物可显著降低高脂模型 Wistar 大鼠血浆 TC、TG 和 LDL-C 水平，同时升高 HDL-C 水平。此外，与喂食高胆固醇饮食的大鼠相比，服用该提取物大鼠的肝脏、心脏和肾脏中的脂质过氧化水平、CAT 和 SOD 活性明显降低，说明胡芦巴提取物的调节血脂作用和体内抗氧化作用与酚类物质的清除自由基能力有关。另外，Olfa 等还利用液质色谱 – 串联质谱（LC-MS/MS）对胡芦巴乙酸乙酯提取物中的黄酮类成分进行了结构表征，并对山柰苷、芹菜素 -7-O- 芸香苷和柚皮素等黄酮类物质进行了鉴定。其中，柚皮素是乙酸乙酯提取物中含量较高的黄酮类化合物，含量为 7.23mg/g ± 0.09mg/g。这些结果表明，胡芦巴乙酸乙酯提取物具有显著的降低胆固醇和抗氧化活性，这可能是与黄酮类化合物特别是柚皮素清除自由基的作用相关。

Subhadip 等基于 LC-MS/MS 的代谢产物的 ADME（absorption, distribution, metabolism and excretion）筛选，最后以协同方法对高血糖和高脂血症的作用机制进行网络生物学探索，研究了胡芦巴提取物中的代谢产物与其降血糖、降血脂相关的作用机制。通过 LC-MS/MS 分析鉴定出了 13 种化合物（其中有 10 种黄酮类化合物）。通路分析显示，MAPK 通路、JAK-STAT 通路、胰岛素信号转导通路、mTOR 信号转导通路均与高脂血症和高血糖有关。综合协同网络，根据网络邻域方法确定了与 13 种化合物相互作用的 23 个靶标。进一步分析发现，在众多的通路中胡芦巴提取物中的化合物主要作用于胰岛素信号转导通路，主要依靠其与碳酸酐酶相互作用产生的抗氧化能力。此外还发现，提取物中的多种化合物能与 EGFR/AKT/mTOR 通路中的关键蛋白相互作用，而这些蛋白也是目前公认的对高血糖和高脂血症有治疗作用的靶点。

笔者所在的研究团队进行了胡芦巴化合物对 3T3-L1 脂肪细胞分化过程中脂代谢影响的研究。实验中采用"经典鸡尾酒法"诱导 3T3-L1 前脂肪细胞分化为成熟的脂肪细胞，在诱导的第 4 ~ 8 天以胡芦巴黄酮类化合物 [荭草素（Ori）、异荭草素（Iori）、牡荆素（Vit）、异牡荆素（Ivit）] 和二苯乙烯类化合物 [土大黄苷（RHAc）、脱氧土大黄苷（dRHAc）、丹叶大黄素（RHAg）]，以及罗格列酮（Rosi）进行干预，并对细胞毒性、脂滴积累、TG 水平、脂肪因子（PPARγ、C/EBPα 和 FAS）的表达等进行了检测。发现胡芦巴黄酮类化合物异荭草素能够减少 3T3-L1 前脂肪细胞内脂滴的积累，抑制向成熟脂肪细胞的分化过程，使细胞停留在前脂肪细胞阶段，进而减少体内的脂肪含量。

1. 3T3-L1 前脂肪细胞的诱导分化　采用"经典鸡尾酒法"对 3T3-L1 前脂肪细胞进行诱导，具体方法：将 3T3-L1 前脂肪细胞以 5×10^4 个 /mL 的密度接种于培养板，用含 10% FBS 的高糖 DMEM 培养基在 37℃、5% CO_2、饱和湿度条件下培养。待细胞融合 2 天后，去掉培养液，换成诱导液 I 培养 2 天，再换成诱导液 II 培养 2 天，然后换成完全培养液继续进行培养，在诱导第 8 天时 90% 以上的细胞呈现脂肪细胞形态，说明细胞已分化为成熟脂肪细胞。3T3-L1 细胞的诱导分化时间见图 5-18。

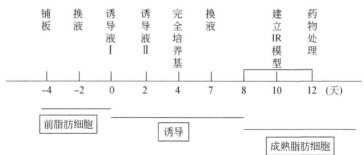

诱导液 I: 0.5mmol/L IBMX+0.1μmol/L Dex+10μg/mL Insulin
诱导液 II: 10μg/mL Insulin

图 5-18　3T3-L1 细胞的诱导分化时间

Insulin，胰岛素

3T3-L1 前脂肪细胞是成纤维细胞，呈典型的梭形或不规则三角形，不具有分泌脂滴的能力（图 5-19 正常细胞），细胞完全汇合后处于生长停滞期，但经诱导剂诱导分化后，呈成纤维细胞样，变圆变亮，第 4 天后观察到有分散的小脂滴（图 5-19 中诱导第 4 天），继续培养，至第 8 天，脂滴显著增多，95% 的细胞分化为成熟脂肪细胞，且围绕于细胞核周围，呈"指环"状结构，为成熟脂肪细胞形态（图 5-19 中诱导第 8 天），说明 3T3-L1 前脂肪细胞已完全诱导分化成脂肪细胞。

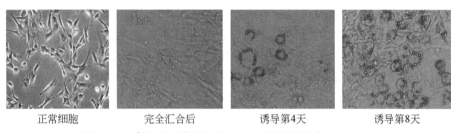

| 正常细胞 | 完全汇合后 | 诱导第4天 | 诱导第8天 |

图 5-19　诱导后不同时间点 3T3-L1 细胞的形态（200×）

2. 胡芦巴化合物对 3T3-L1 前脂肪细胞活力的影响　该实验通过 MTT 法测定胡芦巴化合物中 4 个黄酮类化合物和 3 个二苯乙烯类化合物对 3T3-L1 前脂肪细胞活力的影响。该实验中，分别用浓度为 0μmol/L、0.1μmol/L、1μmol/L、10μmol/L、50μmol/L、100μmol/L 的化合物处理细胞 48h，每个浓度设置 4 个重复，实验结果如图 5-20 所示。在浓度小于 100μmol/L 时黄酮类化合物对 3T3-L1 前脂肪细胞活力基本没有影响，细胞活力均在 90% 以上；二苯乙烯类化合物在 100μmol/L 时，细胞活力明显下降，尤其是脱氧土大黄苷使细胞活力降至 30% 以下，但在浓度小于 10μmol/L 时 3 种化合物对细胞活力影响较小。因此，该研究中最终选用 10μmol/L 作为胡芦巴化合物的处理浓度。

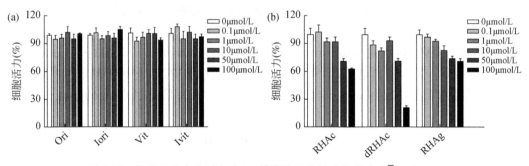

图 5-20　胡芦巴化合物对 3T3-L1 前脂肪细胞活力的影响（$\bar{x} \pm$ sd, $n=4$）

3. 3T3-L1 细胞脂滴积累的观察　油红 O 为脂溶性染料，在脂肪内能高度溶解，可特异性地使组织细胞内 TG 等中性脂肪着色。经油红 O 染色后，3T3-L1 脂肪细胞中的脂滴被染成红色，其他部位不着色。利用该方法对 3T3-L1 前脂肪细胞分化过程中的脂质积累情况进行定性研究，实验中分别设置正常组（Con 组）、模型组（Mod 组）、阳性对照组（Rosi 组）和药物处理组，在诱导的第 0~4 天，Con 组于正常培养液中继续培养，Mod 组于诱导液 I 和诱导液 II 中培养，而 Rosi 组和药物处理组分别于含有 1μmol/L 的 Rosi 和 10μmol/L 的胡芦巴化合物的诱导液 I 和诱导液 II 中培养，在诱导的第 4 天换成正常培养液继续培养，每 2 天换一次培养液。直至诱导的第 8 天进行油红 O 染色，观察脂滴积累情况。实验结果如图 5-21 所示，Con 组中没有出现脂滴，形态和前脂肪细胞基本相似，为梭形或三角形，说明 Con 组的细胞没有进行分化或分化程度比较低。而模型组中细胞质中有大量的脂滴聚集，其中 95% 以上的细胞呈现典型的成熟脂肪细胞的状态。Rosi 组中脂滴更加明显，甚至比模型组中还多，说明 Rosi 可以促进脂滴的积累，加速细胞分化为成熟的脂肪细胞，这与前期文献报道的 Rosi 在 3T3-L1 前脂肪细胞分化中的作用相符。药物处理组中，黄酮类化合物异荭草素对脂滴的形成有明显的抑制作用，可以显著减少诱导过程中脂滴的积累，抑制细胞的分化，而荭草素、牡荆素和异牡荆素对脂滴的积累没有明显抑制作用；二苯乙烯类化合物土大黄苷具有较强的抑制 3T3-L1 前脂肪细胞分化过程中脂滴积累的作用，可以显著抑制细胞的分化，而脱氧土大黄苷的抑制作用比较弱，细胞中也有较多的脂滴产生，但土大黄苷对 3T3-L1 前脂肪细胞的分化基本没有影响，其脂滴产生数量与 Mod 组基本相当。

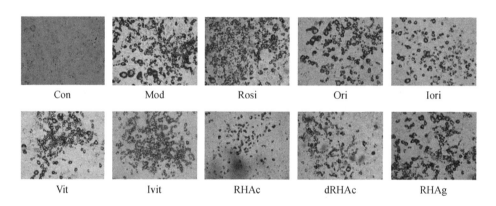

图 5-21　胡芦巴化合物对 3T3-L1 前脂肪细胞分化过程中脂滴产生的影响（200×）

4. 3T3-L1 细胞 TG 含量检测　该研究在油红 O 染色的同时，还对细胞中 TG 的含量进行了定性的研究。实验中利用 TG 含量测定试剂盒，对细胞中 TG 进行了测定。

实验结果如图 5-22 所示，Con 组中的 TG 含量较低，只有 0.03mmol/gprot 左右；而

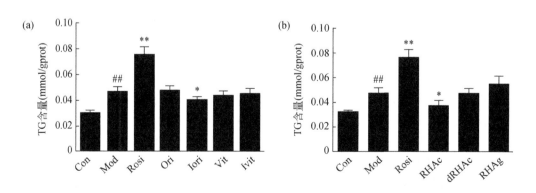

图 5-22　胡芦巴化合物对 3T3-L1 前脂肪细胞分化过程中 TG 含量的影响

$P<0.05$, vs Con；* $P<0.05$，**$P<0.01$, vs Mod

Mod 组中 TG 含量显著增高，达到 0.05mmol/gprot；Rosi 处理组中 TG 含量达到 0.08mmol/gprot，说明 Rosi 可促进 3T3-L1 细胞分化过程中 TG 的积累。药物处理组中，黄酮类化合物中的异荭草素对脂滴的形成有明显的抑制作用（$P<0.05$），可以显著减少诱导过程中 TG 的积累，抑制细胞的分化，而荭草素、牡荆素和异牡荆素对脂滴的积累没有明显的抑制作用；二苯乙烯类化合物土大黄苷具有较强的抑制 3T3-L1 前脂肪细胞分化过程中 TG 积累的作用，可以显著抑制细胞的分化，而脱氧土大黄苷的抑制作用比较弱，细胞中也有较多的脂滴产生，但丹叶大黄素对 3T3-L1 前脂肪细胞分化有微弱的促进作用，这与上述油红 O 染色结果也基本一致。

5. 3T3-L1 细胞脂肪因子表达的检测 在 3T3-L1 前脂肪细胞分化的过程中，脂肪因子起着重要的调控作用，并且随着细胞的分化，脂肪因子的表达也发生相应的变化。其中，PPARγ 和 C/EBPα 在前脂肪细胞中处于很低的表达水平，而在成熟的脂肪细胞或组织中表达水平显著增高，它们在脂肪细胞分化的过程中对脂质的形成和储存及糖脂的代谢起着关键作用。通过调节 PPARγ 和 C/EBPα 的表达水平，可以调节分化过程中的脂肪特异性因子表达的变化，如 AP2、SREBP1c 和 FAS 等，从而调节脂肪细胞的分化。FAS 直接负责脂肪酸的合成，FAS 的表达水平升高直接导致脂质的积累。该试验通过 Western 印迹法研究了胡芦巴化合物对 3T3-L1 前脂肪细胞分化过程中脂肪因子 PPARγ、C/EBPα 和 FAS 表达的影响，实验结果如图 5-23 所示。在未分化的 3T3-L1 前脂肪细胞中，PPARγ、C/EBPα 和 FAS 都处于本底的低表达水平，而在分化成熟的脂肪细胞中，其表达水平均显著升高。而 4 种黄酮类化合物均可以降低 3 种脂肪因子的表达，但抑制水平有所不同，其中荭草素对 FAS 和 PPARγ 的抑制作用明显，异荭草素对 C/EBPα 的抑制作用明显，牡荆素对 PPARγ 的抑制作用显著。二苯乙烯类化合物土大黄苷和丹叶大黄素能降低 FAS 的表达水平，土大黄苷和脱氧土大黄苷能降低 PPARγ、C/EBPα 的表达水平。

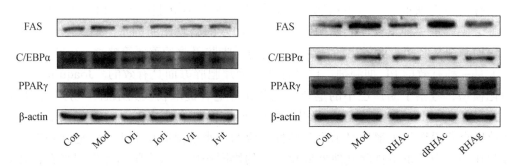

图 5-23　胡芦巴化合物对 3T3-L1 前脂肪细胞分化过程中脂肪因子表达的影响

综上所述，经 MTT 试验发现，胡芦巴化合物浓度在 10μmol/L 以内时对 3T3-L1 前脂肪细胞基本没有毒性，最终选用 10μmol/L 作为后续实验中药物处理浓度。在该浓度作用下，胡芦巴各化合物均表现出了一定的抑制 3T3-L1 脂肪细胞脂肪生成和积累的作用，这一现象主要是由胡芦巴各化合物在一定程度上抑制脂肪细胞的分化所决定的。Western 印迹法结果显示，胡芦巴化合物可以一定程度上抑制脂肪因子的表达，说明胡芦巴化合物可能通过下调脂肪因子的表达水平来抑制脂肪细胞的分化，从而减少其分化过程中脂滴的形成和 TG 的积累，进而达到抑制肥胖的效果。

（七）胡芦巴皂苷

孙晓风等采用高糖高脂饲料喂养 Wistar 大鼠 2 个月诱导出大鼠血脂紊乱模型，探讨了胡芦巴总皂苷对血脂紊乱大鼠血脂、肝脏功能、肾脏功能的影响。结果表明：与模型组比较，阳性对照组、胡芦巴总皂苷 3 个剂量组中 TG、TC 和 LDL 水平明显降低，HDL 明显升高，160mg/kg 胡芦巴总皂苷组谷丙转氨酶（ALT）和谷草转氨酶（AST）明显降低。李琳琳等探讨胡芦巴粗提物对肾上腺素诱发高血糖小鼠血糖和血脂的调节作用，结果也显示胡芦巴粗提物具有较好的降糖和降脂作用。

采用胡芦巴种子提取物喂养正常犬和糖尿病型高血脂模型犬 8 天，发现其富含纤维（53.9%）和甾体皂苷（4.8%）的脱脂部分提取物可显著降低正常犬的 TC 水平（$P<0.05$），同时其总提取物对糖尿病型高血脂犬的血清 TC 也有降低作用，说明胡芦巴种子提取物脱脂部分有降血脂活性。另外，采用富含甾体皂苷的胡芦巴种子提取物喂养四氧嘧啶诱导的糖尿病犬，利用毛细管气相色谱法和质谱分析测定其粪便中含薯蓣皂苷元、菝葜皂苷元和吉托皂苷元，结果表明约 57% 的皂苷在消化道内被水解为皂苷元，说明胡芦巴种子中的皂苷单独或与薯蓣皂苷元合用有降低糖尿病犬的血清 TC 的作用。

胡芦巴皂苷虽不能对胆固醇有直接作用，但可能由于胆汁盐与皂苷成分组成了大的胶粒而不易被吸收。薯蓣皂苷元可以抑制胆固醇吸收，降低胆固醇浓度，增加胆汁胆固醇分泌及增加中性胆固醇的排泄，而且有研究表明薯蓣皂苷元葡萄糖苷在减少小肠胆固醇吸收方面比苷元更有效。因此，初步认为胡芦巴种子降血脂的主要成分为甾体皂苷。另外，胡芦巴胶体在消化道内形成胶体屏障，抑制胆汁盐酸的吸收，减少肝内循环，因而降低血清 TC 的浓度。

另有很多文献报道，多种植物的皂苷提取物都具有胰脂肪酶（PL）抑制作用。PL 由胰脏分泌，是一种重要的脂肪酶，与 50%~70% 的膳食脂肪的水解有关。目前，应用脂肪酶抑制剂是制药工业提出的减少摄入脂肪后脂肪吸收的重要策略之一，奥利司他（赛尼可）是一种有效的 PL 抑制剂，已被证明在治疗肥胖方面是有效的。Joaquín 等采用体外消化模型，考察了胡芦巴中的皂苷、皂苷元等皂苷提取物及其水解产物抑制 PL 和降胆固醇作用。结果发现，胡芦巴皂苷提取物对 PL 有抑制作用，IC_{50} 在 1.15 ~ 0.59mg/mL；但胡芦巴皂苷提取物水解后显示无此活性。说明非水解提取物中所含的皂苷积极参与酶的抑制作用，当然也不排除其他外域化合物的协同作用。从降胆固醇作用来看，其效果恰恰相反，胡芦巴皂苷提取物无降胆固醇作用，而其水解产物可以产生强有力的生物活性，其效果甚至强于植物甾醇。非水解提取物中皂苷的作用不明显，这可能是由于与其他化合物的相互作用阻碍了其活性，因为薯蓣皂苷元单独作用时能够阻碍胆固醇的生物吸收。

第三节 抗氧化作用

一、氧化应激概述

（一）自由基

机体内绝大多数分子是由氢原子和其他基团组成的，常常可以发生解离，形成各带一个电子的"R·"与"H·"，称为自由基（free radical）。自由基的概念首先于 1956 年由 Harmna 提出。机体内常见的自由基有超氧自由基（$\cdot O_2^-$）、羟自由基（$\cdot OH$）、过氧化氢自由基（$\cdot OH_2$）、氢自由基（$\cdot H$）、有机自由基（$R\cdot$）、烷氧自由基（$RO\cdot$）、有机过氧自由基（$ROO\cdot$）、脂质自由基（$L\cdot$）、氧化脂质自由基（$L\text{-}O\cdot$）以及过氧化脂质自由基（$L\text{-}O\text{-}O\cdot$）等。自由基性质活泼，极不稳定，容易与其他物质反应生成新的自由基，因而往往都有连锁反应。自由基的连锁反应一旦开始，所产生的新自由基就进一步与基质发生反应，从而导致基质的大量消耗及多种自由基产物的生成。其中，以超氧自由基（$\cdot O_2^-$）和羟自由基（$\cdot OH$）等活性氧物质（reactive oxygen species，ROS）受人瞩目。ROS 是广泛存在于机体组织细胞内的非特异性损伤因素。当机体受炎症刺激时，巨噬细胞产生大量的氧自由基，打破了在机体内的动态平衡，失去控制的氧自由基可能会促进炎症因子活跃，加剧炎症反应。因此，调节 ROS 的平衡，除去多余的氧自由基往往是最直接且有效的方法。

（二）氧化应激与机体抗过氧化系统

氧化应激是细胞内 ROS 或活性氮物质（reactive nitrogen species，RNS）积累超过一定阈值所诱导的细胞应激反应。当细胞内 ROS 或 RNS 积累过多时，细胞内的氧化系统与抗氧化系统失衡，导致包括 DNA、蛋白质、脂质等在内的生物大分子氧化损伤。细胞通过代谢重编程来适应急性氧化应激，而在长期慢性氧化应激条件下通过基因重编程来调控抗氧化反应。当细胞瞬时暴露于 ROS 下时，由 6- 磷酸葡萄糖脱氢酶（glucose-6-phosphatedehydrogenase，G6PD）产生的 NADPH 通过谷胱甘肽（glutathione，GSH）和硫氧还蛋白（thioredoxin，TXN）在对抗氧化应激中发挥核心作用。当长期处于氧化应激状态时，细胞通过多种信号通路激活核因子 E2 相关因子 2（nuclear factor E2-related factor 2，NRF2）和叉头框转录因子 O 家族（forkhead box transcription factor O，FOXO）等氧化应激相关转录因子，诱导下游相关抗氧化靶基因的转录。

所有需氧生物的生理过程均会产生自由基，其产生与清除处于动态平衡之中，是维持正常生命活动所必需的。生物体内自由基平衡一旦被破坏，就会危害机体，引发疾病。生物体内自由基的生成主要有三条途径：①分子氧的单电子还原途径；②酶促催化产生自由基，机体细胞液中的一些可溶性酶如黄嘌呤氧化酶、醛氧化酶、脂氧化酶等都是常见的可产生自由基的酶；③某些生物物质自动氧化生成自由基。一些蛋白质、脂类、低分子化合物的自动氧化，过氧化物与某些金属离子的氧化还原均可产生自由基。

机体为了防御新陈代谢及其他病理过程中氧自由基的损伤和破坏，于组织和细胞中建立和形成了一整套完善的抗氧化防御系统，按其性质可分为抗氧化酶和抗氧化剂两类。前者称自由基的大分子清除剂，主要有超氧化物歧化酶（SOD）、过氧化氢酶（CAT）、谷胱甘肽过氧化物酶（GSH-PX）、谷胱甘肽还原酶（GSSG）等。而体内天然的抗氧化剂主要有 α-生育酚（VE）、抗坏血酸（VC）、谷胱甘肽（GSH）、微量元素硒（Se）等。它们对机体内清除过多的过氧化脂质（LPO）具有重要作用，是维持机体 LPO 代谢恒定的重要成分。这些自由基清除剂通过去除 $\cdot O_2$ 和 H_2O_2 以减轻和阻断脂质过氧化反应。抗氧化剂清除自由基，依其作用的性质通常分为两大类：第一类为预防性抗氧化剂，这一类抗氧化剂可以清除链引发阶段的自由基，如 SOD、CAT 等酶及金属离子络合剂等；第二类抗氧化剂是断链型抗氧化剂，可以捕捉自由基反应链中的过氧自由基，阻止或减缓自由基链反应的进行。众多实验研究表明，黄酮类物质在抗氧化反应中不仅能清除链引发阶段的自由基，而且可以直接捕获自由基反应链中的自由基，阻断自由基链反应，起到预防和断链双重作用。

二、胡芦巴抗氧化作用及物质成分

（一）胡芦巴及其各类提取物

1. 抗氧化作用　笔者所在课题组的李刚等在采用高脂饲喂的 C57BL/6 小鼠进行胡芦巴不同活性部位的降血糖实验研究中，发现胡芦巴黄酮部位（EOFS）和二苯乙烯部位（EODS）在降低小鼠血糖相关指标的同时也能够降低高脂造成的氧化应激，血清中 SOD、MDA、CAT 和 GSH 等指标恢复正常。实验结果如表 5-5 所示，糖尿病小鼠血清中 MDA 含量显著升高、SOD 活性显著下降、GSH 明显下降，提示此时糖尿病小鼠体内自由基含量增多，脂质过氧化作用增强，反映机体的抗氧化能力下降。糖尿病小鼠在 EOFS 和 EODS 灌胃之后，MDA 含量下降，SOD 活性增高，CAT 活性提高，GSH 含量升高。这些结果提示胡芦巴活性部位可提高机体 SOD 活性，清除氧自由基，抑制体内的脂质过氧化进程。

表 5-5　小鼠血清抗氧化指标的变化（$N=10$）

组别 / 指标	SOD（IU/mL）	MDA(nmol/mL)	CAT（IU/mL）	GSH（mg/mL）
正常组	98.43 ± 9.03	4.75 ± 0.35	68.42 ± 9.15	1.99 ± 0.37
模型组	79.14 ± 8.95**	11.62 ± 1.24**	16.40 ± 2.68**	1.25 ± 0.28*
阳性对照组	89.52 ± 9.37#	6.23 ± 0.77	60.53 ± 8.31##	1.40 ± 0.28
EOFS 低剂量组	83.77 ± 6.55	4.56 ± 0.67#	52.22 ± 7.32##	1.45 ± 0.32
EOFS 高剂量组	88.41 ± 9.27#	4.23 ± 0.48#	63.35 ± 8.14##	1.78 ± 0.37##
EODS 低剂量组	83.12 ± 6.93	4.86 ± 0.77#	48.23 ± 4.96##	1.35 ± 0.26
EODS 高剂量组	87.26 ± 7.04	4.35 ± 0.55#	56.23 ± 5.02##	1.55 ± 0.42#

**P<0.01：与正常组进行比较。#P<0.05，##P<0.01：与模型组进行比较。

2. 对脂质过氧化作用　Ravikumar 和 Anuradha 等观察了胡芦巴种子对四氧嘧啶大鼠血

脂过氧化和抗氧化状态的影响，在糖尿病状态大鼠中，观察到脂质过氧化增加和循环中的抗氧化物质变化，血中 GSH、抗坏血酸和 β 胡萝卜素显著下降，α-生育酚含量增加。食物中增补胡芦巴种子可降低脂质过氧化和 α-生育酚的含量，增高 GSH 和 β 胡萝卜素含量，但抗坏血酸含量未见改变，表明糖尿病动物中氧自由基代谢紊乱状态可通过食物中补充胡芦巴种子而被纠正。另外，Ravikumar 和 Anuradha 等还报道了在正常和四氧嘧啶糖尿病大鼠食物中添加胡芦巴种子粉对脂质过氧化和抗氧化状况的影响，并研究了胡芦巴种子水提取物对大鼠肝匀浆（内含 Fe^{2+} 和抗坏血酸盐）Ca^{2+}-依赖式 ATP 酶活性的保护效能。研究中分别给正常和糖尿病大鼠提供添加有胡芦巴粉的食物饲喂 30 天，发现糖尿病大鼠肝、肾和胰腺脂质过氧化增加、氧化应激和抗氧化物质耗竭等转为正常；在正常大鼠中抗氧化增强并减少过氧化。Ca^{2+}-依赖式 ATP 酶肝内活性被胡芦巴水提取物保护并达最初水平的 80%。胡芦巴种子粉对糖尿病大鼠肝、肾中葡萄糖-6-磷酸酶和果糖 1,6-二磷酸酶活性也具有显著影响，发现在糖尿病大鼠肝、肾中上述两种酶的活性显著增高，而使用胡芦巴后则可使其降低到几乎与对照组水平一致。

在临床研究方面，Gupta 和 Lal 等观察了胡芦巴种子对血糖控制和胰岛素抵抗的影响。通过对新诊断的 25 名 T2DM 患者禁食血糖，随机分成 2 组（胡芦巴组和安慰剂组），胡芦巴组（$n=12$）每天服用胡芦巴种子乙醇提取物 1mg，安慰剂组（$n=13$）接受一般治疗（控制饮食和运动）和服用安慰胶囊，每组各处理 2 个月。两组间人体测量和临变量的基线是一致的，糖耐量、脂质水平、禁食 C 肽、HbA1c 和 1 型胰岛素抵抗的基线也是一致的。2 个月后对两组进行比较，禁食血糖水平无差异，但血糖曲线下面积及胰岛素水平极显著地下降（$P<0.01$）。胰岛素抵抗衍生的 HOMA 模型在 B 细胞分泌百分率方面胡芦巴组低于安慰剂组，胰岛素敏感性百分率方面胡芦巴组大于安慰剂组。胡芦巴组血清 TG 水平显著低于安慰剂组，胡芦巴血清 TC 水平显著高于安慰剂组。研究说明附加使用胡芦巴种子乙醇提取物改善血糖控制和减轻胰岛素抵抗，在 T2DM 患者中对高 TG 血症也呈现有利影响。

综上所述，胡芦巴能有效缓解大鼠体内自由基对脂质膜的损害，同时能恢复大鼠体内自由基清除剂 SOD 的活性，可通过提高抗氧化酶的活性减轻自由基对胰岛 B 细胞的氧化损伤。以上研究提示胡芦巴能有效保护过氧化氢酶系统，清除体内过多产生 H_2O_2，防止其进一步分解为羟自由基（·OH）而对机体产生损伤。

（二）胡芦巴黄酮

自 1956 年 Harman 提出自由基学说以来，许多研究已经证实机体产生的自由基与人体的多种疾病，如心血管疾病及肿瘤等有关。如果自由基产生过多或清除过慢时，它会攻击生命体内的蛋白质、核酸和多糖等生物大分子及细胞器，造成机体在分子水平、细胞水平、组织及器官水平的多种损伤，最终导致细胞的死亡和衰老加剧，从而引起多种疾病。目前，天然来源的自由基清除剂已经成为研究的热点。其中，黄酮类化合物是研究得比较多的一种天然抗氧化剂，已经证实来源于多种植物的黄酮类化合物，以及槲皮素、柚皮素和橙皮素及其苷类等黄酮单体具有抗氧化活性。

黄酮类化合物特殊的结构赋予其一系列独特的化学性质，如能与多种金属离子发生络合或静电作用，具有还原性和捕获自由基的特性，能与蛋白质结合，具有两亲结构和诸多衍生化反应活性等。此外，黄酮类化合物本身具有一定数目的酚羟基，这一结构优势使其具备较好的自由基清除特性，特别是具有邻苯二酚结构的黄酮类化合物呈现出较强的抗氧化能力。MDA 是氧自由基脂质过氧化代谢产物，也是氧自由基造成体内损伤的最主要因素，而 SOD 是清除体内氧自由基的主要酶，降低 MDA 的含量或增强 SOD 的活性均有助于清除体内多余的氧自由基，维持动态平衡。研究表明，黄酮类物质的 B 环是其抗氧化、清除自由基的主要活性部位，黄酮类物质清除自由基活性与其 B 环上羟基数目直接相关，随 B 环上羟基数目的增加而增加，特别是 C_3'-OH 尤为重要，羟基数目下降，清除·OH 的能力也迅速下降。当 B 环酚羟基数目相同时，含邻二酚羟基的黄酮抗氧化活性明显优于 B 环含间二酚羟基的黄酮，如槲皮素抗氧化活性高于桑色素。此外，$C_{2,3}$ 双键延长了共轭体系，有利于 B 环失电子后自旋形成更稳定的自由基，中断链式反应。而一旦 $C_{2,3}$ 双键被氢化，即缩短了共轭体系，改变了分子的平面结构，降低了羟基的作用，不利于黄酮类物质的抗氧化活性。Mora 等研究发现，芹菜素 $C_{2,3}$ 双键氢化形成柑橘素后，抗氧化活性从 74.5% 下降到 4.4%。黄酮类物质 A 环抗氧化和清除自由基的作用与其 A 环上酚羟基数目及位置有关。另外，C_4 羰基的存在可延长共轭体系，应有利于黄酮形成更稳定的自由基中间体，从而有利于抗氧化活性。

　　胡芦巴种子含有种类丰富的黄酮类化合物，且国内外的研究表明胡芦巴的抗氧化活性与其种子内的黄酮类化合物有关。在胡芦巴中发现了大量的黄酮类化合物，如槲皮素、山奈酚、芦丁和木樨草素及其苷类等，这些黄酮类化合物作为抗氧化剂，通过酚羟基与自由基反应生成较稳定的半醌式自由基，从而终止自由基链式反应是其最主要的作用机制。基于前人的研究，笔者所在团队通过对超声提取物进行进一步的纯化和分离得到了不同的纯化物和分离物，并对获得的黄酮类化合物进行了化学体系、细胞和组织水平的抗氧化研究，通过 DPPH 清除体系、$NaNO_2$ 清除体系、还原能力体系、人正常 L02 细胞氧化损伤模型与小鼠红细胞、肝组织和肾组织的脂质过氧化实验，多角度探讨了胡芦巴种子黄酮抗氧化活性。研究发现，终浓度为 300μmol/L 的 H_2O_2 作用 1h 能够造成 L02 细胞氧化损伤，而 5 种胡芦巴黄酮化合物可不同程度地抵抗 H_2O_2 引起的 L02 细胞氧化损伤，能显著提高 L02 细胞的 SOD、GSH-Px、CAT、ALT 和 AST 的活力，并降低细胞中的 MDA 含量。

　　另外，笔者所在团队也研究了胡芦巴化合物对地塞米松引起的胰岛素抵抗 3T3-L1 脂肪细胞中氧化应激的影响。实验中，以胡芦巴种子中提取的黄酮类化合物 [荭草素（Ori）、异荭草素（Iori）、牡荆素（Vit）、异牡荆素（Ivit）] 和二苯乙烯类化合物 [土大黄苷（RHAc）、脱氧土大黄苷（dRHAc）、丹叶大黄素（RHAg）] 以及罗格列酮（Rosi）为研究对象，以 2′,7′-二氯二氢荧光素二乙酸酯（DCFH-DA）作为荧光探针，采用流式细胞仪和激光共聚焦显微镜两种方法同时对胞内 ROS 水平进行检测，发现黄酮类化合物和二苯乙烯类化合物均具有较好的抗氧化活性，能够清除地塞米松引起的在细胞内积累的 ROS。

　　ROS 是生物体内的氧自由基，主要来源于线粒体，是线粒体由状态Ⅲ向状态Ⅳ转换中高氧的环境和高还原态的呼吸链使大量电子漏出并还原氧分子而形成的。低水平的 ROS 和高水平的 ATP 是胰岛 B 细胞分泌胰岛素必需的，过多的 ROS 可损伤线粒体蛋白、mtDNA 和线粒体膜上的脂类，从而引起线粒体损伤。线粒体功能损伤后导致的持续、大量的 ROS 生成反而会减少 ATP 生成，损伤 B 细胞，抑制胰岛素释放。DCFH-DA 本身没有荧光，可以自由穿过细胞膜，进入细胞后可以被细胞内的酯酶水解生成 2',7'- 二氯二氢荧光素 (DCFH)。而 DCFH 不能透过细胞膜，从而使探针很容易被装载到细胞内。细胞内 ROS 可以氧化无荧光的 DCFH 生成有荧光的 2',7'- 二氯荧光素 (DCF)，检测 DCF 的荧光就可以反映细胞内 ROS 的水平。该实验以 DCFH-DA 作为检测 ROS 的荧光探针，分别采用流式细胞仪和激光共聚焦两种方法对 3T3-L1 细胞中的活性氧进行定量和定性分析。定量分析结果如图 5-24 所示：Mod 组（胰岛素抵抗组）中探针的荧光强度远高于 Con 组（正常组），并且差异极显著，说明胰岛素抵抗组细胞中 ROS 的产生速率升高。Rosi 组中 ROS 产生速率与 Mod 组相比显著降低，并且差异极显著，说明 Rosi 能够减少细胞中 ROS 的产生。胡芦巴化合物处理组中，黄酮类化合物荭草素、异荭草素和异牡荆素与二苯乙烯类化合物土大黄苷和脱氧土大黄苷能显著减少细胞中 ROS 的产生，且与 Mod 组相比具有显著性差异。

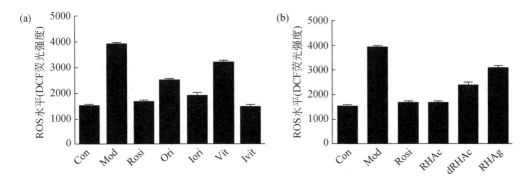

图 5-24　流式细胞仪检测胡芦巴化合物对 3T3-L1 细胞中 ROS 水平的影响

激光共聚焦定性研究结果如图 5-25 所示，Mod 组中探针的荧光强度远高于 Con 组，Rosi 组中探针的荧光强度与 Mod 组相比显著降低，药物处理组中，黄酮类化合物荭草素、异荭草素、异牡荆素和土大黄苷均能降低细胞中探针的荧光强度，其中异荭草素和土大黄苷效果最明显。该结果与流式细胞仪定量分析结果基本一致。

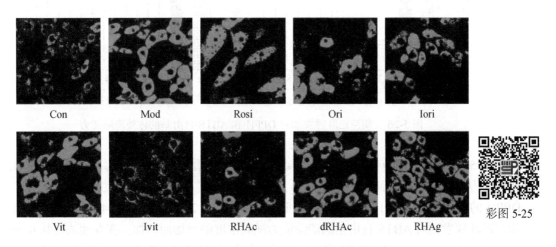

彩图 5-25

图 5-25　激光共聚焦检测胡芦巴化合物对 3T3-L1 细胞中 ROS 水平的影响

细胞内活性氧水平过高将损伤细胞内的脂质膜、蛋白质及核酸等重要的结构与功能物质。研究结果显示，胡芦巴化合物中的荭草素、异荭草素、异牡荆素和土大黄苷能降低细胞中 ROS 的水平，清除胞内自由基，这可能与胡芦巴化合物结构中的酚羟基数目与位置有关。研究说明胡芦巴中含有大量具有抗氧化活性的成分，这可能是胡芦巴具有广泛药理活性的物质基础。

（三）胡芦巴挥发油

植物挥发油具有清除自由基、调节机体免疫力、抗病毒等多种生物活性。国内外对胡芦巴挥发油的萃取工艺和化学成分分析也开展了广泛的研究。

王雅采用微波辐助萃取法对胡芦巴茎叶挥发油提取工艺进行单因素和正交试验研究，用还原能力、DPPH 自由基清除能力和抗氧化活性进行研究。结果表明，以乙醚为萃取溶剂，从胡芦巴茎叶中萃取的挥发油有较强的还原能力，对 DPPH 自由基有较强的清除能力，当质量浓度为 200mg/L 时对猪油的抗氧化活性达到最强，但其抗氧化活性小于同质量浓度的维生素 C（Vc）。Akbari 等研究了胡芦巴种子油对 DPPH 和 ABTS 等自由基的抗氧化活性，其对两种自由基的 IC_{50} 分别为 172.6μg/mL ± 3.1μg/mL 和 161.3μg/mL ± 2.21μg/mL。Liu 等采用荧光光谱法对提取物和化合物的脂质过氧化抑制活性进行了测定，在 250μg/mL 浓度下，胡芦巴的正己烷、乙酸乙酯、甲醇和水提取物对脂质过氧化的抑制率分别为 55%、43%、65% 和 95%；在 25μg/mL 浓度下，抑制率分别为 15%、13%、56%、35% 和 33%。另外，研究胡芦巴挥发油对糖尿病大鼠的胰岛及细胞损伤情况的影响时发现，糖尿病大鼠肾脏中的 SOD、CAT、GSH-Px 和 GSH 含量显著降低，经胡芦巴挥发油处理后可恢复到接近正常水平。

笔者所在团队也考察了胡芦巴叶挥发油对 DPPH 和 ABTS 自由基的体外清除能力，结果如图 5-26 所示。

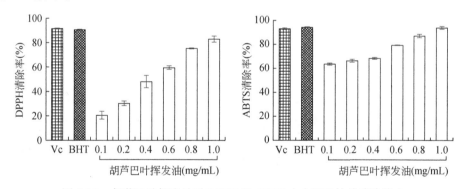

图 5-26　胡芦巴叶挥发油对 DPPH 和 ABTS 自由基的体外清除能力

图 5-26 显示，胡芦巴叶挥发油浓度从 0.1mg/mL 增加到 1.0mg/mL，对 DPPH 自由基的清除率从 20.43% 增加到 82.92%，IC_{50} 为 0.473mg/mL。胡芦巴叶挥发油在 1.0mg/mL 时对 DPPH 的清除能力与 0.1mg/mL 阳性对照 Vc 和 BHT（2,6- 二叔丁基 -4- 甲基苯酚）相当。胡芦巴叶挥发油对 ABTS 自由基的清除能力随其浓度的增加而增加。挥发油浓度从 0.1mg/mL 增加到 1.0mg/mL，对 ABTS 自由基的清除率从 63.55% 增加到 93.90%，IC_{50} 降低至 0.107mg/mL。

第四节　保肝护肝作用

一、肝病概述

（一）肝病及分类

肝脏为人体内最大的实质性器官，主要功能是进行糖的分解、贮存糖原，参与蛋白质、脂肪、维生素、激素的代谢，是机体内药物代谢与体内解毒的主要器官。过量饮酒、过度劳累、受寒、长期熬夜等不良生活习惯会引起肝脏病变。某些对肝脏有毒性的药物，比较容易造成肝脏损害。经常暴露于毒物或化学品，如经常暴露于喷雾清洁剂、杀虫剂、涂料之下，或者长期处于吸烟环境中也容易导致肝病的发生。另外，一些疾病如糖尿病等也可能导致肝脏损害。

肝病按照发病机制可以分为病毒性肝病和非病毒性肝病。病毒性肝病是由多种不同的肝炎病毒引起的一组以肝脏损害为主的传染病，根据病原学诊断，肝炎病毒至少有 5 种，即甲、乙、丙、丁、戊型肝炎病毒，分别引起甲、乙、丙、丁、戊型病毒性肝炎。非病毒性肝病包括以下几种。①酒精性肝病：是由长期大量饮酒（嗜酒）所致的肝脏损伤性疾病。②药物或毒物性肝病：是由化学毒物（如磷、砷、四氯化碳等）、药物或生物毒素所引起的肝炎或所致的肝脏病变。③新陈代谢异常性肝病：对某种物质新陈代谢不良所导致的肝病。④脂肪性肝病：是由各种原因引起的肝细胞内脂肪堆积过多的病变，表现为肝细胞的脂肪含量增加，可能原因有酗酒、糖尿病、血脂过高、体重过重等。

（二）脂肪肝

1. 脂肪肝的概念及分类　脂肪肝（fatty liver disease，FLD）是由多种疾病和病因所引起的肝脏脂肪性病理变化，发病机制尚不清楚，现代医学认为可能与脂质代谢异常、体内激素水平改变、免疫反应、缺氧、肝循环障碍、药物和工业毒物，以及遗传因素有关。

医学对 FLD 的认识最早源于 1842 年 Bowman 的研究，其后研究资料主要来自肝活检病理学报道。20 世纪 80 年代起，随着 B 超和 CT 检查的普及，FLD 作为一种常见的影像学发现引起了临床关注。但真正将 FLD 作为一种临床综合征甚或独立性疾病来对待，还是在 1986 年 Schaffner 等提出脂肪性肝病概念之后。病理上，FLD 指病变主体在肝小叶，以肝细胞大泡性脂肪变性和脂肪贮积为主的广泛疾病谱。正常人每 100g 肝湿重含 4~5g 脂类，其中磷脂占 50% 以上，TG 占 20%，FFA 占 20%，胆固醇约占 7%，其余为胆固醇酯等。当肝细胞内脂质蓄积超过肝湿重的 5%，或组织学上每单位面积见 1/3 以上肝细胞脂变时，可诊断为 FLD。

临床上 FLD 多分为酒精性脂肪性肝病（alcoholic fatty liver disease，AFLD）和非酒精性脂肪性肝病（nonalcoholic fatty liver disease，NAFLD）。NAFLD 是一种无过量饮酒史的以肝实质细胞脂肪变性和脂肪贮积为特征的临床病理综合征，疾病谱随病程的进展而表现不一，包括单纯性脂肪肝、脂肪性肝炎、脂肪性肝纤维化和肝硬化，与肥胖、T2DM 及高脂血症尤其是高甘油三酯血症等代谢综合征密切相关，被认为是代谢综合征在肝脏的一种病理表现。由脂代谢酶的遗传性缺陷而导致脂肪酸、胆固醇或类脂复合物在肝脏等处沉积的脂沉积症不属于脂肪肝的范畴。长期大量饮酒引起的肝脏损害的一系列病变称为AFLD。根据病因不同可分为：①营养性脂肪肝；②酒精性脂肪肝；③病毒性脂肪肝；④药物性脂肪肝；⑤内分泌性脂肪肝；⑥妊娠性脂肪肝。根据病理可分为：①单纯性脂肪肝；②脂肪性肝炎；③脂肪肝性肝纤维化和肝硬化。

2. 脂肪肝的流行病学特点　在欧美国家人群中酗酒者较多，AFLD 的发生率较高。我国暂无关于 AFLD 的全国性流行病学资料，但现有的区域性流行病学资料指出，有饮酒习惯的人所占的比例和 AFLD 的患病率在我国均有上升趋向。其中，华北地区中嗜酒人群比例在 1980 年初至 1990 年初期间，从 0.21% 升至 14.3%；2000 年初时，嗜酒者在东北地区所占比例已高达 26.98%，部分地区甚至达到 42.76%，而南方及中西部省份流行病学调查结果显示，饮酒人群比例也在增加。随着我国经济的快速发展，居民饮食结构发生了很大的改变，NAFLD 的患病人数已超过乙型肝炎（HBV）患者，在普通成人中的患病率已达 15% ~ 30%，成为我国居于首位的慢性肝病。随着近年城市化的发展和生活方式的改变，NAFLD 在许多过去欠发达的国家及地区也流行了起来，目前已成为全球性疾病之一。NAFLD 不仅可以导致肝病残疾和死亡，还与代谢综合征 (metabolic syndrome，MetS)、T2DM、动脉硬化性心血管疾病及结直肠肿瘤等疾病的高发密切相关。近年，伴随着肥胖和MetS 两种疾病的流行，NAFLD 已为在我国发病居首位的慢性肝病和常规体检时发现的导致肝相关生物化学指标异常的第一大原因，并且 HBV 慢性感染者合并 NAFLD 者越来越多，应该加以重视。

3. 脂肪肝的发病原因　肝脏是脂肪运输的枢纽，是体内脂肪酸、胆固醇、磷脂合成的主要器官。肝内的脂肪主要来源于食物，食物中的脂肪进入人体后，在小肠经肝脏分泌的胆汁及胰腺分泌的胰脂酶的作用下，脂肪甘油三酯被水解成游离脂肪酸和甘油酯，它们被小肠黏膜上皮细胞吸收后重新脂化成 TG，再与胆固醇、磷脂及肠黏膜上皮细胞合成的载脂蛋白结合形成乳糜微粒，由淋巴管进入血液。当进入肝窦毛细管时乳糜微粒被肝库普弗细胞分解为甘油及脂肪酸。肝细胞摄取脂肪酸后，脂肪酸可以通过氧化转变为能量供细胞消耗，也可被再度合成 TG、磷脂及胆固醇酯，其中 TG 与载脂蛋白等形成 VLDL，然后进入血液离开肝脏。另外，乳糜微粒在肝外全身血管中运送时，又可被存在于毛细管壁的脂蛋白酶水解为脂肪酸及甘油，除被组织摄取、利用外，脂肪酸仍可进入肝脏参与代谢，或经血管壁进入脂肪组织以 TG 的形式贮存起来。

机体动员贮存脂肪是在激素敏感的脂肪酶的催化作用下将脂肪细胞内的脂肪水解为甘油和脂肪酸，释放入血后甘油可直接入血浆中，脂肪酸则与血浆白蛋白结合而运输，一方面可直接作为能量来源，另一方面可被肝细胞摄取合成 TG。血浆中游离脂肪酸被肝细胞摄取后，除在线粒体中氧化产生能量外，也可在光面内质网合成磷脂、胆固醇脂及 TG，这些脂质与粗面内质网合成的载脂蛋白相结合形成颗粒，再合成囊泡，经微管转运到肝细胞侧缘，再由胞吐作用排入细胞腔，进入全身循环，由此可见肝脏在脂类代谢中起着十分重要的作用。一方面它从血浆摄取游离脂肪酸，另一方面又以结合形式运出肝脏进入血液，任何原因所致的甘油三酯合成不平衡，以及在多个阶段的分泌失调均可导致脂肪在肝内贮积，形成脂肪肝。

综上所述，引起脂肪肝的病因可一种或多种同时作用，也可以先后参与。范建高等总结了 9 个方面的因素：脂肪代谢异常、激素影响、环境因素、遗传因素、氧化应激及脂质过氧化损伤、免疫反应、肝病筛查改变、游离脂肪酸的作用、缺氧和肝微循环障碍。

4. 脂肪肝的治疗　单纯性脂肪肝是各种脂肪性肝病的早期阶段，即使已发展为脂肪性肝炎和肝纤维化，仍为可逆性病变，但如任其发展则可发生肝硬化及其相关并发症，此时即使积极治疗也难使肝病理学改变逆转。因此，脂肪肝的有效治疗可望阻断慢性肝病进展。

目前脂肪肝的治疗手段主要有四种。①饮食治疗：肥胖性脂肪肝患者在保证营养物质的正常摄入量的前提下，应适当减少脂肪、糖类和总热量的摄入。②运动治疗：是指肥胖、糖尿病、高脂血症引起的脂肪肝患者在医生指导下完成适量的运动，以维持理想的体重。③ He-Ne 激光血管内照射治疗：可使血浆中参与脂蛋白代谢的多种酶，如脂蛋白脂酶、卵磷脂胆固醇转酰酶、甘油三酯脂酶等的酶谱发生改变，并能调节脂蛋白脂酶的活性，促使脂蛋白脂酶与酸性黏多糖结合，催化 CM 和 VLDL 中 TG 的水解作用，其代谢产物则大部分进入组织被利用同时产生能量，而甘油三酯脂酶则可进一步促使 CM 及 VLDL 的代谢产物的水解，最后经肝肠循环排出体外。同时 He-Ne 激光血管内照射治疗可以增强脂质的过氧化作用，促进脂质的运输和排泄，从而达到降低血脂的作用。④药物治疗：主要包括降脂药、抗氧化剂、抑制脂质过氧化剂和细胞保护剂及其他相关药物。

二、胡芦巴保肝护肝作用及其物质成分

目前对于胡芦巴保肝护肝的相关研究显示，胡芦巴中的皂苷、多酚、多糖、黄酮等多种成分具有改善和预防肝脏损伤的作用。其中，对肝脏的保护作用主要集中在 AFLD 和 NAFLD 方面，另外对肝脏脂质过氧化和化学性肝损伤（如四氯化碳、过氧化氢、乙醇、D-氨基半乳糖、硫代乙酰胺、阿霉素、狄氏剂、氯氰菊酯、镉、汽油烟雾等造成的急、慢性肝损伤）也具有较好的预防和改善效果。

（一）胡芦巴及其提取物

胡芦巴种子提取物能促进胆固醇代谢，减少脂质沉积，有明显的降低大鼠血脂的作用以及对急、慢性肝损伤的保护作用。

1. 改善 AFLD 作用　毛新民团队长期进行胡芦巴对 AFLD 作用的研究，发现胡芦巴中的多种成分均能改善高脂饲喂联合乙醇灌胃造成的 SD 大鼠 AFLD 模型的各项指标。其团队中的孙国栋等通过高脂饲喂和乙醇灌胃结合的方法建立 SD 大鼠 AFLD 模型，对胡芦巴乙醇提取物对 AFLD 的影响进行了研究，发现胡芦巴乙醇提取物可显著减轻 AFLD 引起的肝脏脂肪组织变性和纤维化程度，同时显著降低 AFLD 大鼠血清 TG、TC、LDL-C、AST、ALT 及 TNF-α 水平，升高血清腺苷二磷酸（ADP）和 AMPK 水平。

近年来研究发现 AFLD 发病与 ADP 关系密切，而乙醇能直接抑制 ADP 的作用，使 ADP 活性降低，这可能是乙醇引起肝损伤的重要原因。Xu 等研究也发现，ADP 可显著减轻乙醇灌胃小鼠的肝脏肿大和炎症，减少肝脏脂肪滴，从而使脂肪肝的发生率降低，同时

TNF-α 的产生被显著抑制。另外，AMPK 是肝脏中胆固醇和 TG 合成的重要调节因子，可以磷酸化并抑制脂肪代谢的一些关键酶 [如乙酰辅酶 A 羧化酶（ACC）和丙二酸单酸辅酶 A]，促进脂肪酸的氧化。因此，胡芦巴乙醇提取物降低血清 TNF-α 水平，升高血清 ADP 和 AMPK 水平可能是其降低血脂、降酶保肝的主要原因，但具体作用机制尚需进一步研究。

2. 改善 NAFLD 作用 毛新民团队在研究胡芦巴对 AFLD 作用的同时，也研究了胡芦巴对 NAFLD 的作用，发现复方胡芦巴制剂在改善 AFLD 的同时也能改善高脂饮食造成的 SD 大鼠 NAFLD 模型的各项指标。其团队的万明等研究了复方胡芦巴制剂（主要由胡芦巴、葛根、枳椇子、五味子、炙甘草组成）对 NAFLD 的影响。实验中采用高脂乳剂灌胃 Wistar 大鼠 12 周复制大鼠 NAFLD 模型，然后连续灌胃高、中、低 [1.2g/(kg•d)、2.4g/(kg•d)、3.6g/(kg•d)] 剂量的复方胡芦巴制剂 12 周。观察低、中、高剂量复方胡芦巴制剂对大鼠血清中 TC、TG、HDL-C、LDL-C、GPT、GOT、FFA、脂联素和 TNF-α 水平的影响，同时检测肝匀浆液中 TC、TG、FFA 水平和肝脂酶（HL）活性，以及肝组织形态学变化。结果发现：中、高剂量复方胡芦巴制剂能显著降低肝指数，显著降低大鼠血清中 TG、TC、GPT、GOT、LDL-C、FFA 水平，升高大鼠血清中脂联素水平；显著降低大鼠肝组织中 TG、TC 水平和 HL 活性；肝组织病理学检查显示，复方胡芦巴制剂可减轻肝脏脂肪变性和点灶状坏死。

3. 保护化学性肝损伤作用 肝脏是体内药物的主要代谢器官，进入体内的药物大部分经过肝脏代谢后经肾脏排泄。因此，过量的乙醇、环境中的有毒物质（如汽油烟雾）、化学毒物 [如磷、砷、镉、四氯化碳（CCl_4）、过氧化氢、狄氏剂、氯氰菊酯等] 及某些药物（如过量的对乙酰氨基酚、阿霉素、D- 氨基半乳糖、硫代乙酰胺等）都可对肝脏造成急性或慢性的化学损伤，引起肝脏不同程度的肝细胞坏死、脂肪变性、肝硬化和肝癌。大量研究发现，胡芦巴中的生物活性成分能够预防或缓解某些化学物质过量引起的肝脏损伤，保护肝脏的正常结构与功能。

毛新民团队的万明等分别采用 CCl_4 和乙醇建立小鼠急性化学性肝损伤模型并对复方胡芦巴制剂的保护作用进行研究，发现复方胡芦巴制剂对 CCl_4 和乙醇所致小鼠急性肝损伤具有明显的保护作用。实验中，将预防性给药 10 天的小鼠分别采用高浓度 CCl_4（1% CCl_4 一次性灌胃 5mL/kg）和乙醇（50% 的乙醇一次性灌胃 12mL/kg）复制小鼠急性肝损伤模型，16h 后眼眶取血，测定小鼠血清中 ALT、AST、GPT 和 GOT 的含量，检测肝组织中 MDA、GSH 和 TG 的含量，并观察肝脏病理组织学变化。CCl_4 损伤模型的结果显示，复方胡芦巴制剂能明显降低 CCl_4 所致肝损伤动物模型中血清 AST 含量，改善 CCl_4 引起的肝脏组织的病理变化，但对动物体重变化无影响。乙醇损伤模型的结果显示，复方胡芦巴制剂能明显降低乙醇所致肝损伤动物模型中血清 GPT 和 GOT 含量；降低肝组织中 MDA 水平，升高 GSH 水平，改善乙醇引起的肝脏组织的病理变化，细胞排列整齐，很少看到坏死病灶，而对肝组织中 TG 变化影响不明显。表明复方胡芦巴制剂对 CCl_4 和乙醇所致小鼠肝损伤具有明显的保护作用。朱宝立等也发现胡芦巴提取物对 CCl_4 和 D- 氨基半乳糖所致小鼠急性和慢性肝损伤具有较好的保护作用。在慢性肝损伤试验中，长期低剂量 CCl_4 染毒大鼠的 MDA 含量增加、GSH-Px 活力降低、肝功能指标 ALT 和 AST 升高、胆汁酸显著升高，而胡芦巴提取物能明显逆转上述指标，有效地抑制 CCl_4 所致慢性肝损伤大鼠的血清胆汁酸和 MDA 水平的升高，并有效降低 GSH-Px 水平。在急性毒性试验中，胡芦巴提取物也可降低肝脏 MDA 水平，升高 GSH-Px 水平，并呈现剂量 - 反应关系。试验结果说明胡芦巴提取物能有效地保护大鼠急、慢性化学性肝损伤，其作用机制可能与抗脂质过氧化反应有着密切的关系。其他研究也发现了类似的结果。

此外，Saber、Najla、Mohamed、Caroline、Seema、Abeer 和 Navayath 等分别证明了胡芦巴对阿霉素、狄氏剂、镉、硫代乙酰胺、汽油烟雾及氯氰菊酯等造成的肝损伤的保护作用。Saber 发现用抗癌药阿霉素处理的动物肝脏表现出组织病理学和生化改变，出现肝细胞空泡化、血管充血、白细胞浸润、脂肪浸润、增殖细胞核抗原的表达增加等。而胡芦巴种子的水提取物（0.4g/kg）和阿霉素共同处理组，阿霉素对肝脏的组织学损伤和生化改变不明显。生化结果显示，AST 和 ALT 水平正常，同时 MDA 水平降低，SOD 和 CAT 活性增加。因此，胡芦巴种子水提取由于对组织的抗氧化作用，对阿霉素诱导的肝毒性具有明显的保护作用。Najla 等在研究胡芦巴对狄氏剂引起的大鼠肝脏和肾脏的损害作用的研究中发现，预防性给予大鼠胡芦巴会减轻或消除狄氏剂引起的肝肾损害，改善肝脏和肾脏中的相关血液学参数、肾脏和肝脏生物标志物、脂质过氧化水平，以及过氧化氢酶和谷胱甘肽过氧化物酶的活性。这种保护作用可能与胡芦巴的抗氧化性能有关。Mohamed 和 Caroline 等研究发现胡芦巴种子和叶提取物可以保护镉诱导的肝细胞毒性。Mohamed 等采用豚鼠实验发现，在镉处理的动物中肝脏存在严重的结构损伤，大多数肝细胞似乎融合在一起形成嗜酸性合胞体块，肝细胞出现不规则排列，肝结构紊乱，肝细胞大而轻，泡沫质，充满大量液泡样空间，核固缩；中心静脉扩张并充血，大量出血扩散到附近的细胞，可观察到门静脉区胆管周围轻度纤维化；还有局灶性变性坏死及炎症细胞浸润，并可观察到动物体重减少和肝脏重量增加。在生化方面，血清 AST、ALT、碱性磷酸酶（ALP）和 γ- 谷氨酰转移酶（GGT）活性，以及血清总胆红素和结合胆红素均显著升高。胡芦巴种子提取物对肝脏表现出明显的保护作用，上述生物化学参数改变显著。Caroline 等用胡芦巴叶提取物对氯化镉处理的大鼠的肝细胞活力、形态和整个基因组转录的保护作用进行了分析，发现胡芦巴叶提取物可通过调节基因转录保护镉诱导的大鼠肝细胞。Seema 等采用硫代乙酰胺（0.03% 的水溶液，持续16 周）诱导的大鼠肝硬化模型研究了胡芦巴种子提取物对肝毒性的影响，发现硫代乙酰胺诱导后给予胡芦巴种子提取物可逆转肝脏损伤、氧化应激和脂质过氧化水平，ALP、GGT 及包括药物代谢酶在内的肝硬化生化指标的升高水平也被逆转。研究结果表明胡芦巴种子提取物对肝硬化动物模型具有治疗作用。Abeer 等评估了成年雄性大鼠吸入汽油烟雾对肝脏的渐进作用以及胡芦巴种子的保护潜力，发现暴露于汽油烟雾中可导致血清 AST、ALT、ALP、GGT、总胆红素、TC、总 TG 和 LDL 显著升高，而 HDL 显著降低。同时，抗氧化剂 SOD 和 CAT 显著减少。此外，炎症标志物 IL-1β 和 IL-6 的水平也随着纤维化标志物、转化生长因子 β1（TGF-β1）、成纤维细胞生长因子（FGF1）和胶原蛋白 I 的升高而显著升高。组织病理学研究表明，暴露于汽油烟雾中的大鼠肝细胞退化，出现细胞浸润和坏死区域，同时胶原纤维显著沉积，提示发生肝纤维化。在汽油暴露期间给予大鼠胡芦巴种子可显著改善上述症状，表现出显著的抗氧化和抗炎作用。Navayath 发现，胡芦巴水提物可预防氯氰菊酯引起的肝肾毒性。氯氰菊酯是一种重要的 II 类拟除虫菊酯农药，广泛用于害虫防治，据报道其毒理学涉及氧化应激和脂质过氧化。胡芦巴具有良好的抗毒和抗氧化潜力。Navayath 等研究了发芽的胡芦巴种子水提物对氯氰菊酯诱导的肝肾毒性的保护作用。

氯氰菊酯处理导致肝脏和肾脏中硫代巴比妥酸反应性物质（TBARS）增加、GSH耗竭，以及SOD、CAT、谷胱甘肽过氧化物酶（GPx）和谷胱甘肽S-转移酶（GST）活性降低。肝脏和肾脏中的总磷脂显著减少，磷脂酶A（PLA）和磷脂酶C（PLC）的活性增加，血清标志物酶、AST、ALT、ALP、乳酸脱氢酶（LDH）和GGT的活性增加。用10%的胡芦巴水提物进行处理发现抗氧化剂状态得到了缓解，所有值均接近正常。研究结果表明胡芦巴中存在的生物活性物质可能在减轻农药引起的毒性中起重要作用，对氯氰菊酯的肝肾损伤具有保护作用。

（二）胡芦巴皂苷

胡芦巴皂苷为胡芦巴主要活性成分之一，前期研究发现胡芦巴皂苷具有明显的降血糖、降血脂效果，另有大量研究表明胡芦巴皂苷在保肝护肝方面也具有较好应用前景。毛新民团队经过长期对胡芦巴保肝护肝作用进行研究发现，胡芦巴总皂苷对酒精性和非酒精性肝损伤导致的脂肪肝具有较好的治疗和预防作用。

毛新民团队的张嫣之等研究了胡芦巴总皂苷对AFLD的治疗作用。他们采用酒脂混合物灌胃大鼠10周建立AFLD模型，然后分别采用胡芦巴总皂苷和水飞蓟宾进行灌胃治疗4周，检测胡芦巴总皂苷对AFLD大鼠的治疗结果。研究发现胡芦巴总皂苷能改善AFLD大鼠中肝脏病变，显著降低AFLD模型大鼠血清中GPT、GOT、TC、LDL、总胆红素和谷氨酰转肽酶水平，降低肝指数，改善肝细胞脂肪变性，但血清TG水平升高。胡芦巴总皂苷能降血脂、降酶保肝、减少肝脏脂肪沉积、促进肝脏脂质排出、改善肝脏肿大状况，从而对酒精性脂肪肝起到一定的治疗作用。其治疗机制可能是通过减轻乙醇及其代谢产物乙醛经CYP2E1代谢过程诱导的脂质过氧化，提高机体抗氧化能力，改善肝细胞线粒体功能；通过升高脂联素水平，激活磷酸腺苷依赖蛋白激酶和PPARα信号转导通路，抑制肝细胞脂肪酸合成的两个关键酶ACC和FAS的活性，减少脂质生成，同时激活线粒体肉碱脂酰转移酶，增强脂肪氧化作用，从而减少肝脏脂肪沉积。

毛新民团队的王媛媛等还发现了胡芦巴总皂苷对乙醇合并高脂饮食所致大鼠脂肪肝的预防作用。先给予大鼠胡芦巴总皂苷进行预防性给药，再用乙醇合并高脂的脂肪乳剂灌胃制造大鼠脂肪肝模型，发现胡芦巴总皂苷预防组中血清指标，肝脏指数，肝中TG、TC、MDA、FFA、HYP的含量和GHT的活性与模型组相比均显著降低；而肝脏中SOD、NO、Na^+-K^+-ATP酶、Ca^{2+}-Mg^{2+}-ATP酶的活性显著升高，肝细胞内脂滴分布的程度和范围均明显减少，肝脏细胞色素P450ⅡE1的表达也被显著抑制。研究说明胡芦巴总皂苷可通过改善脂质代谢紊乱、提高机体抗氧化的能力、增加肝脏的能量供应，以及抑制肝细胞色素P450ⅡE1的表达，对乙醇合并高脂饮食所致大鼠脂肪肝有预防作用。

另外，毛新民团队中的张瑜等研究了胡芦巴总皂苷对NAFLD大鼠血脂水平及肝内脂质沉积的影响，并探讨了胡芦巴总皂苷抗非酒精性脂肪性肝炎的作用机制。结果显示，胡芦巴总皂苷低、中和高剂量均可显著降低血清TC和LDL的水平，但3种剂量处理组动物血清TG水平无显著性变化；与模型组相比，低、中和高剂量胡芦巴总皂苷组肝组织匀浆TC分别下降了67.4%、66.7%和63.1%，TG分别下降了56.0%、42.6%和52.3%，肝指数分别下降了12.1%、9.1%和6.1%；病理学检查显示胡芦巴总皂苷处理组动物脂肪肝程度明显降低。研究说明胡芦巴总皂苷可降低血脂水平和减少肝内脂质沉积，对高脂饮食诱发的非酒精性脂肪肝有治疗作用。张瑜等进一步对其抗 NAFLD 的作用机制进行了探讨。在上述实验的基础上进一步研究了胡芦巴总皂苷对 NAFLD 大鼠的肝脏病变、HL 活性及血清 FFA、ALT 和脂联素水平的影响，发现胡芦巴总皂苷能降低大鼠血清 FFA、ALT 水平，升高肝脂酶活性，改善肝组织病变。高脂饲喂的大鼠肝脏体积增大，颜色浅黄，切面有油腻感，光镜下可见肝细胞内出现大小、数量不等的类圆形脂滴且呈灶片状分布，肝小叶中央区肝细胞脂肪变性严重，出现肝细胞点状坏死，有中性粒细胞浸润。胡芦巴总皂苷大剂量组大鼠的肝细胞几乎恢复正常，肝组织外观红褐色，质软有弹性，光镜下肝细胞形态、大小正常，肝索排列整齐，肝小叶结构正常。研究说明胡芦巴总皂苷能降低血清 FFA 水平，提高 HL 活性，降低血清 ALT 水平，刺激脂肪细胞分泌脂联素，提高血清脂联素水平，促进脂肪在脂肪细胞中沉积，避免了脂肪的异位沉积，从而达到治疗 NALTD 的作用。胡芦巴总皂苷各给药组血清 FFA 显著降低，说明胡芦巴总皂苷可能通过增加胰岛素敏感性抑制外周脂肪分解。HL 是参与血浆脂蛋白代谢的一种关键酶，此酶由肝实质细胞合成，转运到肝窦内皮表面发挥作用，能水解 TG 及磷脂，是在血浆脂蛋白代谢中发挥重要作用的活性酶，且随着给药剂量的增加呈增高趋势，促进肝脏脂质分解。胡芦巴总皂苷可显著降低模型组大鼠血清 ALT 水平，且随着剂量的增加呈增高趋势，说明胡芦巴总皂苷可以减少肝损伤。脂联素是由脂肪细胞分泌的一种可溶性细胞因子，胡芦巴总皂苷可显著升高模型组大鼠血清脂联素水平，且随着剂量的增加呈增高趋势，说明胡芦巴总皂苷具有恢复脂肪细胞功能和刺激脂肪细胞分泌脂联素的能力，从而促进脂肪在脂肪细胞中沉积，避免了脂肪的异位沉积。研究已证明重组脂联素在几种动物模型中可以提高胰岛素敏感性，改善高脂血症，增加糖耐量，这些治疗作用可能是由于：①脂联素能提高卡尼汀转移酶活性，增加脂肪酸氧化；②脂联素能降低脂肪酸合成的两个关键酶，即乙酰 CoA 羧化酶和脂肪酸合成酶的活性；③脂联素能抑制肝脏 TNF-α 的产生和血浆前炎症细胞因子的浓度。

（三）胡芦巴多酚

慢性乙醇中毒与脂肪肝和以胶原蛋白堆积为特征的纤维化密切相关。Kaviarasan 等研究发现，胡芦巴种子多酚提取物可抑制乙醇诱导的大鼠肝脏胶原蛋白和脂质蓄积。实验组采用乙醇（每天 6g/kg）灌胃雄性 Wistar 大鼠 30 天诱导肝毒性，对照组大鼠给予等量葡萄糖溶液。在接下来的 30 天内，每天以 200mg/kg 的剂量将胡芦巴种子多酚提取物与乙醇共同给药，水飞蓟宾作为阳性对照。研究结果发现乙醇处理导致血浆和肝脂质增加，以及胶原蛋白含量和性质的改变。乙醇喂养的同时服用胡芦巴种子多酚提取物的大鼠可以显著改善脂质状况，减少胶原蛋白含量和交联，并减少醛含量和过氧化作用，与水飞蓟宾效果相当。研究说明胡芦巴种子多酚提取物在缓解脂质异常及对乙醇引起的肝损伤维持胶原蛋白含量和特性方面发挥着重要作用。

（四）胡芦巴黄酮

毛新民团队的孙国栋等采用高脂饲料喂养和乙醇灌胃结合的方法建立 SD 大鼠 FALD 模型，蒸馏水作为空白对照，水飞蓟宾胶囊做阳性对照，实验组给予胡芦巴乙醇提取物。

给药 4 周后处死大鼠，采血并分离血清，测定并比较各组间血清 TG、TC、HDL-C、总胆红素（TBil）、AST 和 ATL 水平的差异，采用 ELISA 方法测定并比较各组间 TNF-α、脂联素、ADP 及 AMPK 水平。结果显示，胡芦巴乙醇提取物能显著降低 AFLD 大鼠血清 TG、TC、LDL-C、AST 及 TNF-α 水平，升高血清 ADP 及 AMPK 水平，表明胡芦巴乙醇提取物具有降低血脂、降酶保肝的作用。

（五）胡芦巴多糖

黄玉萍等研究发现，胡芦巴多糖对 CCl_4 和对乙酰氨基酚所致小鼠急性肝损伤均有明显的保护作用，能使急性肝损伤小鼠血清谷丙转氨酶（SGPT）活性明显降低，具有明显的保肝作用。此外，研究还发现胡芦巴中提取的多糖成分能有效抑制血脂水平，促进胆固醇及胆汁酸向体外排泄，其机制与抗氧化等有关。

第五节 对生殖系统的作用

一、生殖系统病变概述

人体生殖系统是人类繁殖后代，分泌性激素维持副性征的器官的总称。根据所在的部位不同，可分为内生殖器和外生殖器两部分。男性内生殖器由生殖腺（睾丸）、输精管道（附睾、输精管、射精管和尿道）和附属腺（精囊腺、前列腺、尿道球腺）组成；外生殖器包括阴囊和阴茎。女性内生殖器由卵巢、输卵管、子宫及阴道组成；外生殖器由阴阜、大阴唇、小阴唇、阴蒂、阴道前庭组成。此外，对于女性生殖，还有一个很重要的器官即乳房，对人类繁殖具有重要作用。

生殖系统的结构或功能的改变会导致一系列生殖系统疾病。其中，男性生殖系统疾病的常见症状包括与泌尿外科疾病有关的排尿异常、脓尿、尿道异常分泌物、疼痛、肿块、性功能障碍及男性不育症等。女性生殖系统常见疾病主要有衣原体病、梅毒、阴道炎、尿道炎等常见疾病，还包括一些特殊时期疾病，如孕期泌乳不足、多囊卵巢综合征、痛经、更年期症状等。女性生殖道因解剖结构、生理、性活动、分娩和卫生习惯等多种因素，易发生多种感染。另外，女性生殖系统疾病具有患病率高、无症状比例高、不就诊的比例高和得不到合理治疗比例高的特点，导致各种严重并发症和后遗症。

（一）孕期乳汁分泌不足

母乳是婴儿最佳的天然食物，它含有 4~6 个月内的婴儿所需的全部营养素，其中所含有的各种营养成分最适宜婴儿消化与吸收，母乳喂养是全球公认的婴儿最佳喂养方式。但在某些情况下，产妇存在泌乳量不足的现象。这些情况包括早产、产妇自身患有某些基础疾病、剖宫产、产妇吸烟、产妇有乳腺癌手术史、分娩后母婴分离及产妇患有心理疾病等。即使在足月阴道分娩的情况下，一些产妇也会出现泌乳量不足的现象。近年来，由于现代生活节奏的加快和生活方式的改变，高龄产妇增多、剖宫产率上升、产后出血过多、精神过度紧张等因素，乳汁分泌不足的发病率有上升趋势。

乳汁分泌不足系指产后乳汁甚少，或逐渐减少，或全无，不能满足哺乳的需要，亦称"产后缺乳""无乳"等。传统医学对乳汁分泌不足有长久而深刻的研究，累积了丰富的文献资料，将乳汁分泌不足主要分为两大类型：一是气血亏虚型；二是肝郁气滞型。

西医对此尚无有效的治疗方法，在部分发达国家中，多潘立酮（domperidone）是一种应用广泛的催乳药物。但是，多潘立酮治疗泌乳不足至今没有任何权威机构发布相关文件证实，美国食品药品监督管理局（FDA）也曾发出呼吁不要在无适应证的情况下服用多潘立酮。在我国，医生极少对泌乳不足的产妇推荐使用该药物。传统医学积累了丰富的经验，其中药膳是颇具特色的，具有方法简单、安全可靠等优点。因此，胡芦巴作为一种药食同源的传统植物药资源，开发的催乳药物则更加安全有效。

（二）多囊卵巢综合征

多囊卵巢综合征（polycystic ovarian syndrome，PCOS）是育龄妇女常见的一种极为复杂的内分泌及糖代谢异常所致的病理状态，属于中医"闭经""不孕""月经后期"等范畴。中医认为 PCOS 源于月经调节机制失调，以闭经或月经稀发、不孕、肥胖、多毛和卵巢多囊性增大为临床特征的综合征，是一种发病多因性、临床表现多态性的内分泌失调综合征，是导致育龄期妇女月经紊乱、无排卵性不孕最常见的病因。PCOS 主要以双侧卵巢多囊性改变、高雄激素血症和持续无排卵为特征。这种疾病最早由 1935 年 Stein 和 Levethal 报道，后来，其遗传异质性及临床表现的多样性，逐渐引起了人们广泛的关注，最终将其命名为 PCOS。

中医认为维持正常月经来潮，肾气盛是最重要的条件。故肾气盛、脏腑功能活动正常是维持月经来潮的条件。如果是肾、肝、脾三脏功能失常，病本在肾，肾气不足，精血不充，阴阳失调，兼见肝火、脾湿、瘀血内阻则引发此病。

PCOS 患者常有雄激素过多、促黄体生成素与促卵泡激素比值（LH/FSH）增高、胰岛素抵抗、雌酮过多等内分泌异常表现。目前西医多采用激素治疗或腹腔镜下对多囊卵泡用电凝或激光技术穿刺打孔、卵巢楔形切除等手术治疗，单纯西医治疗的排卵率及流产率高、妊娠率低，且会引起卵巢过度刺激综合征（OHSS）等。目前在中西医领域 PCOS 被视为难治性妇科疾病，其好发生于育龄妇女。据流行病学研究显示，PCOS 可发生于 4%~7% 的育龄妇女，因无正常的周期性排卵而导致的不孕症患者中有 75% 患有 PCOS。由于当代女性面对众多工作和生活压力，PCOS 的患病率也越来越高，同时它还增加了患子宫内膜癌、T2DM、心血管疾病及呼吸睡眠暂停综合征的风险。PCOS 患者卵泡液中的雄激素水平升高、卵泡的发育受到抑制，从而导致排卵功能障碍。单纯的西药治疗会出现卵巢过度刺激综合征、月经过多等副作用，西药治疗的主要机制是从促排卵、降低胰岛素及雄激素水平等方面发挥作用。因而探索中医药治疗 PCOS 具有很好的临床应用价值。

（三）痛经

痛经（dysmenorrhea）是指女性经期前后或行经期间出现的下腹部痉挛性疼痛，或痛引腰骶，严重时伴有恶心、呕吐、冷汗淋漓、手足厥冷等症状，为随月经周期而发作的常见妇科疾病。临床上将痛经分为两类：一类是原发性痛经（primary dysmenorrhea），指生殖器官无明显器质性病变的痛经，也可以称为功能性痛经；另一类是继发性痛经（secondary dysmenorrhea），是由生殖器官的器质性疾病引起的，如子宫内膜异位症等。原发性痛经是妇科常见病之一，主要发生群体为青春期少女和未婚或未孕的年轻女性。我国女性中痛经的发生率为33.1%，其中原发性痛经占53.2%，重度痛经的发生率为13.6%，不同程度地影响着患者的正常工作和生活质量。原发性痛经的病因目前尚不明确，现代医学普遍认为其与体内前列腺素（PG）、血管加压素（AVP）、雌激素、催产素（OT）、钙离子等水平的改变有关。西医临床治疗药物主要以非甾体抗炎药为主，口服避孕药、钙离子拮抗药和β受体激动药也可用来缓解症状，但这些药物都有不同程度的不良反应和临床应用局限性，且有文献报道常规治疗中有20%~25%的失败率。而传统中医药在治疗痛经方面有着悠久的历史，积累了丰富的经验，并以不良反应小、有效率高的优势在痛经治疗方面日趋受到重视。

现代医学认为原发性痛经发病机制主要与内分泌激素[如前列腺素、催产素、雌激素、孕激素、血管加压素、β-内啡肽（β-EP）]、钙离子水平及遗传因素等有关。

（四）更年期综合征

更年期综合征是指妇女绝经前后出现性激素波动或减少所致的以自主神经系统功能紊乱为主并伴有神经心理症状的一组症候群，又称为围绝经期综合征。常见症状有月经周期不规律、经期延长、经量减少或增多，同时伴有血管舒缩症状和神经心理症状，如潮热、出汗、急躁、易怒、抑郁等症状，严重影响患者的生活质量。随着社会进步和医疗条件的改善，中国女性寿命的延长，更年期女性越来越多，预计到2030年我国50岁以上的妇女将增加到2.8亿以上。因此，更年期女性的保健、治疗也越来越重要，规范的保健、治疗有利于为更年期女性提供全生命周期管理和提高更年期女性的生活质量。

更年期综合征发病的主要机制如下。①卵巢储备功能下降：卵巢是雌激素和孕激素的来源，随着年龄的增长，卵巢储备功能逐渐下降，雌激素也随之减少，影响雌激素受体（ER）的正常功能，引起多系统的相关症状，如雌激素依赖的器官萎缩、自主神经功能紊乱及其他精神症状。②神经内分泌发生改变：卵巢功能衰退，引起下丘脑-垂体-卵巢轴（HPO轴）神经内分泌功能的失衡。血清中单胺类递质，如去甲肾上腺素、5-羟色胺下降是更年期综合征出现焦虑、抑郁的病理生理基础；血清中阿片肽的活性也发生改变，研究表明更年期综合征潮热严重程度与血浆β-内啡肽水平呈明显正相关。③血管舒缩因子活性改变：陈亚琼等研究发现，更年期综合征的潮热、盗汗和其他症状群与血浆吲哚类物质呈正相关。④免疫因素：随着年龄的增长，机体的各项功能出现下降，免疫功能也不例外。当免疫功能下降时，在机体免疫应答过程中，具有调高免疫应答能力的$CD3^+$、$CD4^+$等免疫细胞减少，而有调低免疫应答能力的细胞增加，使免疫系统失衡，增加了更年期综合征的发生。

随着女性更年期群体的不断扩大，更年期所带来的问题也越来越多，针对女性更年期的治疗也越来越重要。更年期治疗分为以下几种。①保健指导：更年期是女性进入老年的过渡期，更年期保健是提高女性生活质量的重要内容和有效手段，要重视更年期的保健工作。研究发现，经过实施更年期保健教育后，患者生存质量评分、抑郁自评得分、焦虑自评得分指标及更年期综合征发生率指标均优于未经保健人群。②激素替代治疗：引起更年期出现各种症状的根本原因是随着年龄的增长卵巢功能下降，各生殖激素缺乏。故对更年期的治疗多采用激素替代治疗，可有效缓解更年期症状。更年期早期用激素替代治疗不仅能有效改善更年期症状，还可预防心血管疾病、骨质疏松等，而且对提高免疫系统功能和预防老年慢性疾病也有一定的影响。③中医中药：传统医学中无"更年期""围绝经期综合征"等病名，但对妇女绝经前后有关生理、病理、临床症状的记载论述较多可见于"脏燥""郁证""不寐""心悸"等病种。《金匮要略》中有"妇人年五十所""妇人脏燥""百合病"的记载。中医学认为更年期主要是冲任两脉出现亏损、精气不足及肾气衰退等生理变化的重要时期。临床常见分型有肾阳虚、肾阴虚、肾阴阳两虚，其中以肾阴虚多见。中医疗法常通过阴阳调节和补肾益气使机体恢复平衡。中药在缓解更年期症状方面安全且有效。中药多是根据辨证分型自拟方剂治疗，也可用中成药如六味地黄丸、知柏地黄丸、杞菊地黄丸、更年康片等，在针灸治疗方法中多采用针刺治疗。

（五）男性生殖系统

雄性哺乳动物的生殖器主要包括阴茎、睾丸、附睾、阴囊、前列腺、尿道球腺等，其中睾丸、附睾是生殖系统中最重要的器官，其发育影响整个生殖系统的功能发挥。已经知道精子的发生与体内激素的调控密切相关。睾酮（testosterone，T）是雄性生物体内最重要的雄性激素之一，是由雄烯二酮（androstenedione，AD）在酶的作用下转变而成，在体内主要包括结合型睾酮和游离睾酮（free testosterone，FT）两种形式，其中结合型睾酮大部分与性激素结合球蛋白（sex hormone-binding globulin，SHBG）结合。睾酮的主要生理功能为促进精子发生和参与下丘脑–垂体–睾丸轴中生殖激素的调节与控制。睾酮可通过合成雌二醇而反馈性抑制下丘脑–垂体对卵泡刺激素（follicle stimulating hormone，FSH）和泌乳素（prolactin，PRL）的分泌，而 PRL 在雄性体内的主要作用又与睾丸间质细胞合成睾酮有关。FSH 可以作用于睾丸支持细胞，通过调节抑制素 B（inhibin B，INB）的作用而调节睾酮水平，也可促进次级精母细胞发育为精子细胞。

二、胡芦巴对生殖系统的作用

目前大量研究发现，胡芦巴具有催乳、改善 PCOS、缓解痛经、缓解更年期综合征症状、改善男性性功能等作用。本节将对胡芦巴对生殖系统的药理学作用进行总结。

（一）催乳

母乳喂养是新生儿喂养的最佳选择，但在某些情况下，产妇存在泌乳量不足的现象。Luke 等在 2001~2014 年通过电话询问的方式调查了 2034 例关于使用催乳剂的母乳安全情况。大多数涉及多美拉酮（$n=1884$；92.6%），其余涉及甲氧氯普胺（$n=153$；7.5%）或其他草药催乳剂（如胡芦巴、乳蓟；$n=262$；12.9%）等。从 2011~2014 年，总电话调查量减少了 50%，其中关于草药催乳剂的比例从 2001 年的 0 增加到 2014 年的 23%。这些发现说明关于草药催乳剂的使用正在逐渐被接受，围绕草药催乳剂在临床实践中的使用进行更多的研究是非常必要的。另外，Tin 等也进行了一项关于母乳喂养期间使用草药催乳剂的母乳喂养妇女的观点和态度的定性研究。目前一些草药催乳剂作为增加母乳供应量的替代方法已获得公众与卫生专业人员的好评和认可。该研究对 20 名在母乳喂养期间使用一种或多种草药催乳剂的妇女进行了半结构化深入访谈,访谈内容分为以下三个方面:①母乳喂养期间使用草药;②可接受使用草药资源;③接受母乳喂养的程度。参与者讲述了她们对母乳喂养的决心和对传统疗法影响母乳喂养婴儿安全性的担忧,以及这些如何影响她们的治疗选择。她们希望卫生专业人员提供更多的准确数据以证明母乳喂养期间使用草药催乳剂是安全可靠的。

1. 胡芦巴促进早期阶段泌乳发生并提高泌乳素水平　Abeer、Canan 和 Vida 等分别研究了胡芦巴凉茶对母乳量和婴儿体重增加的影响。研究结果都显示,胡芦巴凉茶可以提高产后早期母乳量和婴儿的体重。Abeer 等将 75 对母婴随机分为胡芦巴组、棕枣组和对照组,每组 25 人。产后第 3 天通过手动吸乳测量母乳量,使用婴儿秤在第 0 天、3 天、7 天和 14 天对婴儿进行称重。结果发现,产后第 3 天,棕枣组和胡芦巴组与对照组的母乳量和体重变化百分比均具有统计学意义,而在第 7 天和第 14 天,胡芦巴组与对照组相比,新生儿体重无显著差异。Canan 等将 66 对母婴随机分为胡芦巴凉茶组(母亲每天饮胡芦巴凉茶)、安慰剂组和对照组,每组 22 人,分娩后分别测定出生体重、出生体重下降、恢复体重的时间和母乳量。结果发现,与安慰剂组和对照组相比,胡芦巴凉茶组婴儿的最大体重减轻明显更低,且出生体重恢复早于对照组和安慰剂组;接受胡芦巴凉茶的母亲,平均测得母乳量显著高于安慰剂组和对照组。Vida 等的研究也发现了类似的结果。

Reena 和 Rania 等也发现胡芦巴及其复方草药可以提高产后早期阶段的母乳量和 PRL 水平,并可增加早产婴儿母亲的母乳量和 PRL 水平。Reena 等进行的研究发现,产妇服用胡芦巴浸泡水可以提高母乳产量,并在婴儿出生后的最初一周内促进婴儿的排尿频率和体重增加。Rania 等的研究也发现,产妇每天喝 3 次 200mL 的胡芦巴茶(50g 胡芦巴种子),第 3 天的平均母乳量比对照组增加得更快,而在第 8 天和第 15 天,两组的每日净母乳量没有显著差异;第 3 天的 PRL 水平也显著高于对照组,随后没有显著差异。研究说明胡芦巴的应用会影响泌乳发生的早期阶段和 PRL 水平,但并不会影响后期的母乳量或 PRL 水平的变化。

2. 胡芦巴作为催乳剂的安全性评价　以上研究都发现胡芦巴及胡芦巴复方草药对早期阶段的母乳量和泌乳激素水平有一定的影响,可以显著增加早期阶段的母乳量和婴儿的体重。然而,大多数哺乳期妇女对胡芦巴及相关制剂的安全性有一定的担心而拒绝使用相关产品。因此,科研人员对胡芦巴作为催乳剂的安全性也进行了比较全面的评价。

Carol 等评估了催乳剂茶对母乳喂养的妇女及其婴儿的安全性,并评估了短期和长期的不良反应。研究中将完全母乳喂养且没有泌乳不足的 60 名健康妇女随机等分为完全天然茶(包括茴香和香菜的果实、胡芦巴种子)组和柠檬马鞭草叶(安慰剂)组,分别在第 2 周和第 4 周评估产妇的生活质量和心理状态,并在研究后电话评估 12 个月大婴儿的不良反应。结果发现,在任何时间点均未发现可归因于天然催乳剂茶干预措施的不良影响。试验组和安慰剂组之间在社会人口统计学特征、母婴不良症状、生活质量、母乳喂养的自我效能、母体心理指标、婴儿成长和婴儿满意度方面均无显著差异。研究表明这种天然茶对母婴没有安全隐患。

Ramzi 等开展了一项在母乳喂养妇女、妇科医生、儿科医生、家庭医生、哺乳期顾问和药剂师之间的关于使用胡芦巴作为催乳剂的益处和危害的研究。结果发现，大约 70% 的医疗保健提供者经常为母乳喂养的妇女推荐草药，而大约 68% 的妇女被其医疗保健提供者多次推荐使用草药。另外，一个母亲是否需要将胡芦巴作为母乳催乳剂可能需要在临床会诊期间讨论其潜在危害和益处。当建议使用草药时，需要进行进一步的观察性研究，以评估日常会诊中所讨论的相关指标。

另有一些关于胡芦巴的不良反应的研究：①皮肤测试贴片表明很大一部分患者对胡芦巴过敏。例如，吸入胡芦巴种子粉的过敏反应导致哮喘、鼻炎和晕厥，而在哮喘妇女中将胡芦巴糊剂用于患处皮肤可引起水肿、麻木和哮喘，也有引起轻度胃肠道症状的报道。这可能是由于植物中天然存在的致敏化学物质，或者由于植物的生长土壤中存在硝酸盐等物质。②对非胰岛素依赖型糖尿病患者使用胡芦巴的研究表明，禁食和餐后血糖水平有小幅下降，但冠心病患者的 TC 和 TG 水平却有统计学上的显著下降。③胡芦巴与某些处方药物如华法林会发生相互作用。④胡芦巴可能会增强高血压药物和糖尿病药物的治疗作用，并增加服用非甾体抗炎药的患者，尤其是增加服用阿司匹林的女性的出血风险。根据以上发现，Denise 对行母乳喂养的女性进一步提出以下建议：①对于患有哮喘或已有胃肠道不适的女性，应谨慎使用胡芦巴；②剂量应尽可能低；③建议对皮肤敏感的女性进行皮肤过敏测试；④在糖尿病、高血压或患有心脏病的女性中应避免使用；⑤建议服用华法林或阿司匹林的女性不要使用胡芦巴；⑥选择将胡芦巴用作催乳剂的女性应避免长时间使用，建议进行凝血和血糖检测。

（二）治疗 PCOS

PCOS 是育龄妇女中最常见的内分泌失调之一，可导致月经周期不规律、身体或面部毛发过多、胰岛素抵抗、流产和不孕，而不孕是最常见的 PCOS 症状。由于这些症状似乎彼此无关，因此 PCOS 经常被忽略和漏诊。

Swaroop 等开展了一项关于胡芦巴种子提取物（*Trigonella foenum-graecum*，Furocyst™）治疗 PCOS 功效的研究，旨在确定其对减少卵巢体积和卵巢囊肿数量的功效。研究中使用 Furocyst™ 治疗 50 名患有 PCOS 的绝经前妇女 [18~45 岁，体重指数（BMI）<42kg/m²]90 天，结果发现大约 46% 的受试者显示卵巢囊肿减小，36% 的受试者显示卵巢囊肿完全溶解。值得一提的是，71% 的受试者自述在完成治疗后恢复了规律的月经周期，12% 的受试者随后怀孕。血液学和生化分析证明，Furocyst™ 使 LH 和 FSH 水平显著增加，且没有观察到显著的不良反应。

Mohamady 等也发现胡芦巴种子提取物对来曲唑诱导的雌性白化大鼠 PCOS 具有良好的治疗潜力。实验中将 30 只成年雌性白化大鼠随机分为对照组、溶剂（1% 羧甲基纤维素）组、胡芦巴治疗组、来曲唑治疗组和来曲唑 + 胡芦巴治疗组，每组 6 只，每天灌胃 1 次，持续 21 天。在实验结束时，处死所有大鼠，切除大鼠双侧卵巢，并对标本进行光学显微镜检查。结果显示，来曲唑治疗组中多囊卵巢表现为多个卵巢囊肿、颗粒层减少、闭锁卵泡和少量黄体。给予胡芦巴后，这种情况发生了逆转，囊肿明显改善和消失，黄体数量增加，并观察到处于不同成熟阶段的卵泡，表明存在排卵。研究说明胡芦巴种子提取物在治疗 PCOS 方面具有良好的潜力。

（三）缓解痛经

1. 胡芦巴丸

（1）治疗原发性痛经。原发性痛经多发生在经前或经期的前几天，常呈痉挛性疼痛，有阳虚表现。病机特点是寒伏天癸，血遇寒而凝，血瘀不通而痛。以《太平惠民和剂局方》卷八中的胡芦巴丸为基本方加减，从寒凝气滞血瘀论治原发性痛经，根据寒凝、气滞、血瘀程度的不同进行加减，并加以心理疏导等辅助方法进行治疗。

胡芦巴丸原方组成：胡芦巴一斤（炒），吴茱萸十两（烫洗十次，炒），川楝子一斤二两（炒），巴戟天六两（去心，炒），川乌六两（炮，去皮、脐），茴香十二两（淘去土，炒）。此方原用以治疝气，小腹有形如卵，痛不可忍，或绞结绕脐攻刺，呕恶闷乱。

以胡芦巴丸加减作为治疗寒凝气滞血瘀型原发性痛经基本方：胡芦巴 15g，巴戟天 15g，小茴香 6g，吴茱萸 5g，乌药 10g，桂枝 10g，白芍 10g，甘草 6g。原方中川乌有大毒，炮制煎煮不当易致中毒故弃而不用，川楝子据病情轻重酌情使用。胡芦巴温肾助阳、祛寒止痛，标本兼治；巴戟天补肾助阳；乌药温肾散寒、行气止痛；茴香散寒止痛、理气和胃；吴茱萸散寒止痛且能降逆止呕、助阳止泻；桂枝助阳气、温通经脉；白芍敛阴养血缓急止痛；甘草以调和诸药，并桂枝以化阳，芍药以化阴，调和营卫。诸药合用以暖宫散寒，行气活血，助阳和阴。在此基础上，若患者以胀痛为主，经前常有乳房胀痛及情绪波动者，加重理气之药，如川楝子、香附等；若以血瘀为主，见经血血块多，色深暗，血块下后痛减等，则加重活血化瘀之力，可加用当归、莪术、苏木、泽兰、川牛膝、生蒲黄、五灵脂，甚至乳香、没药等；如痛甚，可用全蝎、蜈蚣等；如有气虚之象，可加用黄芪以益气活血等。

典型病例：患者，女，22 岁，2013 年 9 月 18 日初诊。主诉经期腹痛，自初潮至今。患者经前 1 周至来潮后第 1～2 日小腹冷痛难当，服用止痛片仍疼痛难忍，且手足冰冷。月经周期为 36～37 天，经期 5～6 天，末次月经为 9 月 3 日，经血色暗，有血块，量正常。刻诊：口渴，多涎，眼睑肿。食欲、睡眠及二便正常，舌胖大，苔薄白，脉沉细略弦。治以温阳健脾，活血利水，待至月经前 1 周，治以温经散寒，理气活血止痛之法。予两方根据月经周期分期服用。

处方一：茯苓 30g，桂枝 10g，白术 15g，炙甘草 3g，茜草 10g，红花 10g，益母草 15g，泽兰 15g，猪苓 15g，炒白芍 12g，当归 12g，牡丹皮 10g。7 剂，水煎服，即日起服用。

处方二：胡芦巴 15g，巴戟天 15g，乌药 10g，小茴香 6g，吴茱萸 5g，延胡索 15g，生蒲黄（包）10g，五灵脂 10g，莪术 15g，炒白芍 15g，桂枝 10g，甘草 6g。8 剂，水煎服，经前 1 周开始服用。

2013 年 10 月 26 日复诊：10 月 10 日行经，小腹未痛，经色转红，手足冷缓解。此后因他疾就诊，知其于 12 月行经前又自服胡芦巴丸方 8 剂，此后痛经症状明显缓解。

嵊泗县中医院王伟对 2015 年 9 月至 2017 年 8 月期间的 80 例痛经患者采用胡芦巴汤治疗。处方：胡芦巴 12g，益母草、紫石英、当归各 15g，白术、香附、川芎各 10g，吴茱萸 6g，小茴香、没药、甘草各 5g。加减：脾阳虚加高良姜 6g，干姜 5g；手足不温或冷汗淋漓加附子 6g，恶心呕吐加姜半夏、藿香各 10g，砂仁（后下）3g；大便偏溏加山药 15g，木香 6g；膜性痛经加花蕊石 20g，生山楂 10g；血块大而难下加蒲黄、五灵脂各 10g；腰酸甚加续断、怀牛膝各 10g；夹气虚加黄芪 10g。每天 1 剂，水煎，早晚分服。每次月经来潮前 5 天口服，连服 5 天，连续治疗 3 个月经周期。治疗期间忌食苦寒、滋腻、酸咸之品。停药后连续观察 3 个月经周期后评定疗效。结果：治愈 52 例，好转 21 例，无效 7 例，总有效率达 91.25%。

（2）治疗子宫内膜异位症。子宫内膜组织（腺体和间质）出现在子宫体以外的部位时称为子宫内膜异位症（包括子宫腺肌病），虽为良性病变，但其生长、浸润、反复出血，可形成结节及包块，引起疼痛和不孕等。其主要临床表现为痛经，严重影响患者的生活质量，手术及激素治疗复发率高而成为难治病。张春花等在研究增损胡芦巴丸治疗子宫内膜异位症所致痛经的临床疗效时，选取子宫内膜异位症所致痛经（中医辨证属寒凝血瘀）患者 45 例，给予增损胡芦巴丸治疗，每天 1 剂，经期不停药（月经量多时停药），连用 3 个月。每月于月经后记录患者的临床症状及体征，采用数字分级法（NRS）对疼痛做出评价，治疗前后检测患者血清 CA125 变化情况。发现治疗后 NRS 评分及血清 CA125 降低，症状及体征明显改善。研究说明增损胡芦巴丸治疗子宫内膜异位所致痛经，组方严谨，疗效满意。杨国燕对收治的 50 例子宫内膜异位症患者，采用中药胡芦巴丸加减治疗，也获良好效果。

王乾平等进行了胡芦巴丸治疗子宫内膜异位症痛经的临床与实验研究，实验中采用 SD 大鼠建立子宫内膜异位症模型，从临床研究和实验研究两方面进行了探讨。①临床研究：胡芦巴丸治疗阳虚寒凝血瘀型子宫内膜异位症痛经的临床疗效观察。②动物实验：胡芦巴丸对子宫内膜异位症模型大鼠的神经生长因子（NGF）及其受体酪氨酸激酶 A（TrkA）和 p75 神经营养素受体（p75NTR）及肥大细胞数量的影响，以及对子宫内膜异位症模型大鼠的血清抗子宫内膜抗体（EMAb）的影响。研究发现，胡芦巴丸能够有效地降低子宫内膜异位症模型大鼠 NGF 及其受体 TrkA 和 p75 的表达，降低 EMAb 水平。说明胡芦巴丸治疗子宫内膜异位症的机制可能在于降低了 NGF 及其受体 TrkA、p75 的表达，从而起到治疗子宫内膜异位症、缓解盆腔痛的作用。

2. 胡芦巴草药　Wajida 等于 2010 年 2 月至 2011 年 4 月选取了 60 例原发性痛经患者，研究了胡芦巴种子与干拔罐对原发性痛经的疗效和安全性。实验中将 60 例患者随机分为 A、B、C 组，每组 20 例。A 组从月经周期的第 1 天到第 3 天，每天两次口服 3g 胡芦巴种子粉末（3 粒，每粒 1g）。B 组接受与 A 组相同剂量的胡芦巴种子粉，并同时在月经周期的第 1 天和第 3 天在脐下干拔罐治疗 15 分钟，连续治疗 3 个月。C 组为对照组，按照相同的方案每日两次给予美芬那酸 500mg。使用视觉模拟量表评估经期疼痛的减轻程度，并通过临床检查和实验室调查评估胡芦巴种子的安全性。结果显示，各组间基线特征和生化参数具有可比性和均一性，A、B、C 组患者下腹痛减轻率分别为 66.89%、66.49% 和 62.88%，并且没有观察到药物不良反应。

Younesy 等评估了胡芦巴种子对学生原发性痛经严重程度的影响。选取未婚学生 101 人，随机分为胡芦巴组（n=51）和安慰剂组（n=50），在月经的前 3 天，连续 2 个月经周期每天 3 次给予受试者服用 2~3 粒含有胡芦巴种子粉 900mg 的胶囊，使用视觉模拟量表评估疼痛的严重程度，使用多维语言量表评估全身症状。结果发现，胡芦巴组的疼痛严重程度显著降低，疼痛持续时间也显著缩短，痛经症状如疲劳、头痛、恶心、呕吐、精神不振、晕厥等明显减少。

Shadia 等对 900 名 12 ~ 18 岁月经失调的青少年学生进行了调查。结果发现：89.9% 的青春期少女曾患痛经，其中 78% 的人曾使用中草药进行治疗；77.7% 的人经历了经前期综合征（PMS），其中 72.7% 的人曾使用中草药进行治疗。而用于治疗经前综合征和痛经的中草药主要是胡芦巴、薄荷和茴香，并且它们对几乎所有研究对象都有效。

（四）改善更年期综合征

更年期综合征是于妇女绝经前后出现的一系列以自主神经系统功能紊乱为主，伴有神经心理症状的一组症候群，主要由性激素波动或减少所致，目前更年期的药物治疗多采用激素替代治疗，且症状改善明显。由于部分医务人员的专业能力滞后，缺乏科学、正确、系统的激素替代知识，且更年期妇女对更年期综合征的认识不足，对激素替代治疗存在偏见，导致激素替代治疗在临床应用中仍存在争议。另外，关于激素替代疗法副作用的报道也引起了人们对开发用于治疗绝经后症状的安全的天然药物的兴趣。中医药治疗常通过阴阳调节和补肾益气使机体恢复平衡，在缓解更年期症状方面安全有效。

Begum 和 Steels 分别进行了一项随机、双盲、安慰剂对照研究，发现胡芦巴种子壳和去壳胡芦巴种子提取物均有助于恢复绝经后的激素平衡，改善绝经后的更年期综合征症状。Begum 等将 88 名患有中、重度绝经后不适和生活质量差的女性随机平均分为胡芦巴提取物治疗组和安慰剂组。治疗后发现，提取物治疗组的血浆雌二醇水平增加至治疗前的 120%，且绝经后各种不适和生活质量也得到改善。Steels 等将 115 名 40~65 岁的女性分为胡芦巴治疗组（n=59，54 人完成调查）和安慰剂组（n=56，50 人完成调查），胡芦巴治疗组每天给予去壳胡芦巴种子提取物 600mg，持续 12 周。然后进行更年期特定生活质量（MENQOL）问卷调查，并检测潮热和盗汗频率及血清雌二醇水平。根据 MENQOL 评估，与安慰剂相比，胡芦巴治疗组的更年期症状显著改善，表现在血管舒缩、社会心理、身体和性症状领域的显著改善。其中，血管舒缩结果与潮热相关，12 周末时胡芦巴治疗组报告的潮热和盗汗明显减少。

Abedinzade 等还对胡芦巴种子提取物减少与更年期相关的代谢和炎症变化的功效进行了研究，发现胡芦巴种子提取物可纠正与卵巢切除术相关的代谢和炎症改变，并具有治疗更年期综合征的潜力。实验中，将 49 只大鼠随机分为假手术组、去卵巢对照组、50mg/kg 和 150mg/kg 胡芦巴乙醇提取物去卵巢处理组、50mg/kg 和 150mg/kg 胡芦巴己烷提取物去卵巢处理组和 10μg/kg 雌二醇去卵巢阳性对照组。卵巢切除术后 1 天腹腔注射胡芦巴提取物，治疗持续 42 天。结果显示：与假手术组相比，去卵巢对照组的空腹血糖和体重显著增加，雌二醇组和胡芦巴组（50mg/kg 和 150mg/kg 的己烷提取物和 150mg/kg 的乙醇提取物）大鼠葡萄糖和体重的增加显著减少；去卵巢对照组血清 IL-1、IL-6 和 TNF-α 水平显著高于假手术组，而己烷提取物和乙醇提取物及雌二醇都能够降低去卵巢大鼠血清中上述细胞因子的水平。

（五）改善男性生殖系统病变

睾酮（testosterone，T）是男性生殖系统最重要的雄性激素之一，在体内以结合和游离两种形式存在，其主要生理功能是促进精子发生和参与下丘脑－垂体－睾丸轴中生殖激素的调节与控制。研究发现胡芦巴提取物可以提高睾酮水平，改善睾丸组织病变，可用于治疗睾酮缺乏综合征，修复睾丸组织病变损伤，改善与年龄相关的雄激素减少的相关症状，增加睾酮水平并改善健康老龄男性的性功能和更年期症状。

1. 改善与年龄相关的雄激素减少症状　随着更年期的到来，女性激素水平会突然下降，男性也会经历类似的内分泌变化。男性更年期也被称为迟发性性腺功能减退症、雄性激素缺乏综合征和男性更年期综合征，与男性年龄增长和血清睾酮缺乏以及伴随的特定临床和生化症状有关。

Amanda 等展开了一项随机、双盲、安慰剂对照临床试验，研究了胡芦巴对健康老年男性可能出现的雄激素缺乏症状、性功能下降和血清雄激素浓度下降的作用。实验将 120 名年龄在 43~70 岁的健康男性随机分为积极治疗组和安慰剂组，其中积极治疗组每天给予标准化的胡芦巴种子提取物 600mg，持续 12 周。主要结果指标是老年男性症状量表（AMS）的变化，次要结果指标是性功能和血清睾酮水平。结果发现，随着胡芦巴的使用男性 AMS 评分显著下降，性功能得到改善（包括早晨勃起次数和性活动频率）。在积极治疗 12 周后，与安慰剂组相比，积极治疗组血清总睾酮和游离睾酮均增加。

Park 等也进行了一项随机、双盲、安慰剂对照的临床试验，指导患者每天两次服用安慰剂或胡芦巴种子与胡枝子的混合提取物胶囊 200mg，持续 8 周。发现混合提取物组中，AMS 评分、血清总睾酮和游离睾酮水平、血脂水平及男性功能均得到改善，说明其治疗睾酮缺乏综合征（TDS）安全有效。另外，Medline 通过 PubMed、Scopus 数据库、Cochrane 图书馆、Web of Science 和 Google Scholar 搜索（至 2018 年 11 月），进行了胡芦巴提取物对男性睾酮水平影响的临床试验 meta 分析，结果表明胡芦巴提取物对男性血清总睾酮水平有显著的影响。

Wankhede 等还发现在男性受试者阻力训练期间给予胡芦巴糖苷，表现出明显的合成代谢和雄激素活性，受试者肥胖症状明显改善，且肌肉力量没有下降。Mina 给年老大鼠服用黑参和胡芦巴复合提取物 4 周，进行强迫游泳试验，处死大鼠并检查睾酮素。结果也发现，给予复合提取物后血清总睾酮和可利用的游离睾酮水平显著增加，促进精子发生的 LH 和 FSH 水平也在试验中升高，并表现出改善运动功能和增加肌肉力量的作用。

2. 改善睾丸组织损伤　Saber 和 Sarvnarinder 等的研究发现，胡芦巴种子提取物对环磷酰胺、阿霉素、双酚 A（BPA）等诱导的小鼠睾丸组织病变有显著的改善作用。Saber 等发现，采用环磷酰胺（一种抗癌药物，对许多身体器官具有毒性作用）处理的小鼠睾丸组织显示出组织学改变，包括出现不规则的生精小管、生精细胞数量减少、睾丸间质细胞（Leydig cell）退化和小管间出血等；超微结构观察到精原细胞、精细胞、圆形和细长精子细胞异常，还观察到退化的支持细胞和退化的间质组织与异常间质细胞。此外，应用环磷酰胺可显著增加 MDA 水平，并降低 SOD 和 CAT 水平。用环磷酰胺和胡芦巴种子提取物（0.4g/kg）同时处理小鼠可改善睾丸的组织学和超微结构，同时降低血清 MDA 水平，增加血清 SOD 和 CAT 的活性。研究表明胡芦巴对环磷酰胺诱导的睾丸损伤具有改善作用。Saber 等还发现，胡芦巴水提物也可改善阿霉素（ADR）诱导的大鼠细胞毒性和睾丸改变。与此同时，Sarvnarinder 等的研究也显示出胡芦巴对 BPA 诱导的小鼠睾丸损伤的调节潜力。BPA 是一种有机合成化合物和内分泌干扰物，主要对男性生殖系统造成有害影响。Sarvnarinder 等将雄性 Balb/c 小鼠分为四组：空白对照组、胡芦巴组、BPA 组、胡芦巴 +BPA 组。治疗两个月后，进行了精子参数、抗氧化防御系统、组织病理学研究，生殖细胞计数和内在凋亡途径基因表达的评估。研究结果显示：与单用 BPA 组的小鼠相比，胡芦巴 +BPA 组小鼠的组织结构有所改善，MDA 水平降低和抗氧化酶水平升高，凋亡标志物 Bcl-2 的表达显著降低，而 caspase-9 和 caspase-3 的表达显著增加。因此，胡芦巴的使用改善了 BPA 对小鼠睾丸造成的有害损伤。

第六节　抗肿瘤作用

一、肿瘤概述

肿瘤是指机体在各种致瘤因子作用下，局部组织细胞增生所形成的新生物，因为这种新生物多呈占位性块状突起，也称赘生物。研究发现，肿瘤细胞会出现不同于正常细胞的代谢变化，同时肿瘤细胞自身可通过糖酵解和氧化磷酸化之间的转换来适应代谢环境的改变。目前，肿瘤是危害人类健康的一大杀手，近年来肿瘤的发病率仍呈现上升趋势。世界卫生组织（WHO）发布的《2022 年世界卫生统计》报告显示，2019 年全球约有 3320 万人死于癌症、心血管疾病、糖尿病和慢性呼吸系统疾病这四大类疾病。而我国卫生部门第三次全国死因调查结果显示，癌症仅次于心脑血管疾病成为我国第二大死亡原因，占死亡总数的 22.32%，并成为我国城市人群的首位死因，占城市死亡总数的 1/4。从不同肿瘤死因来看，城市人群的肺癌、结直肠癌、胰腺癌、乳腺癌死亡率明显高于农村人群；而农村人群的肝癌、胃癌、食管癌、宫颈癌死亡率较高。

（一）肿瘤分类

根据肿瘤的病理学形态、生长方式及对病人的危害程度，将肿瘤分为恶性和良性两大类。良性肿瘤生长缓慢，有包膜，膨胀性生长，摸之有滑动，边界清楚，不转移，一般预后良好，有局部压迫症状，一般无全身症状，通常不会引起死亡。恶性肿瘤生长迅速，侵袭性生长，与周围组织粘连，摸之不移动，边界不清，易发生转移，治疗后易复发，早期可能有低热、食欲差、体重下降，晚期可出现严重消瘦、贫血、发热等，如不及时治疗，常导致死亡。恶性肿瘤又可分为癌和肉瘤。癌是指来源于上皮组织的恶性肿瘤。肉瘤是指间叶组织，包括纤维结缔组织、脂肪、肌肉、脉管、骨和软骨组织等。

（二）肿瘤的治疗手段

手术、放疗、化疗和分子靶向药物是治疗癌症的几大主要手段。其中，手术和放疗为局部治疗，化疗和分子靶向药物治疗为全身治疗，另外还有内分泌治疗和生物治疗等。一些微创治疗方法，如介入治疗、电化学治疗、激光治疗、微波热疗、超声热疗、冷冻治疗、射频治疗等有时也能取得较满意的治疗效果。

（1）手术治疗：是目前治疗肿瘤的最有效和最普遍的方法之一，除血液系统的恶性肿瘤（如白血病、恶性淋巴瘤）外，大多数实体瘤都可以采用手术治疗，尤其是早、中期癌症没有发生局部和远处转移，瘤体一般较小，适宜首选手术治疗。所以，只要没有禁忌证，凡是有可能手术切除的实体肿瘤，原则上都应首选手术治疗。

（2）放疗：是用不同能量的射线照射肿瘤来杀灭癌细胞，为一种局部治疗方法。放射线作用于细胞的 DNA，对各期细胞都有较强杀伤力。有些对化疗不太敏感的细胞放疗仍然有效，所以常将放疗、化疗联合使用，争取最大限度地杀灭癌细胞。

（3）化疗：是应用化学药物治疗恶性肿瘤，为一种全身治疗方法。化疗药物作用于细胞周期的某一阶段，对处于休眠的 G_0 期细胞杀伤作用不强。放疗和化疗都是治疗恶性肿瘤的主要方法，各有优势。

（4）靶向治疗：全称是"分子靶向药物治疗"，顾名思义，就是使用合适的抗癌药物瞄准癌细胞上的分子靶点，实施"精确打击"、杀伤癌细胞的独特治疗。这种靶点仅存在于肿瘤细胞，是在分子水平对癌细胞的生存繁衍起重要作用的特定的蛋白分子、基因或通路，分子靶点可能是一个，也可能是多个。靶向药物就是针对这些靶点，对肿瘤细胞本身或其诱导的微环境进行特异性干预，使癌细胞死亡或失去功能。由于良性细胞没有这些靶点，靶向药物不起作用，不会伤害正常细胞。和传统的"杀敌一千，自损八百"的放、化疗完全不同。随着 2002 年第一个靶向药物甲磺酸伊马替尼片（格列卫）批准用于治疗胃肠道间质瘤，十余年来，靶向治疗的临床应用得到快速发展，疗效越来越得到肯定，技术越来越成熟。

（三）抗肿瘤药物

近年来，分子肿瘤学、分子药理学的发展使肿瘤的本质得到逐步阐明，大规模快速筛选、组合化学、基因工程等先进技术的发明和应用加速了药物开发进程，抗肿瘤药物的研究与开发已进入一个崭新的时代。目前，国际上临床常见的抗肿瘤药物有 80 余种，大致可分为以下 6 类：细胞毒类药物、激素类药物、生物反应调节剂、单克隆抗体药物、其他类药物和辅助药。

经过多年的发展，抗肿瘤药物的研发取得了许多重要进展。然而，面对威胁人类生命健康最严重的、占恶性肿瘤 90% 以上的实体瘤至今仍然缺乏高效、特异性强的药物，这一方面反映了抗肿瘤药物研发的艰难，另一方面也意味着抗肿瘤药物的研发还需要新理念、新技术和新方法。分子靶向药物的出现提高了部分化疗耐药肿瘤的疗效，在耐受性方面亦有一定优势，化疗、放疗及靶向药物之间的联合有望进一步提高疗效。这一研究理念已经渗入到全球抗肿瘤药物开发各领域，为提供高选择性、高效、低毒药物奠定了基础。同时，生物标志物的研究日益得到重视，既有助于抗肿瘤药物的治疗应用，也能促进抗肿瘤药物研究开发的深入。此外，抗肿瘤疫苗等新型治疗药物的开发，进一步丰富了治疗手段。在此基础上，伴随着芯片技术和生物信息学技术的发展可以在基因结构和表达水平上对肿瘤细胞进行精确分类（分子分型），据此来指导个体化靶向治疗已经成为可能，将使分子靶向药物与其他药物联合应用于抗肿瘤的疗效达到最大化。

二、胡芦巴抗肿瘤作用及物质成分

研究发现，胡芦巴具有显著的抗肿瘤活性，其主要活性成分是植物雌激素和薯蓣皂苷元，另有研究发现胡芦巴皂苷、胡芦巴黄酮、胡芦巴碱、胡芦巴多糖等也具有显著的抗肿瘤活性。

（一）胡芦巴薯蓣皂苷

1. 抗肿瘤作用　*JAMA Oncology* 于 2019 年发表的一项研究称，约 1/3 的美国癌症患者使用补充和替代疗法（CAM），其中应用草药补充剂是最受欢迎的替代疗法。目前，应用这种新颖的替代疗法受到越来越多的关注，其中常见的是使用从传统草药和食用植物中分离出来的化学物质，这些分子单独或与现有的化疗药物结合，在预防和治疗癌症方面起着关键作用。薯蓣皂苷元是一种天然甾体皂苷，与雌激素有结构相似性，一些临床前研究报道了薯蓣皂苷元在体内外对多种癌症的促凋亡和抗癌特性，能够逆转癌细胞的多药耐药性，并能使肿瘤细胞对标准化疗敏感。薯蓣皂苷元也被制药公司用来合成甾体类药物，已合成几种新的薯蓣皂苷元类似物和纳米制剂，改善了抗癌效果和药代动力学。

在美国国家癌症研究所的抗癌药物筛选项目中，Hu 等对 60 株人癌细胞系进行了原薯蓣皂苷的体外细胞毒性试验。结果显示，原薯蓣皂苷元对白血病和实体瘤的大部分细胞系具有细胞毒性，其中对白血病系（MOLT-4）、非小细胞肺癌系（NSCLC）（A549/ATCC）、两种结肠癌系（HCT-116 和 SW-620）、中枢神经系统癌系（snb-75）、黑色素瘤系（LOX IMVI）和肾癌系（786-0）的 EC_{50} 值小于 2.0μmol/L；对慢性粒细胞性白血病 kbm-5 细胞的 EC_{50} 值为 25μmoL/L；对 C6 大鼠神经胶质瘤细胞和人骨髓白血病 K562 细胞也具有细胞毒性。此外，还发现甲基原薯蓣皂苷元在人类乳腺癌细胞和其他器官类型的人类癌（如骨肉瘤、结肠癌、白血病和红白血病）细胞中也表现出类似的细胞毒性作用。

除了胡芦巴种子及其活性成分薯蓣皂苷元在体外抑制肿瘤细胞增殖外，一些研究证明薯蓣皂苷元在啮齿动物体内也是一种有效的肿瘤生长抑制剂。Raju 等利用大鼠结直肠肿瘤模型研究发现，在促凋阶段给予薯蓣皂苷元可减少肠癌模型动物诱导剂氧化偶氮甲烷（AOM）引起的结肠隐窝异常灶的形成。Malisetty 等的研究也表明，薯蓣皂苷元在 15mg/kg 剂量下能显著抑制 AOM 诱导的大鼠结肠腺癌肿块的发生率和侵袭潜能，抑制结肠肿瘤多发性。然而，Miyoshi 等在 AOM/葡聚糖硫酸盐诱导的小鼠结肠畸变隐窝病灶模型中，灌胃 20mg/kg、100mg/kg 和 200mg/kg 的薯蓣皂苷元并没有减少腺癌肿块，但是在 3 个剂量的测试中都观察到肿瘤增殖的速度显著减慢。另外，大量其他肿瘤模型中的研究也发现类似结果，Mao 等发现 10mg/kg 的薯蓣皂苷元对 MCF-7 和 MDA-MB-231 人乳腺癌异种移植物的生长具有明显的抑制作用；Yan 等发现薯蓣皂苷元显著抑制小鼠 LA795 肺腺癌肿瘤的生长，抑制率为 33.94%；在二甲基苯蒽（DMBA）诱导的仓鼠颊囊模型中，薯蓣皂苷元以 80mg/kg 剂量灌胃，对口腔肿瘤的生长有抑制作用。

2. 抗肿瘤作用机制　大量研究也对薯蓣皂苷元在抗肿瘤作用机制方面进行了报道。Shishodia 等报道了薯蓣皂苷元能消除 TNF-α 诱导的 NF-κB 的活化，并抑制巨噬细

RAW264.7 向破骨细胞的分化。Chiang 等发现在 HER2 阳性乳腺癌细胞中，薯蓣皂苷元可抑制 AKT、mTOR、JNK 等肿瘤发生相关因子的表达及其相关信号通路，并诱导细胞凋亡。Li 等发现薯蓣皂苷元可通过抑制细胞内信号分子如 c-SRC、JAK1 和 JAK2，从而使肝细胞癌（hepatocellular carcinoma, HCC）细胞中的 STAT3 信号通路失活。薯蓣皂苷元还可通过抑制 p38/MAPK 信号通路和过度表达 DR5 而抑制细胞增殖和诱导细胞凋亡。

Chen 等也发现薯蓣皂苷元可以抑制 PC3 雄激素非依赖性前列腺癌细胞的侵袭和迁移。该抑制作用是通过下调与基质降解和基质侵袭相关的关键酶基质金属蛋白酶 MMP-2 和 MMP-9 的表达而实现的。此外，薯蓣皂苷元还可下调组织金属蛋白酶抑制剂（TIMP）-2、血管内皮生长因子（VEGF）、细胞外调节激酶（ERK）、JAK 激酶、磷脂酰肌醇 3- 激酶（PI3K）、蛋白激酶 B（AKT）和核因子 κB（NF-κB）的转录活性。Mao 等还报道薯蓣皂苷元可抑制缺氧敏感性 BGC-823 胃癌细胞中上皮细胞钙黏蛋白与整合素的表达，抑制胃癌细胞侵袭、迁移和血管生成。

Das 等还发现薯蓣皂苷元能作为肝癌和其他癌症的潜在生物激活剂，增加肝癌细胞对多柔比星和紫杉醇的敏感性，并协同增加细胞凋亡。Lepage 等也报道了 HT-29 结肠癌细胞对 TRAIL 诱导的凋亡有抵抗力，而薯蓣皂苷元可增加结肠癌细胞对 TRAIL 的敏感性。

3. 薯蓣皂苷衍生物及其制剂 薯蓣皂苷元在制药工业中用作合成甾体的主要前体，它具有穿透细胞膜并与特定受体结合的能力。甾体皂苷元是一种生物活性分子，对几种人类癌细胞具有特殊的抗增殖活性。构效关系研究表明，薯蓣皂苷元抗增殖活性主要与其母体皂苷元相连的单苯基或电子依赖性邻位取代有关。

通过对薯蓣皂苷元的甾体结构进行改变，可以影响其生物活性。Sanchez 等以薯蓣皂苷元为母体分子，合成了两种新的甾体肟化合物，它们对宫颈癌细胞和人淋巴细胞具有显著的抗增殖活性。这些化合物可通过活化 caspase-3 来诱导细胞凋亡。在 Mohammad 等的研究中，报道了薯蓣皂苷元及其半合成衍生物对乳腺癌（HBL-100）、结肠癌（HCT-116 和 HT-19）和肺癌（A549）细胞的抗增殖活性。在 Liu 等的研究中，薯蓣皂苷元被用作母体合成 1α- 羟基茄胺，它对前列腺癌细胞（PC3）、宫颈癌细胞（HeLa）和肝癌细胞（HepG2）具有显著的抗癌活性。Romero-Hernandez 等还证明了与其母体化合物薯蓣皂苷元相比，薯蓣皂苷衍生的硫代（硒代）和糖代谢物（在 C-3 上带有 1,2,3- 三氮唑基聚合物）对 MDA-MB-231 和 MCF-7 乳腺癌细胞及 HepG2 肝癌细胞具有更强的抗癌活性。在另一项研究中也发现，与原薯蓣皂苷元相比，与甲氨蝶呤结合的薯蓣皂苷元在抑制耐药性乳腺癌细胞的二氢叶酸还原酶方面更有效。Hamid 等报道了 12 种含有一种长链脂肪酸 / 薯蓣皂苷元 -7- 酮肟的薯蓣皂苷元类似物，在对一组癌细胞系进行测试时都显示出抗癌活性。Ghosh 等报道了薯蓣皂苷元功能化的铁氧化物纳米粒子的合成，这种纳米粒子通过抑制增殖和迁移，以及诱导细胞凋亡，表现出抗乳腺癌的活性。

近年来，越来越多的研究发现，薯蓣皂苷元在体内外均有很好的抗糖尿病和抗肿瘤作用，作为一种天然药物越来越受到人们的青睐。然而，薯蓣皂苷元在有机溶剂中的溶解性差，生物利用性差。研究发现薯蓣皂苷元在大鼠体内的绝对生物利用度仅为 7%，这极大地阻碍了其作为治疗性化合物的转化过程，因此研究人员试图利用引入 β- 环糊精和纳米晶等技术来提高薯蓣皂苷元的溶解度，增加其生物利用度。据报道，薯蓣皂苷元的 β- 环糊精包合物的口服给药生物利用度比薯蓣皂苷元高 4 ～ 11 倍。将薯蓣皂苷元制备成液晶也可以提高生物利用度，液晶与 β - 环糊精相结合可以进一步提高其生物利用度。除上述方法外，结构修饰也是提高生物利用度的好方法。

（二）胡芦巴其他活性成分

另有许多研究也分别报道了胡芦巴中的黄酮类化合物、萜类化合物、可溶性纤维、胡芦巴碱等的抗肿瘤活性。

Mahmoud 等采用 HepG2 细胞系考察了胡芦巴甲醇提取物的抗癌作用。结果发现，胡芦巴种子甲醇提取物对细胞处理 48h 后表现出细胞毒效应，可诱导 HepG2 细胞凋亡，并呈剂量依赖性。其机制可能与激活 p53、Bax、PCNA 和 caspase-3 有关。毛细管气相色谱 - 质谱分析表明，该化合物中含有 14 种生物活性成分，如萜类和黄酮类化合物，其中角鲨烯和柚皮素占比最大，分别为 27.71% 和 24.05%。Ebtesam 等探讨胡芦巴种子油对人肝癌细胞株 HepG2 的抗癌活性，发现胡芦巴种子油（FSO）可抑制 HepG2 细胞的活力，且有浓度依赖性，还可增加 HepG2 细胞中 ROS 的水平，降低线粒体膜电位，上调凋亡标记基因（*p53*、*Bax*、*caspase-9* 和 *caspase-30*），下调 *Bcl-2* 基因。表明 FSO 可能通过产生 ROS 诱导 HepG2 细胞线粒体介导的凋亡。胡芦巴种子含有丰富的由半乳聚糖组成的黏性纤维，这些丰富的可溶性纤维能与食物中的毒素结合，有助于保护结肠黏膜免受致癌毒素的侵害。此外，Agarwal 等首次报道胡芦巴碱具有抗肝癌作用，对小鼠肝癌抑制率可达 47%。另有研究发现，胡芦巴碱对 P388 淋巴细胞性白血病细胞也具有明显的抑制作用。

第七节　抑菌作用

一、感染现状与治疗概述

由于抗生素的滥用，病原菌日益广泛的耐药性已经成为 21 世纪全球公共卫生面临的最严峻挑战之一。据统计，一种新的抗菌药物从研制到临床应用一般需要 5 ～ 10 年，而细菌产生耐药仅需 2 ～ 3 年。因此，研发新的抗菌药物已经成为医药产业面临的迫切任务。基于目前抗菌药物的研究现状，天然产物的抑菌作用受到普遍关注，尤其是黄酮类化合物和挥发油类化合物，已经成为近年来研究的热点之一。其中，胡芦巴中的黄酮类化合物和挥发油类化合物在抑菌作用方面也同样表现出良好活性，吸引了越来越多的科研人员开展相关研究。

（一）病原体感染

医学上的感染是指细菌、病毒、真菌、寄生虫等病原体侵入人体所引起的局部组织和全身性炎症反应。致病菌或条件致病菌侵入血循环中生长繁殖，产生毒素和其他代谢产物引起急性全身性感染，临床上以寒战、高热、皮疹、关节痛及肝脾肿大为特征，部分可有感染性休克和迁徙性病灶。临床上病原体感染的部分患者还可出现烦躁、四肢厥冷及发绀、脉细速、呼吸增快、血压下降等。尤其是老人、儿童、有慢性病或免疫功能低下者、治疗不及时和有并发症者，可发展为败血症或脓毒血症。

（二）抗菌药物

抗感染药物是指用以治疗病原体(病毒、衣原体、支原体、立克次体、细菌、螺旋体、真菌、蠕虫等)所致感染的药物。抗菌药是指能抑制或杀灭细菌，用于预防和治疗细菌性感染的药物，包括人工合成抗菌药（喹诺酮类和磺胺类）和来自于自然界的抗生素。常用的抗菌药主要有青霉素类、头孢菌素类、新型 β - 内酰胺类、氨基糖苷类、大环内酯类、林可霉素类、多肽类、四环素类、氯霉素类、喹诺酮类和磺胺类等。

二、胡芦巴抗菌作用及物质成分

（一）胡芦巴提取物

Poolooth 等研究发现利用胡芦巴种子提取物合成的银纳米粒子对多药耐药革兰氏阳性菌（如耐药金黄色葡萄球菌和肺炎球菌）和革兰氏阴性菌（如绿脓杆菌和普通变形杆菌）具有很强的毒性。Das 等研究还发现，孜然和胡芦巴的提取混合物对普通变形杆菌的抑制具有协同作用，对金黄色葡萄球菌、蜡样芽孢杆菌和黑曲霉的抑制具有加和效应，而这些细菌均与食物传播疾病、食物中毒和食物变质有关。

（二）胡芦巴黄酮

胡芦巴中的黄酮类化合物在抑菌作用方面表现出良好的活性。Dubey 等测定了胡芦巴种子甲醇提取物对 7 种菌株的抑菌活性，抑菌圈直径分别为：大肠杆菌 16mm、铜绿假单胞菌 16mm、粪肠杆菌 12mm、肺炎克雷伯菌 19mm、粪链球菌 11mm、金黄色葡萄球菌 14mm、奇异变形杆菌 10mm。最低抑菌浓度（MIC）为 8~46μg/mL。Dash 等的研究发现胡芦巴甲醇提取物对痢疾杆菌、伤寒沙门菌和大肠杆菌的 MIC 为 64μg/mL，对假单胞菌和痢疾杆菌的 MIC 为 32μg/mL；胡芦巴丙酮提取物对假单胞菌和痢疾杆菌的最小抑菌浓度分别为 64μg/mL 和 32μg/mL，对大肠杆菌的最小抑菌浓度为 16μg/mL。Khanra 等的研究也报道了胡芦巴种子乙醇提取物对大肠杆菌、伤寒杆菌、霍乱弧菌、金黄色葡萄球菌和枯草杆菌的抑菌活性。

邵明昱等研究发现胡芦巴种子总黄酮对细菌、真菌（酵母菌）均有抑制作用，并对其抑菌机制行进一步研究，发现胡芦巴总黄酮可通过影响细菌的正常生化代谢过程而产生抑菌作用。可能的机制为：①胡芦巴种子总黄酮可延缓大肠杆菌和金黄色葡萄球菌的生长迟缓期并加快细菌的衰亡过程；②胡芦巴种子总黄酮可影响大肠杆菌和金黄色葡萄球菌菌体细胞膜通透性，使菌体内电解质、核酸及蛋白质外泄；③胡芦巴种子总黄酮可使菌体内活性增加以应激外界环境的不利因素。

近年来，对于黄酮化合物抑菌活性的构效关系有了更为深入的研究。①对于 C_3 链开环结构的查耳酮类来说，其 A 环 2′ 位、4′ 位羟基化或 3′ 位的异戊二烯基取代都能显著增强查耳酮的抑菌活性，而 A 环 2′ 位的乙酰氧基化或甲氧基化及 A 环 3′ 和 5′ 位的氟取代都会降低查耳酮的抑菌活性。Nowakowska 等还发现查耳酮 B 环 4 位上的 C_6 链烷基取代、哌啶基取代或羟基取代能增强查耳酮的抑菌活性，B 环 3 位或 5 位上的三氟甲基或三溴甲基取代也能提高查耳酮的抑菌活性。②其他黄酮类化合物，A 环上 7 位 O- 酰基或 O- 烷胺基取代、5 位上的羟基化、6 位或 8 位上的亲脂性取代基团都能提高这类黄酮化合物的抑菌活性。B 环上的甲氧基取代会削弱黄酮类化合物的抑菌活性。C 环上 3 位羟基化、O- 酰基或 O- 烷基取代都能增强黄酮类化合物的抑菌活性。Mughal 等还发现，C 环 4 位上的 O 被 S 或 N 取代，能明显增强黄酮类化合物的抑菌活性。

（三）胡芦巴油

近年来，植物挥发油对动植物致病真菌和细菌的杀菌活性得到了广泛的研究。许多植物挥发油对革兰氏阴性菌、革兰氏阳性菌、真菌等均有一定的杀菌活性，这一活性在植物病虫害防治、医药卫生、化妆品、食品保存等领域得到了广泛的应用。例如，天然植物提取的抑菌成分可有效抑制冷藏食品和果蔬的微生物侵入，防止其腐败变质及营养损耗，从而延长食品和果蔬的货架期，在食品贮藏和果蔬保鲜中得到了广泛的应用。

胡芦巴油具有广谱抗菌特性，可对抗食物变质、食物中毒及与人类食源性疾病中的有关的细菌。Sulieman 等根据抑菌圈实验测定了胡芦巴种子油（100%）的抗菌活性，发现胡芦巴种子油对金黄色葡萄球菌、大肠杆菌和鼠伤寒沙门菌均有较强的抑菌作用，其抑菌圈直径分别为 10mm、20mm 和 15mm。Mehani 等发现变形杆菌、大肠杆菌、金黄色葡萄球菌、铜绿假单胞菌和克雷伯肺炎菌对稀释浓度为 75% 的胡芦巴挥发油敏感，其抑菌圈直径分别为 9.3mm、13mm、11.67mm、12.33mm 和 10.5mm。还有研究表明，胡芦巴挥发油对金黄色葡萄球菌和绿脓杆菌有较强的抑制作用，并且呈浓度依赖性。浓度为 100% 时抑菌活性最强，对金黄色葡萄球菌和绿脓杆菌的抑菌圈直径分别为 24mm 和 22mm；浓度为 12.5% 时，对两种菌的抑菌圈直径分别为 12mm 和 10mm。Das 还发现，除了对细菌的生长具有抑制作用外，胡芦巴精油对真菌也有抑制作用，胡芦巴种子精油对两种潜在的人类病原菌——黑曲霉和烟曲霉具有较强的抑制作用。当胡芦巴种子精油浓度为 100% 时，对两种真菌抑菌圈直径分别为 22mm 和 24mm。王雅等采用超声波辅助法提取胡芦巴精油进行单因素和正交试验研究，并做抑菌性能研究。研究发现胡芦巴精油对枯草芽孢杆菌、大肠杆菌、金黄色葡萄球菌、青霉菌、毛霉菌等 5 种菌有较强的抑制效果，对黑曲霉菌也有一定的抑制作用，抑菌效果呈浓度依赖性。MIC 分别为：枯草芽孢杆菌 0.4mg/mL，大肠杆菌、金黄色葡萄球菌和青霉菌 0.5mg/mL，毛霉菌 0.6mg/mL，黑曲霉菌 1.0mg/mL。

笔者所在研究团队采用滤纸片法检测了胡芦巴叶挥发油对 9 种供试菌种的抑制活性。发现胡芦巴叶挥发油对革兰氏阳性和阴性菌均具有明显的抑菌效果（表 5-6），对产气肠杆菌的抑制作用最为显著，但对细菌的抑制效果总体强于真菌，尤其是对金黄色葡萄球菌、产气肠杆菌、藤黄微球菌、蜡样芽孢杆菌的抑制效果较好，并且抑菌效果呈浓度依赖性。对金黄色葡萄球菌、蜡样芽孢杆菌的 MIC 为 0.375mg/mL，对甲型副伤寒沙门菌、藤黄微球菌、黑曲霉菌和白念珠菌的 MIC 为 0.75mg/mL，对产气肠杆菌、枯草芽孢杆菌和酿酒酵母菌的 MIC 为 1.5mg/mL。

表 5-6　胡芦巴叶挥发油的抑菌直径（mm）

浓度(mg/mL)或组别	供试菌								
	金黄色葡萄球菌	甲型副伤寒沙门菌	产气肠杆菌	枯草芽孢杆菌	藤黄微球菌	蜡样芽孢杆菌	酿酒酵母菌	黑曲霉菌	白念珠菌
3.0	12.33 ± 0.24	8.12 ± 0.15	13.15 ± 0.13	9.80 ± 0.27	12.27 ± 0.12	11.07 ± 0.20	8.59 ± 0.40	12.04 ± 0.62	8.48 ± 0.09
1.5	10.26 ± 0.29	7.36 ± 0.10	7.42 ± 0.14	7.62 ± 0.10	8.06 ± 0.21	9.91 ± 0.49	7.57 ± 0.09	9.60 ± 0.09	7.73 ± 0.10
0.75	7.42 ± 0.14	6.54 ± 0.14	—	—	6.78 ± 0.10	7.57 ± 0.05	—	7.75 ± 0.20	6.38 ± 0.08
0.375	6.76 ± 0.06	—	—	—	—	6.66 ± 0.08	—	—	—
0.189									
空白	15.45 ± 0.11	18.50 ± 0.22	16.60 ± 0.22	18.76 ± 0.35	14.75 ± 0.14	13.64 ± 0.22			
阳性									

注：表中"—"表示无抑菌圈。

植物挥发油成分复杂，抑菌活性往往由其主要成分或多种成分协同作用，不同成分的抑菌机制可能不尽相同。该研究发现胡芦巴叶挥发油中含有较高含量的香芹酚（9.41%）、角鲨烯（1.33%）和香豆素类化合物，文献记载这些化合物都具有显著的抗菌活性。

食源性疾病是一个重要的公共卫生问题。微生物会使食物变质，改变它们的颜色、质地和气味，使它们不适合人类食用，如牛奶变酸，真菌在面包、果酱和果冻上生长，水果和蔬菜腐烂。这种类型的腐败食品被称为微生物腐败食品。若食物中加入胡芦巴油类和香料，可防止食物中的微生物生长。胡芦巴具有抗菌和抗氧化特性，因此可以有效地防止微生物病原体的生长，并有助于食物保存，如用胡芦巴涂层纸包装的食物可以长时间保鲜。Hegazy 也指出，将胡芦巴种子粉加入牛肉汉堡肉饼中，具有有效的抗菌特性和较高的抗氧化活性，有助于延长牛肉汉堡肉饼的保存时间。

第八节　其他作用

另有研究发现，胡芦巴还具有抗心血管疾病、抗炎、抗阿尔茨海默病、抗抑郁和杀虫等作用。

1. 抗心血管疾病　现已明确当缺血性脑血管疾病发生时，体内凝血活性增强，血小板黏附聚集性增加，血流黏度增加，可促进血栓形成。李琳琳等采用结扎小鼠双侧颈总动脉建立急性不完全性脑缺血模型，对胡芦巴总皂苷的抗脑缺血作用进行了研究，并探讨了可能的作用机制。研究发现胡芦巴总皂苷能明显延长急性不完全性脑缺血小鼠的平均存活时间、断颅喘息时间和凝血时间，抑制血小板聚集，降低血黏度，提示胡芦巴总皂苷具有改善血液流动性及微循环的作用，对脑缺血损伤有保护作用。李琳琳等还发现，胡芦巴总皂苷可改善东莨菪碱所致记忆获得障碍、亚硝酸钠所致记忆巩固障碍及 20% 乙醇所致记忆再现障碍。

糖尿病心肌病（DCM）是晚期糖尿病（DM）患者死亡的主要原因之一，心肌细胞肥大、间质纤维化、微循环障碍和心肌重构是其主要病理变化。DCM 的发病是多种因素如糖脂代谢紊乱、细胞因子及生长因子表达或活性增强等综合作用的结果，目前尚缺乏绝对有效的手段控制其发生与发展。张冲等研究发现胡芦巴总皂苷可明显改善上述心肌组织结构损伤，显著降低心肌间质Ⅰ型胶原和纤维连接蛋白（FN）的表达，减少细胞外基质（ECM）积聚，从而延缓心肌间质纤维化的发展进程，从形态结构方面证实了胡芦巴总皂苷对DM大鼠心肌具有一定的保护作用。曲萌等探讨胡芦巴总皂苷对尾加压素Ⅱ（urotensinⅡ，UⅡ）诱导体外培养的大鼠心肌成纤维细胞（CF）发生肌成纤维细胞转分化的干预作用及相关分子机制。研究发现，UⅡ具有诱导CF发生肌成纤维细胞转分化的作用，此作用可能与其促进结缔组织生长因子（CTGF）的基因及蛋白表达有关，而胡芦巴总皂苷能有效地抑制大鼠CF的转分化，并且下调UⅡ诱导的CTGF的过表达，这一研究进一步明确了UⅡ在心肌纤维化发生和发展中的作用，也为临床应用胡芦巴总皂苷防治心肌纤维化提供了理论依据。

2. 抗炎作用　Mandegary等用乙醇提取胡芦巴种子粉末，将得到的浸膏采用不同极性的溶剂进行萃取，得到6种不同的提取物，分别用福尔马林和卡拉胶诱导的足肿胀试验模型评价各种提取物的缓解疼痛和抗炎作用。研究结果显示，水萃取物、酸化氯仿萃取物和总提取物对足肿胀的缓解能力非常显著。植物化学筛选结果表明，胡芦巴水萃取物和酸化氯仿萃取物均含有黄酮类化合物，而生物碱和皂苷检测均为阴性。因此，胡芦巴的抗炎作用可能主要是黄酮类成分起作用。

Sindhu等探讨了胡芦巴多糖对弗氏完全佐剂诱导的关节炎大鼠的抗关节炎活性，发现胡芦巴多糖在75mg/kg剂量下表现出对弗氏完全佐剂诱导的关节炎水肿的抑制活性，且效果高于标准药物吲哚美辛。生化指标结果显示，胡芦巴多糖处理组大鼠红细胞沉降率下降，白细胞数目减少，CRP水平均明显降低，环氧合酶（COX）、脂质氧化酶（LOX）等炎症相关酶活性与PGE_2等炎症介质浓度降低；而红细胞数和血红蛋白水平上升，抗氧化酶、维生素C和GSH活性升高。滑膜液细胞学检查显示轻度炎症，在添加胡芦巴多糖治疗后恢复正常。

3. 抗阿尔茨海默病　阿尔茨海默病（Alzheimer disease，AD）又称老年性痴呆，是一种中枢神经系统退变性病，起病隐袭，病程呈慢性进行性，是老年期痴呆最常见的一种类型。主要表现为渐进性记忆障碍、认知功能障碍、人格改变及语言障碍等神经精神症状，严重影响社交、职业与生活功能。根据《2018年世界阿尔茨海默病报告》，每3秒就会有1例新AD病例出现，2018年约5000万人患有AD，预计到2050年，这一数字将增加2倍。AD占所有痴呆病例的2/3以上，是2018年全球第五大死亡原因。

乙酰胆碱（ACh）是与记忆有关的物质，中枢神经的胆碱能系统在合成ACh时需要乙酰胆碱转化酶参与。老年痴呆患者乙酰胆碱转化酶水平降低，ACh的合成与释放减少，从而影响正常的记忆和认知功能，但有人发现患有老年痴呆时分解乙酰胆碱的乙酰胆碱酯酶（AChE）的水平也降低。AChE是生物神经传导中的一种关键性酶，在胆碱能突触间，该酶能降解ACh，终止神经递质对突触后膜的兴奋作用，保证神经信号在生物体内的正常传递。AChE活性极高，一个酶分子可在1min内水解6×10^5个分子的ACh，AChE抑制剂（AChEI）能够产生拟ACh的作用，具有治疗意义。AChE抑制剂可以通过阻断AChE的降解来增加胆碱能的传递，因此可用于减轻阿尔茨海默病患者的症状。

目前，一些合成药物如他克林（tacrine）、多奈哌齐（donepezil），以及以天然产品为基础的卡巴拉汀（rivastigmine）可用于治疗与AD有关的认知功能障碍和记忆丧失。Mukherjee等致力于从天然植物中寻找AChE抑制剂。Kumar等采用标准化方法从胡芦巴中提取了胡芦巴碱，并对其 AChE 抑制活性进行评价。结果显示，胡芦巴所有组分都有 AChE 抑制剂活性：醇提取物与氯仿提取物组分对 AChE 有弱抑制作用，IC_{50} 值分别为 140.26μg/mL ± 17.52μg/mL 和 146.94μg/mL ± 17.33μg/mL；乙酸乙酯组分对 AChE 有较强的抑制作用，IC_{50} 值为 53.00μg/mL ± 17.33μg/mL；总生物碱组分和胡芦巴碱对 AChE 的抑制作用最强，IC_{50} 值分别为 9.23mg/mL ± 6.08mg/mL 和 233μmol/L ± 0.12μmol/L。阳性对照组（加兰他敏）对 AChE 抑制作用的 IC_{50} 值为 1.27μmol/L ± 0.21μmol/L。研究结果说明胡芦巴中存在抑制 AChE 活性的成分，可能是胡芦巴碱。

4. 保护胃黏膜　胡芦巴种子含有丰富的由半乳聚糖组成的黏性纤维，这些丰富的可溶性纤维能与食物中的毒素结合，有助于保护结肠黏膜免受致癌毒素的侵害。Suja 等对胡芦巴种子的水提物和分离得到的凝胶部分进行针对胃溃疡的实验，发现水提物和凝胶部分能附于溃疡表面，减少胃酸分泌的伤害，而且能对胃黏膜上的糖蛋白产生作用，提高胃黏膜的抗氧化能力，有效防止饮酒导致的油脂过氧化反应，减少过氧化物的增加，从而降低胃黏膜的损伤。有研究学者认为，胡芦巴种子中含有的可溶性凝胶在防止胃损伤的形成上比奥美拉唑的效果更好。

5. 杀虫作用　据统计，目前我国农业病虫草害共达 2284 种，其中虫害（包括螨类）838 种，病害 742 种，鼠害 22 种，对农作物的产量产生了严重影响。目前，化学农药是防治有害生物的重要武器，极大地促进了农业的发展，但同时也带来了如有害生物抗药性、残留毒性、害虫再猖獗和环境污染等问题。全球对资源和环境问题日益关注，并提出了"有害生物综合治理""农业可持续发展""生物合理农药"等概念，这促使广大科学研究人员寻找一种高效、低毒、低残留等环境和谐、生物合理性农药。用植物、微生物和动物来防治有害生物属于生物农药的范畴，也是当今农药研究的热点，植物源杀虫剂是生物农药的重要组成部分，它不仅具有生物农药的特性，而且还具有原材料易得、害虫不易产生抗药性、对天敌虫危害较小、开发和生产费用较低等优点。因此，研究对害虫高效而本身低毒的植物源杀虫剂对农业的可持续发展有着重大的意义。

胡芦巴全株有特殊香气，可用来防虫。何玉玲研究了胡芦巴种子粗提物对十字花科蔬菜上重要害虫小菜蛾幼虫、成虫及卵的生物活性。结果表明，胡芦巴种子不同溶剂提取物及同一溶剂不同浓度提取物对小菜蛾表现出强烈的杀卵作用，其中丙酮提取物的杀卵活性最强，对小菜蛾卵的致死中浓度（LC_{50}）为 19.88mg/mL，且在不同浓度下的杀卵活性均高，对小菜蛾卵孵化率影响较大。小菜蛾卵经胡芦巴提取物浸渍后，部分活性物质黏附在卵壳表面，形成一层药膜，影响了卵壳的通透性，使卵得不到充足的气体交换，卵的发育受阻，从而使孵化时间推迟，也可能使卵死亡。小菜蛾卵被药膜长时间包被，能使卵壳破裂，使部分活性物质极易进入卵内，对卵的发育和存活产生不利影响。小菜蛾的初孵幼虫有取食卵壳的习性，用提取物处理后，孵化的 1 龄幼虫多数未能蛀入新鲜的植物叶片内取食就已死亡，这表明残留在卵壳上的提取物对初孵幼虫也具有毒杀作用，因此对小菜蛾 1 龄幼虫有很大的影响。唐国文对胡芦巴中杀虫活性成分进行超临界 CO_2 萃取分离，并以主要储粮害虫谷蠹（*Rhyzopertha dominica* Fabricius）为对象，对其触杀活性进行研究。结果显示，优化后的超临界 CO_2 萃取工艺，对胡芦巴中的杀虫物质具有良好的选择性，萃取物对谷蠹处理 10 天后的 LC_{50} 为 65.03μg/cm²，触杀活性明显增加。Secoy 等研究也发现，胡芦巴种子提取得到的精油对仓库害虫有驱避作用。

参 考 文 献

安福丽, 张仲, 陈贵银, 等, 2010. 不同产地胡芦巴提取物降血糖活性评价. 河北中医, 32(4):590-593.

卜石, 杨文英, 2001. 游离脂肪酸和脂毒性. 国际内分泌代谢杂志, 21(6): 308-310.

黎玉, 2006, 酒精性脂肪肝分子机制的研究进展. 中华肝脏病杂志, 14(11):878-880.

陆怡, 陈大明, 熊燕, 2012. 抗肿瘤药物的研发态势分析. 生命科学, 24(6):535-542.

栾广祥, 2017. 胡芦巴化合物改善胰岛素抵抗及线粒体功能作用研究 (硕士学位论文). 北京 : 中国科学院大学 .

栾广祥, 2020. 青藏高原药用植物活性成分中降糖化合物的筛选及机制研究 (博士学位论文). 北京 : 中国科学院大学 .

孙燕, 2004. 关于抗肿瘤药物分类的共识建议. 循证医学, 4(3):190-191.

孙玥, 王天芳, 张佳元, 等, 2016. 胡芦巴丸加减治疗原发性痛经. 中医杂志, 57(4):342-343,358.

孙国栋, 毛新民, 李琳琳, 等, 2014. 胡芦巴乙醇提取物对酒精性脂肪肝大鼠的作用. 中南药学, 12(9):867-870.

万明, 2007. 复方胡芦巴对非酒精性脂肪肝的影响 (硕士学位论文). 乌鲁木齐 : 新疆医科大学 .

万明, 毛新民, 李琳琳, 等, 2008. 复方胡芦巴对小鼠化学性肝损伤的影响. 新疆医科大学学报, 31(11):1516-1518.

王伟, 2009. 胡芦巴汤治疗痛经 80 例. 新中医, 41(2):85.

王乾平, 2019. 从 MC-NT 角度探讨胡芦巴丸治疗内异症痛经的临床与实验研究 (博士学位论文). 北京 : 北京中医药大学 .

王媛媛, 2005. 胡芦巴总皂苷对大鼠脂肪肝的预防作用 (硕士学位论文). 乌鲁木齐 : 新疆医科大学 .

杨国燕, 2010. 中药胡芦巴丸治疗子宫内膜异位症 50 例观察. 浙江中医杂志, 45(6):410.

余海, 吴萌, 卢芙蓉, 等, 2013. 胡芦巴 4- 羟基异亮氨酸对高糖诱导小鼠 3T3-L1 脂肪细胞胰岛素抵抗的影响. 中国中西医结合杂志, 33(10):1394-1399.

袁克非, 石佳艳, 彭李缘, 等, 2021. 应激反应与糖尿病关系的研究进展. 四川大学学报 (医学版), 52(1):64-69.

张瑜, 2006. 胡芦巴总皂苷对非酒精性脂肪肝大鼠的治疗作用 (硕士学位论文). 乌鲁木齐 : 新疆医科大学 .

张春花, 2018. 增损胡芦巴丸治疗子宫内膜异位症所致痛经疗效观察. 西部中医药, 31(5):84-86.

张嫣之, 2006. 胡芦巴总皂苷对大鼠酒精性脂肪肝的治疗作用及机制初探 (硕士学位论文). 乌鲁木齐 : 新疆医科大学 .

诸骏仁, 高润霖, 赵水平, 等, 2016. 中国成人血脂异常防治指南 (2016 年修订版). 中国循环杂志, 31(10):937-953.

中华医学会糖尿病学分会, 2021. 中国 2 型糖尿病防治指南 (2020 年版). 国际内分泌代谢杂志, 41(5):482-548.

Abedinzade M, Nasri S, Omodi MJ, et al, 2015. Efficacy of *Trigonella foenum-graecum* seed extract in reducing metabolic and inflammatory alterations associated with menopause. Iran Red Crescent Med J, 17(11): e26685.

Avalos-Soriano A, De la Cruz-Cordero R, Rosado JL, et al, 2016. 4-Hydroxyisoleucine from fenugreek (*Trigonella foenum-graecum*): effects on insulin resistance associated with obesity. Molecules, 21(11):1956.

Broca C, Breil V, Cruciani-Guglielmacci C, et al, 2004. Insulinotropic agent ID-1101 (4-hydroxyisoleucine) activates insulin signaling in rat. Am J Physiol Endocrinol Metab, 287(3):E463-E471.

Broca C, Gross R, Petit P, et al, 1999. 4-Hydroxyisoleucine: experimental evidence of its insulinotropic and antidiabetic properties. Am J Physiol, 277(4):E617-E623.

Broca C, Manteghetti M, Gross R, et al, 2000. 4-Hydroxyisoleucine: effects of synthetic and natural analogues on insulin secretion. Eur J Pharmacol, 390(3):339-345.

Chatterjee S, Khunti K, Davies MJ, 2017. Type 2 diabetes. The Lancet, 389:2239-2251.

Cho N, Shaw J, Karuranga S, et al, 2018. IDF Diabetes Atlas: Global estimates of diabetes prevalence for 2017 and projections for 2045. Diabetes Res Clin Pr, 138:271-281.

Fan JG, Kim SU, Wong VW, 2017. New trends on obesity and NAFLD in Asia. J Hepatol, 67(4):862-873.

Fowden L, Pratt HM, Smith A, 1973. 4-Hydroxyisoleucine from seed of *Trigonella foenum-graecum*. Phytochemistry, 12:1707-1711.

Gallagher EJ, LeRoith D, Karnieli E, 2010. Insulin resistance in obesity as the underlying cause for the metabolic syndrome. Mt Sinai J Med, 91(6):1063.

Gao F, Jian L, Zafar MI, et al, 2015. 4-Hydroxyisoleucine improves insulin resistance in HepG2 cells by decreasing TNF-α and regulating the expression of insulin signal transduction proteins. Mol Med Rep, 12(5):6555-6560.

Haeri MR, Izaddoost M, Ardekani MR, et al, 2009. The effect of fenugreek 4-hydroxyisoleucine on liver function biomarkers and glucose in diabetic and fructose-fed rats. Phytother Res, 23(1):61-64.

Haeri MR, Limaki HK, White CJ, et al, 2012. Non-insulin dependent anti-diabetic activity of (2S, 3R, 4S) 4-hydroxyisoleucine of fenugreek (*Trigonella foenum graecum*) in streptozotocin-induced type I diabetic rats. Phytomedicine, 19(7):571-574.

Hajimehdipoor H, Sadat-Ebrahimi S, Izaddoost M, et al, 2008. Identification and quantitative determination of blood lowering sugar amino acid in Fenugreek. Planta Medica, 74(9):1175.

International Diabetes Federation, 2021. IDF Diabetes Atlas. 10th ed. Brussels, Belgium: International Diabetes Federation.

Jaiswal N, Maurya CK, Venkateswarlu K, et al, 2012. 4-Hydroxyisoleucine stimulates glucose uptake by increasing surface GLUT4 level in skeletal muscle cells via phosphatidylinositol-3-kinase-dependent pathway. Eur J Nutr, 51(7):893-898.

Kaur S, Sadwal S, 2020. Studies on the phytomodulatory potential of fenugreek (*Trigonella foenum-graecum*) on bisphenol - A induced testicular damage in mice. Andrologia, 52(2):e13492.

Kaviarasan S, Viswanathan P, Anuradha CV, 2007. Fenugreek seed (Trigonella foenum graecum) polyphenols inhibit ethanol-induced collagen and lipid accumulation in rat liver. Cell Biol Toxicol, 23(6):373-383.

Kim M, Choi SY, Kim SS, et al, 2016. Function of Korean black ginseng: Improvement of andropause symptoms by a complex extract of black ginseng and fenugreek in TM3 Leydig cells and aged rats. J Ethn Foods, 3(3):228-234.

Li G, Luan G, He Y, et al. 2018. Polyphenol stilbenes from fenugreek (*Trigonella foenum-graecum* L.) seeds improve insulin sensitivity and mitochondrial function in 3T3-L1 adipocytes. Oxid Med Cell Longev, 2018:7634362.

Li XY, Lu SS, Wang HL, et al, 2018. Effects of the fenugreek extracts on high-fat diet-fed and streptozotocin - induced type 2 diabetic mice. Animal Model Exp Med, 1(1):68-73.

Luan G, Wang Y, Wang Z, et al, 2018. Flavonoid glycosides from fenugreek seeds regulate glycolipid metabolism by improving mitochondrial function in 3T3-L1 adipocytes in vitro. J Agric Food Chem, 66(12):3169-3178.

Lupi R, Dotta F, Marselli L, et al, 2002. Prolonged exposure to free fatty acids has cytostatic and pro-apoptotic effects on human pancreatic islets: evidence that β-cell death is caspase mediated, partially dependent on ceramide pathway, and Bcl-2 regulated. Diabetes, 51(5):1437-1442.

Magdy Mohamady N, Hassan Refaat S, Habib EK, et al, 2018. Effect of fenugreek seed extract (*Trigonella foenum-graecum*) in letrozole induced polycystic ovary syndrome in female albino rat. QJM: Int J Med, 111(1):i40.

Mansoori A, Hosseini S, Zilaee M, et al, 2020. Effect of fenugreek extract supplement on testosterone levels in male: A meta-analysis of clinical trials. Phytother Res, 34(7):1550-1555.

Maurya CK, Singh R, Jaiswal N, ct al, 2014. 4-Hydroxyisoleucine ameliorates fatty acid-induced insulin resistance and inflammatory response in skeletal muscle cells. Mol Cell Endocrinol, 395(1-2):51-60.

Mbarki S, Alimi H, Bouzenna H, et al, 2017. Phytochemical study and protective effect of *Trigonella foenum graecum* (Fenugreek seeds) against carbon tetrachloride-induced toxicity in liver and kidney of male rat. Biomed Pharmacother, 88:19-26.

Odewumi C, Latinwo LM, Lyles RL, et al, 2018. Comparative whole genome transcriptome analysis and fenugreek leaf extract modulation on cadmium-induced toxicity in liver cells. Int J Mol Med, 42(2):735-744.

Park HJ, Lee KS, Lee EK, et al, 2018. Efficacy and safety of a mixed extract of *Trigonella foenum-graecum* seed and lespedeza cuneata in the treatment of testosterone deficiency syndrome: a randomized, double-blind, placebo-controlled clinical trial. World J Mens Health, 36(3):230-238.

Ramesh H, Srinivasan K, 1999. Isolation of galactomannan-rich endosperm of fenugreek and study of its anti-diabetic influence in streptozotocin-induced diabetic rats. Trends Carbohydr Chem, 9:100-103.

Rao A, Steels E, Inder WJ, et al, 2016. Testofen, a specialised *Trigonella foenum-graecum* seed extract reduces age-related symptoms of androgen decrease, increases testosterone levels and improves sexual function in healthy aging males in a double-blind randomised clinical study. Aging Male, 19(2):134-142.

Sakr SA, El-Shenawy SM, Al-Shabka AM, 2012. Aqueous fenugreek seed extract ameliorates adriamycin-induced cytotoxicity and testicular alterations in albino rats. Reprod Sci, 19(1):70-80.

Sakr SA, Mahran HA, Abo-El-Yazid SM, 2012. Effect of fenugreek seeds extract on cyclophosphamide-induced histomorphometrical, ultrastructural and biochemical changes in testes of albino mice. Toxicol Ind Health, 28(30):276-288.

Sauvaire Y, Petit P, Broca C, et al, 1998. 4-Hydroxyisoleucine: a novel amino acid potentiator of insulin secretion. Diabetes, 47(2):206-210.

Shamshad Begum S, Jayalakshmi H, Vidyavathi H, et al, 2016. A novel extract of fenugreek husk (FenuSMART™) alleviates postmenopausal symptoms and helps to establish the hormonal balance: A randomized, double - blind, placebo - controlled study. Phytother Res, 30(11):1775-1784.

Singh AB, Tamarkar AK, Narender T, et al, 2010. Antihyperglycaemic effect of an unusual amino acid (4-hydroxyisoleucine) in C57BL/KsJ-db/db mice. Nat Prod Res, 24(3):258-265.

Steels E, Steele ML, Harold M, et al, 2017. Efficacy of a proprietary *Trigonella foenum-graecum* L. de-husked seed extract in reducing menopausal symptoms in otherwise healthy women: a double-blind, randomized, placebo-controlled study. Phytother Res, 31(9):1316-1322.

Swaroop A, Jaipuriar AS, Gupta SK, et al, 2015. Efficacy of a novel fenugreek seed extract (*Trigonella foenum-graecum*, Furocyst™) in polycystic ovary syndrome (PCOS). Int J Med Sci, 12(10): 825-831.

The Lancet Diabetes Endocrinology, 2018. Diabetes: mapping the titanic struggle ahead. Lancet Diabetes Endocrinol, 6(1):1.

Wankhede S, Mohan V, Thakurdesai P, 2016. Beneficial effects of fenugreek glycoside supplementation in male subjects during resistance training: a randomized controlled pilot study. J Sport Health Sci, 5(2):176-182.

Xu A, Wang Y, Keshaw H, et al, 2003. The fat-derived hormone adiponectin alleviates alcoholic and nonalcoholic fatty liver diseases in mice. J Clin Invest, 112(1):91-100.

Ye J, 2013. Mechanisms of insulin resistance in obesity. Front Med, 7(1):14-24.

Younesy S, Amiraliakbari S, Esmaeili S, et al, 2014. Effects of fenugreek seed on the severity and systemic symptoms of dysmenorrhea. J Reprod Infertil, 15(1):41-48.

Younossi ZM, Koenig AB, Abdelatif D, et al. 2016. Global epidemiology of nonalcoholic fatty liver disease-Meta-analytic assessment of prevalence, incidence, and outcomes. Hepatology, 64(1):73-84.